T.K.SRIBHASHYAM

WIE YOGA WIRKLICH WURDE

URSPRUNG UND ENTWICKLUNG DER LEHRE DES YOGA

vianova

Zuerst veröffentlicht 2011 in der Edition Yogakshemam, Frankreich unter dem Titel
„Emergence du Yoga - Origine et développement de l`enseignement du Yoga“
ISBN 978-2-7466-3265-3

Vom gleichen Autor und seiner Schwester Srimathi T. Alamelu
Erschienen in englischer Sprache bei DKPrintworld Publications:

Way to Liberation, *Mokṣa Mārga* (An itinerary in Indian Philosophy)

Blissful Experience, *Bhakti* (Quintessence of Indian Philosophy)

From Devotion to Total Surrender, *Sharanāgati Yoga, (*In the light of Indian Philosophy)

In Vorbereitung in französischer Sprache:
Indische Psychologie, *manovijñāna*,
von T.K.Sribhashyam und Cristina Blanchelande

1. Auflage Deutsche Ausgabe
Verlag Via Nova, Alte Landstr. 12, 36100 Petersberg
Telefon : (0661) 6 29 73, Fax : (0661) 96 79 560
E-Mail : info@verlag-vianova.de
Internet : www.verlag-vianova.de/www.transpersonale.de
Umschlaggestaltung : Guter Punkt, Münschen
Überarbeitung und Satz : T.K. Sribhashyam
Übersetzung : Stéphanie Vanhooydonk
Druck und Verarbeitung : Appel und Klinger, 96277 Schneckenlohe

ISBN 978-3-86616-267-9

Gewidmet meinem Vater und Lehrer
Sri T. Krishnamacharya

und

meiner Mutter Srimathi T. Namagiriammal

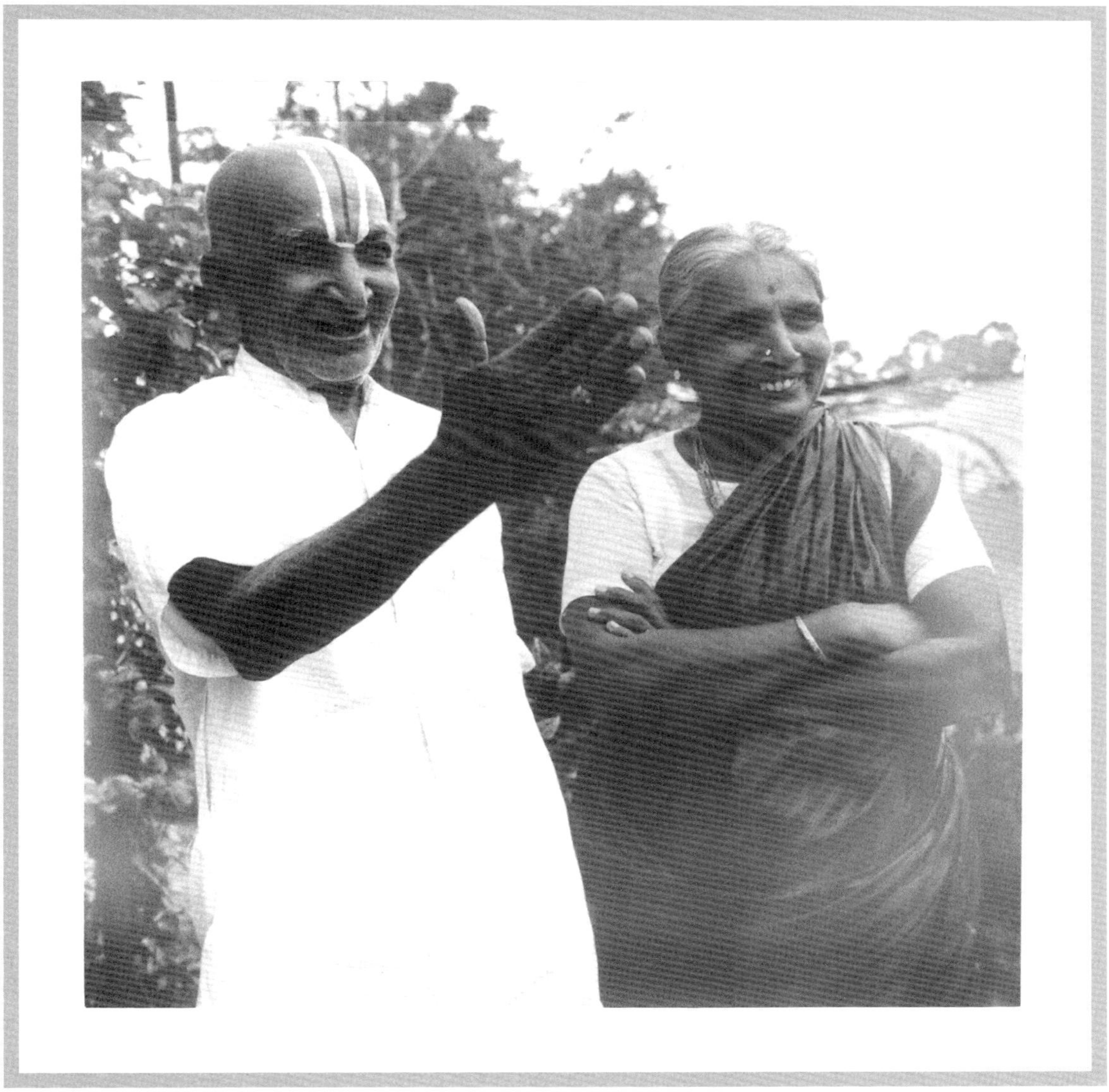

Wichtige Informationen die Aufnahmen meines Vaters betreffend :

Die Fotografien meines Vaters, dargestellt im Kapitel « Erinnerungen an meinen Vater » wurden an seinem 79. Geburtstag in Chennai aufgenommen und mir bei dieser Gelegenheit überreicht. Ich hatte den Wunsch, sie aus Dankbarkeit einzufügen.

Fotografien (in alphabetischer Reihenfolge):

- Luz Studio, Chennai, Indien
- Pars Media, Berlin, Deutschland
- Stephane Gerber, Préverenges, Schweiz
- Steve Perrone, Cannes, Frankreich
- T.K. Sribhashyam, Nice, Frankreich
- V8 Productions, Nice, Frankreich

Umschlaggestaltung:

- Sumitra Sribhashyam und Anne Levilain, London, England

Künstlerische Beratung:

- Claire Sribhashyam, Nice, Frankreich

Inhaltsverzeichnis

Abbildungen

Schreiben vom Präsidenten der Vereinigung Yogakshemam (Frankreich)

Liebe Leser,

Sri T.K. Sribhashyam schrieb endlich die außergewöhnliche Lehre nieder, die er von seinem Vater Sri T.K. Krishnamacharya erhalten hatte. Er unternahm diese langwierige und anspruchsvolle Arbeit um seinen Schülern und der Welt von morgen zu helfen, diese bis zum heutigen Tag nur mündlich weitergegebene Lehre zu bewahren.

Entsprechend seiner Tradition überließ Sri T.K. Sribhashyam das Werk der Vereinigung Yogakshemam Frankreich. Dieses wunderbare Geschenk wird der Vereinigung überaus hilfreich sein ihr Ziel zu verfolgen: die Verbreitung der Lehre, die der Meister Sri T. Krishnamacharya seinem Sohn und Schüler Sri T.K. Sribhashyam übertragen hatte.

Was mich betrifft stimmte ich zu, den Vorsitz in der Vereinigung zu übernehmen, nicht nur aus Dankbarkeit gegenüber meinem Lehrer, sondern auch gegenüber meinem Vater, der uns beide für die Teilnahme an der 3-jährigen Ausbildung, die Sri T.K. Sribhashyam am 26. Oktober 1994 in Nizza begann, eingeschrieben hatte. Ich kam aus Paris und Papa aus Belgien.

Ich dachte, Yoga sei lediglich Gymnastik und eine Methode zur Entspannung.

Sri T.K. Sribhashyams hervorragendes Wissen und Können führte mich weit darüber hinaus.

Die schriftliche Übermittlung wird es vielen anderen Menschen erlauben, in den Genuss dieser philosophischen und spirituellen Lehre zu kommen.

Mein aufrichtiger Dank gilt Sri T.K. Sribhashyam und all jenen, die der erfolgreichen Herausgabe dieses Werkes so viel Zeit gewidmet haben.

Georges Paternoster

Danksagungen

Dieses Buch, das dem Auftauchen des Yoga nachgeht, wurde geschrieben, um der großen Dankbarkeit für meine Eltern, Sri T. Krishnamacharya und Srimathi T. Namagiriammal, Zeugnis zu verleihen.

Großer Dank gebührt auch meinem ältesten Bruder, Sri T.K. Srinivasan. Die Gespräche, die ich während meiner Kindheit mit ihm führte, haben die Lehre meines Vaters stets fruchtbar beleuchtet.

Ich möchte mit der Publikation dieser unveröffentlichten Lehre meinen Schülern in Indien, die ich zwischen 1956 und 1970 unterrichtete, und meinen Schülern in Europa, die ich ab 1970 lehrte, danken. Sie haben mich durch ihr aufrichtiges Interesse ermutigt, das Wissen des Yoga, das mir mein Vater anvertraut hat, weiterzugeben.

Meiner Frau Claire und meinen Kindern Sumitra und Satya, die mich stets bei dieser Aufgabe unterstützt haben, drücke ich hier meine tiefe Dankbarkeit aus.

Ich danke besonders Dr. Nancy Carpentier für ihre wertvolle Unterstützung bei der Vorbereitung der Technikblätter.

Mein Dank geht auch an meine Schülerinnen Hedi Blumer und Elisabeth Volk und an Thilo Cunz für ihren unermüdlichen Einsatz zur Veröffentlichung der deutschen Fassung des Buches.

Die deutsche Ausgabe des Buches wäre auch nicht möglich gewesen ohne die Hilfe von Benedikte Chaillet, die nicht mehr unter uns weilt.

Ich danke den Photographen, welche die Illustration dieses Buches möglich machten, ebenso wie meinen Schülerinnen und Schülern, die unentgeltlich ihren Beitrag zu den Fotos im praktischen Teil geleistet haben, Muriel nicht zu vergessen, die sich trotz fortgeschrittener Schwangerschaft (8 ½ Monat) auf eine Fotosession eingelassen hat.

Dieses Buch ist nichts anderes als eine im Wesentlichen mündliche Überlieferung, aus diesem Grund gibt es keine Bibliographie. Doch ich würde mich glücklich schätzen, alle Referenzen zu traditionellen, alten Texten, die uns zu diesem Thema erreichen, in der nächsten Auflage einzuschließen.

Dieses Buch ist all denjenigen gewidmet, die in der Vergangenheit Yoga studierten, es gegenwärtig studieren und in der Zukunft studieren werden.

Nice, Frankreich, 7. April 2008.

T. K. Sribhashyam.

Vorwort

Ich wurde oft gebeten, ein Buch über Yoga zu schreiben, so wie ich es gemäß der von meinem Vater ererbten Tradition unterrichte. Man überzeugte mich, dass dies ein Beweis und eine Unterstützung darstellen würden, um über diese einzigartige und unvergleichliche Lehre zu sprechen und sie zu verbreiten.

Ich war mir zwar der Schwierigkeiten und der unvermeidlichen Einschränkungen, welche beim Niederschreiben einer ausschließlich mündlichen Lehre auftreten, bewusst; es war mir aber auch bewusst, dass nach meinem Verlassen dieser materiellen Welt diese Lehre, die nur mein Vater zu übermitteln vermochte, für immer verschwinden würde.

Ich habe *Emergence du Yoga* geschrieben, damit die Welt von morgen über ein Mittel verfügt, das ihr erlaubt, die Lehre dieses außerordentlichen Erbes weiter zu unterrichten, sowohl in Indien wie auch in der westlichen Welt.

Dank der unzähligen philosophischen und metaphysischen Fragen meiner Schüler und ihrem aufrichtigen Wunsch, die Wahrheit zu kennen, wusste ich den unschätzbaren und unerschöpflichen Wert der von meinem Vater erhaltenen Tradition zu schätzen. Die mir von ihm übermittelte Methode des Ansatzes, um Schüler anderer als meiner Kultur zu unterrichten, ohne ihnen meinen Glauben aufzuzwingen, war für ihr Leben und ihre spirituelle Entwicklung von so großem Nutzen, dass diese sehr wertvolle Facette seiner Lehre nicht in Vergessenheit geraten darf.

Ich muss gestehen, dass die Übertragung dieser mündlichen Lehre ins Schriftliche, und dabei meinem Vater und seinen Prinzipien gegenüber treu zu bleiben, eine lange und schwierige, aber bereichernde Aufgabe war.

Möge diese schriftliche Überlieferung ebenso hilfreich sein wie meine mündliche Überlieferung. Mögen Sie die Früchte der Yoga-Praxis ernten.

Zur Einleitung

Wie Yoga wirklich wurde, so wie es in diesem Buch präsentiert wird, lehrte mich mein Vater bei Anlässen, die hier zu erwähnen lohnenswert sind.

1954 wurde mein Vater aus beruflichen Gründen nach Madras (Chennai) gerufen: Wegen seiner profunden Kenntnis des *Āyurveda*, der indischen Medizin, war er gebeten worden, wichtige Persönlichkeiten Indiens nach der Unabhängigkeit zu heilen. Er verließ also die Stadt Mysore, um sich 1955 in Madras niederzulassen. Ich folgte ihm 1956, der Rest seiner Familie zog 1958 nach. Beide lebten wir in einem kleinen Appartement unweit des Meeres.

Von 1956 bis 1958 war es unsere Gewohnheit, abends ans Meer zu gehen. An Tagen, an denen der Mond über dem Meer aufging, betrachteten wir ihn am Horizont im Osten. Während dieser inspirierenden Momente erzählte mir mein Vater vom Ursprung des Yoga. Vielleicht müsste nach einer Verbindung zwischen dem Auftauchen des Mondes über dem Ozean und dem Auftauchen des Yoga, das mein Vater mir erklärte, gesucht werden. Bei Vollmond versäumten wir es nie, am Meeresufer sitzend, den Mond zu betrachten.

Auf den Pilgerschaften zog es mein Vater vor, manchmal fünfzehn Kilometer von einem Bahnhof zum anderen zu wandern, statt ein oder zwei Stunden auf einen Zug zu warten. Er wählte diese Momente, um mir vom Ursprung der *āsanas* oder der *mudrās* zu erzählen. Selten gab er mir diese exklusiven und unerwarteten Unterweisungen in Tempeln, viel öfter während der Wanderungen auf den gemeinsamen Pilgerschaften.

Als wir uns eines Tages dem Kālāhasti-Tempel näherten, fanden wir geschlossene Tempeltore vor. Es war das erste Mal, dass er mich auf die Pilgerschaft zu einem Shiva-Tempel mitgenommen hatte. Dieser Tempel ist für die Shivaiten besonders wichtig, denn dort sind die fünf *mahābhūtas* vereinigt. Die fünf *mahābhūtas* sind die fünf Elemente, aus denen die manifestierte Welt besteht: *pṛthvi,* das Element „Erde", *ap,* das Element „Wasser", *tejas,* das Element „Feuer", *vāyu,* das Element „Luft" und *ākāśa,* das Element „Äther". Von diesen fünf Elementen überwiegt *vāyu* in diesem Tempel. Auch im Yoga ist *vāyu* sehr wichtig.

Wir setzten uns unter einen Baum vor dem Tempel, und dort erklärte er mir den Ursprung von *dhyāna.*

Drei Tage lang erzählte er mir viel über den Ursprung des Yoga. Immer wenn er mir *dhyāna* erläuterte, fand dies übrigens in Shiva-Tempeln statt.

In diesem Tempel erklärte er mir die Existenz und die Bedeutung der Vitalpunkte des Tempels. Die sechzehn Vitalpunkte des Tempels sind sechzehn heilige Orte. Sie befinden sich an besonderen Stellen und sind durch Symbole aus dem Hinduismus erkennbar. In Shiva-Tempeln werden sie übrigens stärker hervorgehoben. Die sechzehn Vitalpunkte des Tempels entsprechen den Vitalpunkten im Körper, die im zweiten Kapitel beschrieben werden.

Das Kapitel dieses Buches, das *dhyāna* gewidmet ist, bringt den Ursprung der Meditation nah, so wie mein Vater es mir auf diesen Pilgerschaften vermittelte.

Auf meiner ersten Pilgerschaft nach Tirupathi zeigte mir mein Vater den *vimāna*[1], den Dom des Tempels, welcher sich auf einem Hügel befindet. Tirupathi ist ein sehr bedeutender Pilgerort der Viṣṇuiten. Er befindet sich - wie der Kālāhasti-Tempel - im Staat Andra Pradesh. Der vergoldete Tempeldom stellt das Paradies, die Himmelswelt, dar. Gold wird als himmlisches Metall betrachtet, deswegen bedeckt es den *vimāna*, insbesondere bei den Tempeln der Viṣṇuiten, und deshalb müssen die Pilgernden stets den *vimāna* eines Tempels sehen und bewundern.

---

[1] *Vimāna* bedeutet auch Flugzeug.

Bei der Betrachtung des Tempeldomes zu Tirupathi sagte mein Vater mir: „Das Wissen des *ṛśi*[2] Yājñyavalkya ähnelt diesem *vimāna*. Je näher du ihm kommst, desto klarer wird dir, dass sein Wissen unendlich ist.“

Obwohl in diesem Buch einige Passagen aus den Veden zitiert werden, wurde mir die hier dargelegte Lehre von meinem Vater übermittelt. Es ist mein Wunsch, den Lesern das mir von ihm hinterlassene Wissen zu schenken, das Wissen über den Ursprung des Yoga und die Rolle des Weisen Yajnyavalkya, in der Übermittlung der Lehre des Yoga an die Menschheit.

[2] *Ṛśi* bedeutet Weiser.

Kapitel 1
Entstehung des Yoga

Der Ursprung der Yogalehre

Brahma Ratha und Sunanda waren ein junges Paar, das mit großer Disziplin die Regeln der Veden[1] befolgte. Beide ehrten übrigens die Grundsätze der Veden seit ihrer frühesten Kindheit. Sie wünschten sich ein Kind, das der Menschheit helfen würde, Brahman, den Schöpfer, zu erkennen. Also begannen sie, intensiv über den Schöpfer zu meditieren, um einen Sohn zur Welt zu bringen, der es jedem Lebewesen auf dieser Erde ermögliche, Brahman zu erkennen. Brahma Ratha war der Name des jungen Ehemanns. Das Sanskritwort *ratha* bedeutet „Karren" oder „Wagen". *Brahma Ratha* steht für denjenigen, der unentwegt dem Schöpfer (Brahman) entgegenstrebt.

Durch das viele Meditieren begann der Segen des Schöpfers seine Früchte zu tragen. Eines Nachts hatten die beiden jungen Eheleute denselben Traum, in dem ihnen das Leben eines der größten *ṛśis* der Veden offenbart wurde. Die *ṛśis* sind die sieben Weisen, welche den Menschen das Wissen der Veden überliefert haben.

Nach diesem Traum wurde Sunanda schwanger. Als aber die Zeit der Geburt kam, weigerte sich das Kind, den Schoß seiner Mutter zu verlassen. Zur Zeit der Veden konnten die Menschen mit den anderen Lebewesen der Schöpfung, mit den Tieren oder auch mit den Lebensformen in der Gebärmutter, sprechen. Sunanda wandte sich also an ihr Kind und bat es, geboren werden zu wollen. Das Kind antwortete ihr, dass es nicht wünsche, diese reale Welt zu verlassen, um in einer Welt anzukommen, welche nicht die Realität sei! Daraufhin versprach Brahma Ratha seinem zukünftigen Sohn, ihn vor der Falle der erschaffenen Welt zu bewahren. Beide begannen einen großen philosophischen Dialog. Brahma Ratha gelang es schließlich, seinen Sohn von der Geburt zu überzeugen. Die Eheleute beschlossen, ihren Sohn Brahma Rathi zu nennen, was so viel bedeutet wie „von Brahma Ratha abstammend". Dieser Name bezeichnet auch „denjenigen, der dem Wagen des Schöpfers folgen will".

Sunanda hatte einen Bruder namens Vaiśampāyana. Er gehörte zu den seltenen großen Meistern, welche die vier Veden beherrschten. Als Brahma Rathi das Lernalter erreichte, baten seine Eltern Vaiśampāyana, ihn als Schüler anzunehmen. Er wurde initiiert, und sehr bald beherrschte der junge Knabe alle Wissenschaften, die Vaiśampāyana unterrichtete. Brahma Rathi wurde zum Lieblingsschüler des Meisters. Er war in den philosophischen Debatten unschlagbar, selbst in den Themen, die Riten und Rituale behandelten. Trotz seiner Jugend hatte er perfekte Kenntnis über den Ablauf der Riten, die Requisiten und die *mantras*, die heiligen Formeln der Veden, die in jeder Phase eines Rituals zum Einsatz kommen. Mit der Zeit jedoch begann Vaiśampāyana den jungen Knaben, seinen Neffen, zu verachten.

Zu dieser Zeit wurde in Indien einmal jährlich ein großes Treffen der *ṛśis* organisiert. Brahma Rathi wurde eingeladen, mit seinem Onkel daran teilzunehmen. Als Vaiśampāyana im Alter Brahma Rathis gewesen war, hatte er keine derartige Einladung erhalten. Er begann Hass auf seinen Neffen zu empfinden, aber er hinderte ihn nicht daran, an den Debatten teilzunehmen. Er beschloss, Brahma Rathi zu prüfen: ihn zu dieser Versammlung zu begleiten und sich dann zurückzuziehen, um zu sehen, ob der junge Knabe in der Lage war, sich alleine, ohne seinen Meister, zu verteidigen. In der indischen Tradition bewertet ein Meister die spirituellen Fortschritte seiner Schüler durch

[1] Die Veden setzen sich zusammen aus allen offenbarten Texten; sie unterteilen sich in vier Bücher, *Rig Veda, Sāma Veda, Yajur Veda* und *Atharvaṇa Veda.*

Prüfungen, vor die er sie stellt, sobald sich eine Gelegenheit dazu bietet.

Als die große Versammlung der *ṛśis* jedoch die Abwesenheit von Vaiśampāyana bemerkte, beschloss sie, ihn von der Versammlung auszuschließen. Seine Abwesenheit stellte mangelnden Respekt den *ṛśis* gegenüber dar. Vaiśampāyana verlor daraufhin seine gesamte spirituelle Kraft, d.h. die bewusste Vision Brahmans, des Schöpfers. Es gibt bestimmte Reinigungsrituale, um die Folgen begangener Irrtümer aufzuheben; die Schüler von Vaiśampāyana führten diese Rituale aus, um es ihrem Meister zu ermöglichen, seine verlorene Kraft wiederzugewinnen. Doch ihre Bemühungen blieben ergebnislos. Vaiśampāyana versank immer tiefer in die Finsternis der Unwissenheit, bis es ihm nicht mehr gelang, die *mantras* zu rezitieren. Seine Schüler mussten sich den Tatsachen beugen und erkennen, dass ihre Kompetenz, den Meister zu läutern, begrenzt war. Nur Brahma Rathi konnte die letzte Rettung für Vaiśampāyana sein. Dieser versprach, die nötigen Riten zur Reinigung seines Onkels auszuführen. Dank Brahma Rathi wurde Vaiśampāyana von seinen Unreinheiten befreit, erlangte all seine Fähigkeiten zurück und wurde wieder in die Versammlung der *ṛśis* aufgenommen. Doch statt seinem Schüler zu danken, verlangte Vaiśampāyana von ihm das Darbringen seiner Schuldigkeit. In der Tradition der Veden obliegen jedem Menschen vier Schuldigkeiten: gegenüber dem Schöpfer, seinem Meister, seinen Vorfahren und den Menschen[2]. In diesen Kontext muss die Bitte von Vaiśampāyana eingeordnet werden. Doch während ein Meister seinen Schüler im Allgemeinen bittet, die erhaltene Lehre weiterzuführen, zwang Vaiśampāyana Brahma Rathi das gesamte Wissen der Veden, das er ihn gelehrt hatte, zu vergessen. So schenkte Brahma Rathi sein Wissen als Schuldigkeit seinem Meister gegenüber. Er führte einen Ritus aus, um alles, was er gelernt hatte, zu vergessen, und opferte sein Wissen, um seinen Meister zufriedenzustellen[3].

Auf dem Weg zur Erkenntnis

Der Junge wollte jedoch nicht in dieser Unkenntnis bleiben. Er bat seine Mutter, ihm ein Mittel zu nennen, zur Kenntnis der Veden zu gelangen. Sunanda erklärte ihm, das einzige Mittel, um zu erlangen, was er wolle, sei die Kontemplation auf die Sonne[4]. Sie lehrte ihn ein *mantra*, welches diese Kontemplation[5] förderte. Nachdem sich Brahma Rathi der Kontemplation auf die Sonne hingegeben hatte, erschien ihm Sūrya, die Sonne. Sie antwortete auf Brahma Rathis Gebet folgendermaßen: „Ich will dich das lehren, worum du mich gebeten hast, doch ich kann unmöglich innehalten, denn unzählige Planeten hängen von mir ab." Sie erklärte dem Knaben, ihr so schnell zu folgen, wie ihr Lauf sei, damit er ihre Lehre erhalten könne. Ratlos wie er dem Lauf der Sonne, Sūrya, folgen könne, erbat Brahma Rathi erneut das Wohlwollen seiner Mutter. Sunanda riet ihm, die Gattin der Sonne[6] um Hilfe zu bitten: dies sei das einzige Mittel, Sūrya folgen zu können. Doch die Gattin der Sonne konnte ihren Mann selber nicht mehr begleiten. Sie bildete deshalb ihr eigenes Bild ab, und es ist dieses Bild[7], d.h. ihr Schatten, welcher Sūrya bei ihrem Lauf folgt.

Um die Gunst von Suryas Gattin zu gewinnen, führte Brahma Rathi eine sehr intensive Kontemplation auf die Sonne aus. Sūrya zeigte ihm, wo seine Gattin zu finden sei. Sie lebte als goldfarbenes Pferd (*aśva*). Aus diesem Grund ist das Pferd in den Veden ein äußerst heiliges Tier: es repräsentiert immer die Gattin der Sonne, das heißt die Sonne selber[8].

Damit Brahma Rathi Schüler der Sonne werden konnte, schenkte ihm Suryas Gattin ein Pferd. Dank dieses Pferdes konnte Brahma Rathi Sūrya folgen und von ihr unterwiesen werden. Brahmi Rathi erfuhr durch die Stimme Suryas, der Sonne, dass die Veden, welche die Menschen kennen und weitergeben, immer unvollständig sind. Den Menschen wurde nicht der gesamte Yajur Veda[9] überliefert, weil sie nicht aufrichtig sind. Tatsächlich hätten sie wegen ihrer Unehrlichkeit den Teil des Yajur Veda missbrauchen können, der in der Überlieferung der *ṛśis* fehlte.

Da der Yajur Veda unvollständig ist, enthält er nicht die nötigen Unterweisungen, um die Realität zu erkennen: deshalb wurde er als *Krishna Yajur Veda* bezeichnet, was „schwarzes" *Yajur Veda* bedeutet. Seit seiner Geburt war es Brahma Rathis Aufgabe, den Menschen eine Lehre zu schenken, die sie befähigte, die Realität zu erkennen. Der *Krishna Yajur Veda* gibt nicht alle Hinweise, um den Schöpfer zu erkennen: diese Sammlung von *mantras* ist stärker auf die detaillierte Beschreibung der

[2] *Deva ṛna, ṛśi ṛna, pitṛ ṛna* und *manuśya ṛna*.

[3] Der Legende nach „erbrach" Brahma Rathi das Wissen, das zwei Papageien (*tittira* in Sanskrit) hörten und später wiederholten. Das, was von den Papageien (*tittira)* stammt, ist *taittirīya*. Eine *āranyaka* (Abhandlung im Wald) und eine *upaniṣad* tragen den Namen *Taittirīya.*

[4] Sūrya, eine der wichtigsten vedischen Gottheiten.

[5] Auch Sunanda, Brahma Rathis Mutter, beherrschte die Veden perfekt.

[6] In Sanskrit ist die Sonne männlich und der Mond weiblich.

[7] *Chāya* oder der Schatten.

[8] Eines der wichtigsten *mantras* ist eine Anrufung des Pferdes.

[9] Der zweite Veda enthält die *mantras* der Rituale.

Rituale ausgerichtet. Als also Brahma Rathi seine Studien bei der Sonne, Sūrya, beendet hatte, wurde seine Lehre als „*Śukla Yajur Veda*", d.h. „weißes" *Yajur Veda* bezeichnet, denn sie stammte von der Sonne.

Das Leben Brahma Rathis im Wald

Als Brahma Rathi sein Studium beendet hatte, begegnete er großen Meistern. Er nahm an Debatten teil, die ihn befähigten, sein Wissen zu verteidigen. Er lebte im Wald und konnte sich folglich nicht wie in einer Stadt oder auf einem Dorf kleiden. Im Wald trug er Baumrinde und Laub von dem Teil eines Baumes, der in Riten und Ritualen verwendet wird und der *valka* heißt. Wenn er sich in die Stadt begab, um an vom König veranstalteten philosophischen Debatten oder an großen Ritualen teilzunehmen, trug er Tierfelle. Im Wald aber trug er ausschließlich Kleider von dem Baum, der in den vedischen Ritualen benutzt wird. Deswegen wurde er von der Versammlung der *ṛśis* Yajña Valkya genannt, d.h. „derjenige, der mit Riten und Ritualen bekleidet ist". *Valkya* sind Gewänder aus der Rinde und dem Laub des für vedische Rituale benutzten Baumes. *Yajña* sind Riten von kurzer Dauer.

Die Vermählung Yājñavalkyas

In der Versammlung der *ṛśis* wurde Yājñavalkya als sehr großer Meister betrachtet, denn er beantwortete alle Fragen. Die Versammlung bestand nicht nur aus Männern; auch Frauen beteiligten sich an philosophischen Debatten, darunter Gārgī, die Yājñavalkya bei Ritualen getroffen hatte. Gārgī hatte eine Tochter namens Maitreyī; sie begleitete ihre Mutter sowohl zur Versammlung der *ṛśis* als auch zu Ritualen. Maitreyī war einzig und allein bestrebt, den Schöpfer zu erkennen.

Yājñavalkya hatte das Hochzeitsalter erreicht, und die *ṛśis*, die eine Tochter im heiratsfähigen Alter hatten, wünschten sich sehr, dass sie sich mit diesem großen Meister vermählen würde. Kātyāyana, eine andere Philosophin, heiratete aber Yājñavalkya. Auch Kātyāyana nahm an der Versammlung der *ṛśis* teil. Als Philosophin erscheint sie in den beiden Haupt-*upaniṣaden*[10]: *Chāndogya Upaniṣad* und *Bṛhadāraṇyaka Upaniṣad*. Sie befragt ihren Mann über den Zusammenhang von Geist, Sinnen und Gegenstand beim Phänomen der Wahrnehmung. Sie ist im gesamten Kapitel, das die Epistemologie[11] der Wahrnehmung behandelt, präsent.

Die Lehre Yājñavalkyas für seine Frau

Zur Zeit des *Śukla Yajur Veda*, nach dem Zeitalter des *Krishna Yajur Veda*, unterstrich Yājñavalkya in den philosophischen Debatten die Irrtümer des in der Versammlung der *ṛśis* anerkannten und angenommenen Wissens. Er führte den Teil der Veden ein, den die anderen nicht kannten. Meister in allen Wissensdomänen: Philosophie, Wissenschaft, Āyurveda (indische Medizin), Grammatik, Sprache, ... wurde Yājñavalkya zu *ṛśi* Yājñavalkya.

Eines Abends fragte Kātyāyana ihren Gatten in folgendem Wortlaut: „Wenn der Veda stets auf eine gegebene Situation passt, warum ändern sich die Befehle des Veda dann? Warum sind die Menschen nicht mehr in der Lage, diese Befehle umzusetzen? Warum sind die Menschen, obwohl sie Riten und Rituale durchführen, stärker von der Materie als vom eigentlichen Ziel des Veda, d.h. der Erkenntnis des Schöpfers, angezogen?"

Daraufhin beschrieb Yājñavalkya alle Einflüsse der Objekte der Wahrnehmung auf den Menschen. Er erinnerte Kātyāyana, Gārgī und Maitreyī, die ihm zuhörten, daran, dass den Menschen die Kontemplation früher leicht fiel, denn sie wussten ihre Sinneswahrnehmungen zu meistern. Stattdessen ließen ihre Zeitgenossen ihre Sinneswahrnehmungen umherwandern. Statt ihren Körper zum Erkennen des Schöpfers einzusetzen, benutzten sie ihn wie ein Objekt.

Yājñavalkya erklärte, dass dieser Zustand einen Wandel der Riten bewirkte. Sekundäre Riten wurden eingeführt, um das Potential der Kontemplation wiederzuerlangen, welche der Mensch nicht mehr aufrechtzuerhalten imstande war. Mehr von seinen Sinneswahrnehmungen als vom Geist abhängig geworden unterlag der Mensch der Täuschung, die ihn hinderte, geeignete Kontemplationen auszuführen, welche ihn den Schöpfer erkennen ließen.

Doch Kātyāyana, Gārgī und Maitreyī waren mit Yājñavalkyas Antwort nicht zufrieden und wandten sich einstimmig an ihn, um von ihm zu erfahren, ob es für den Menschen ein Mittel gebe, das wiederzufinden, was er früher gewesen sei.

[10] Die *upaniṣaden* sind philosophische Texte, die Teil der Veden sind, und die hauptsächlich die Verbindung der Seele mit dem Schöpfer behandeln.

[11] Erkenntnistheorie.

Kapitel 2
Yoga Sādhana

Das Mittel

Yājñavalkyas Antwort auf die Frage seiner Gesprächspartnerinnen war klar und deutlich: Tatsächlich gibt es für den Menschen ein Mittel, seine Fähigkeit zur Kontemplation wiederzuerlangen. Dieses Mittel heißt *Yoga Sādhana.*

Yājñavalkya begann zu erläutern, dass der Mensch nicht mehr in der Lage war, unbeirrt in einer gegebenen Position zu bleiben. Die Haltung, von der hier die Rede ist, ist nicht nur eine körperliche, sondern auch eine geistige Haltung. Der Mensch muss zunächst wieder lernen, bewegungslos in einer Haltung zu verweilen, um Erregung, d.h. die sinnliche und geistige Aktivität, während einer bestimmten Zeit zu verhindern. Die Tatsache in einer präzisen Haltung zu verweilen, verringert diese Erregung und schenkt dem Geist die Fähigkeit, ohne irgendeine sinnliche oder geistige Aktivität, die mit der äußeren Welt verknüpft ist, innezuhalten. Diese für eine bestimmte Zeit eingenommene Haltung bezeichnet Yājñavalkya als *āsana*; es ermöglicht dem Geist, vollständig vom Schöpfer ergriffen zu sein, und verhindert, dass der Mensch aufgrund der Sinnesaktivitäten zerstreut wird. Nur unter dieser Bedingung wird der Körper zu einem Werkzeug: in allen anderen Fällen ist der Mensch Sklave des Körpers.

Daraufhin wollte Maitreyī wissen, ob keine anderen Mittel nötig seien, den Körper von den Sinneswahrnehmungen und vom Geist fernzuhalten. Eine Haltung schien ihr nicht auszureichen, um dem Körper seine ursprüngliche Funktion zurückzugeben, den Menschen zum Schöpfer zu führen.

Yājñavalkya legt *Yoga Sādhana* als Antwort auf die Fragen von Kātyāyana, Gārgī und Maitreyī dar. Dies ist nicht verwunderlich, denn in den indischen Texten zur Philosophie stellen die Frauen immer praktische Fragen. In der *Bṛhadāraṇyaka Upaniṣad* beispielsweise stellen die Männer Yājñavalkya intellektuelle Fragen, wohingegen die Frauen ihm Fragen praktischer Art stellen.

Maitreyī gesteht Yājñavalkya, dass sie im Moment ihrer Frage seit längerer Zeit sitzt und dass ihr ihre körperliche Haltung nicht erlaube, mit dem Schöpfer vereint zu sein. Deshalb fragt sie ihn, ob kein weiteres Mittel existiere, das ihr ermögliche, den Körper in seine Rolle als Werkzeug zu drängen, was den Erhalt der Kontemplation auf den Schöpfer fördere.

Yājñavalkya erklärt ihr, dass der Zweifel die Ursache dafür sei, dass ihre Körperhaltung, *āsana*, ihr nicht erlaube, mit dem Schöpfer vereint zu sein. Er erinnert daran, dass der Zweifel Resultat der Atmung ist: Solange die Atmung unregelmäßig ist, erzeugt sie Zweifel. Der Zweifel seinerseits bewirkt Sorge, und daraus entsteht das Gefühl der Angst. Wenn ein Mensch der Angst unterliegt, sucht er willentlich Situationen, in denen der Tod gegenwärtig ist. Das einzige Mittel, den Zweifel zu beseitigen, ist *prāṇāyāma.*

Die Art und Weise, wie ein Mensch atmet, erlaubt ihm, entweder den Zweifel zu beseitigen, oder lässt ihn in ihm versinken. Die Anhäufung von Zweifel führt automatisch zur Zerstörung des Menschen. Yājñavalkya gibt dann einige Indikationen zu *prāṇa,* dem ersten Teil des Wortes *prāṇāyāma. Prāṇa* ist der Name des Sonnenstrahls, den wir alle in uns haben und den wir als erstes verlieren. Es ist unerlässlich, diesen Sonnenstrahl in uns wiederzufinden, damit er zum Weg unseres Wagens zu *āditya*, der Sonne, wird. Wenn wir *prāṇa* folgen wollen, müssen wir im rechten Augenblick ein Ritual ausführen; dieser rechte Moment beginnt vor Sonnenaufgang und dauert so lange, bis die Sonne aufgegangen ist.

Bemerkt sei, dass Yājñavalkya in der *Bṛhadāraṇyaka Upaniṣad* auch König Janaka aus Videha die Bedeutung dieses Sonnenstrahls für den Menschen lehrt. In der Darstellung, die uns hier interessiert, fragt Gārgī Yājñavalkya, warum der Mensch seine Werte, d.h. diese Fähigkeit, verloren hat. Aufgrund ihrer Familienabstammung gehört Gārgī einem anderen Veda an, doch sie wusste, was ein Scheitern auf dem Weg der Rituale bedeutete. Yājñavalkya spricht daraufhin von der Geburt und der Wiedergeburt, um zu erläutern, wie der Mensch seine Werte verlor. Er legt nicht die Theorie der Wiedergeburt dar, doch erklärt er mithilfe dieser Theorie, warum der Mensch seine Fähigkeit zur Kontemplation verloren hat.

Von der Wiedergeburt zur Befreiung

Yājñavalkya lehrt seine Gesprächspartnerinnen, dass der Seele beim Verlassen des Körpers „sechzehn Tore" als Ausgang zur Verfügung stehen. Diese Tore entsprechen den sechzehn Vitalpunkten, welche die Seele mit dem Körper verbinden. Wenn eine Seele in einen Körper eindringt, benutzt sie diese sechzehn Vitalpunkte nicht, doch beim Verlassen des Körpers weiß sie, in welcher Welt sie wiedergeboren werden wird – abhängig vom Ausgangstor, das sie benutzt. Einige dieser sechzehn Tore können die Seele in die Tierwelt führen; die Seele kann auch unter den Menschen wiedergeboren werden oder in der göttlichen Welt leben.

Also ist die Wiedergeburt bereits durch unsere Handlungen in diesem Leben festgelegt. Damit die Seele das Tor wählen kann, durch das sie befreit wird, wird *prāṇāyāma* mit einer Konzentration auf einen der sechzehn Vitalpunkte ausgeführt. Die sechzehn Ausgangstore bilden zusammen die *marma sthāna*, was wörtlich übersetzt „geheime Orte" bedeutet. *Prāṇāyāmas*, die mit einer Konzentration auf die Vitalpunkte ausgeführt werden, werden *dhāranā* genannt. Wegen dieser sechzehn Tore wird *prāṇāyāma* im *Yoga Sādhana* immer mit sechzehn Atemzügen ausgeführt; und es gibt immer sechzehn Riten zwischen Geburt und Befreiung.

Die sechzehn Vitalpunkte sind: die großen Zehen, die Knöchel, die Knie, der Oberschenkelkopf, das Perineum, die Mitte des Beckens, der Bauchnabel, das Zentrum des Herzens, der Grund der Kehle, die Kehle, die Wurzel des Gaumenzäpfchens, der hintere Teil des Gaumens, die Nasenspitze, der Punkt zwischen den Augenbrauen, die Mitte der Stirn und die Fontanelle.

Wird *prāṇāyāma* mit *dhāraṇa* ausgeführt, einer Konzentration auf einen der sechzehn Vitalpunkte, wird es *Sagarbha Prāṇāyāma* genannt. In Sanskrit bedeutet *garbha* „Gebärmutter". Ohne *dhāraṇa* wird *prāṇāyāma* als *nigarbha* betrachtet, was „unfruchtbar" bedeutet. *Sagarbha Prāṇāyāma* könnte also übersetzt werden als „fruchtbares *prāṇāyāma*", denn nur dadurch vermag die Seele zur Befreiung fortzuschreiten. Wird Gott oder eine göttliche Darstellung wachgerufen, oder wird während *Nāḍī Śodhana* mental ein *mantra* rezitiert, so ist auch dieses *prāṇāyāma* ein *Sagarbha Prāṇāyāma*. Mit der Benutzung der sechzehn Vitalpunkte im *prāṇāyāma* wird die Seele allmählich geschult, das Tor zur Befreiung auszusuchen. Um der Seele zu ermöglichen, durch „das Tor der Fontanelle", *Śīrṣa*[1] genannt, auszutreten und vom Zyklus der Wiedergeburten befreit zu sein, wird die Praxis von *Sagarbha Prāṇāyāma* empfohlen.

Dieser Weg, der *dhāraṇa* im *prāṇāyāma* benutzt, ist „der Pfad ohne Wiederkehr", *Nivṛtti Mārga*. In seiner Lehre nennt Yājñavalkya ihn *Nivṛtti Dharma*.

Der Weg, der die Seele dazu bringt, in der menschlichen Welt wiedergeboren zu werden, wird als *Pravṛtti Mārga* betrachtet; er führt immer zur Wiedergeburt.

Nach der Darstellung des Konzeptes von *dhāraṇa* erläutert Yājñavalkya den Begriff *dhyāna*, die Kontemplation. *Dhyāna* ist eine Kontemplation auf die Sonne, *āditya*, oder auf den Schöpfer. Es gibt also nur zwei *dhyānas*. Selbstverständlich erfordern all diese Praktiken eine Unterstützung durch den Menschen selbst. Diese Unterstützung entspricht den im Alltag umzusetzenden Prinzipien[2], damit

[1] Der Vitalpunkt *śīrṣa* befindet sich gerade unterhalb des Scheitels.

[2] Später wurden diese Disziplinen in *yama* und *niyama* eingeteilt. *yama* und *niyama* sind ethische und moralische Prinzipien gegenüber sich selbst und gegenüber anderen.
Die 10 *yamas* sind: *ahimsā, satya, asteya, brahmacarya, dayā, ārjava, kṣama, dhṛti, mitha āhāra, śauca*. *Ahimsā* entspricht der Tatsache, bei anderen kein Leid zu schaffen. *Satya* bedeutet, allen Lebewesen dieser Erde Gutes zu tun. *Asteya* ist die Überlieferung und Anwendung der von den *ṛśis* gelehrten Prinzipien. *Brahmacarya* besteht darin, die Wechselwirkung zwischen der Sinneswahrnehmung und der sinnlichen Welt, d.h. den Sinnesobjekten, zu unterbrechen. Dayā ist der Schutz jedes Wesens, das uns umgibt. *Ārjava* besteht darin, alle Wege zum Schöpfer als gleichwertig zu betrachten: keiner darf als einem anderen überlegen betrachtet werden. *Kṣama* steht dafür, Vergnügen und Missfallen gleichermaßen anzunehmen. Das Wichtigste ist es, diejenigen, die uns Vergnügen schenken und diejenigen, von denen Missfallen kommt, als gleichwertig zu betrachten. *Dhṛti* ist die geistige Stabilität, die frei jeglichen Einflusses von Aktivitäten ist, die materielles Wohl bringen. *Mitha āhāra* bedeutet, Körper und Geist mit dem notwendigen Minimum an Nahrung zu versorgen, ohne Exzess. *Śauca* ist die Reinheit von Körper und Geist.
Die 10 *niyamas* sind: *tapas, saṃtoṣa, āstikya, dāna, īśvara pūjana, siddhānta śravaṇa, hrīmatī, japa, vrata*. *Tapas* ist der Erhalt perfekter körperlicher Reinheit, sowohl innerlich als auch äußerlich. *Saṃtoṣa* bedeutet, in jedem Augenblick glücklich zu sein, ohne Unterbrechung. *Āstikya* ist die Einhaltung der Prinzipien von *Dharma* und *Adharma*; immer abhängig von der sozialen und familiären Situation. *Dharma* eines *brahmacāri* (Junggesellen) kann *adharma* für einen verheirateten Mann

Situationen vermieden werden, die der Kontemplation schaden könnten.

Anders ausgedrückt stellt Yājñavalkya dar, welches die für den Menschen notwendigen Werkzeuge zur Konzentration und Meditation sind. Diese Elemente sind unentbehrlich, damit der Geist bei einem Kontemplationsobjekt[3] bleibt. Yājñavalkya betrachtet das letzte dieser Elemente als die Vereinigung mit dem Schöpfer.

Nach Yājñavalkya führt eine Geburt stets zu einer zweiten. Wenn wir also den Zyklus der Wiedergeburten durchbrechen wollen, müssen wir die Wiedergeburt stoppen, d.h., wir dürfen „nicht wiedergeboren werden". Während der Meditation ist es möglich, dass sich die Seele mit dem Schöpfer vereint: diese Vereinigung nennt Yājñavalkya *samādhi*. Das Wort *samādhi* bedeutet auch „dem Ursprung ähnlich". Dieser Begriff wurde später als *mokṣa* oder „Befreiung" bezeichnet; doch ist dies ein neuerer Begriff, der aus der Epoche der *darśanas*[4] stammt.

Das Ziel des von Yājñavalkya dargestellten Weges besteht darin, nicht noch einmal zu sterben: *Punar mṛtyu*. *Punar* bedeutet „nochmals" und *mṛtyu* „Tod". Man findet auch den Ausdruck *punar janma*, was „noch einmal wiedergeboren" bedeutet. Alle beschriebenen Praktiken, um *punar mṛtyu*, „wieder zu sterben", oder *punar janma*, „wieder geboren zu werden", zu überwinden, werden von Yājñavalkya *Yoga Sādhana* genannt.

Einige Details zum Śukla Yajur Veda

Śukla Yajur Veda folgt dem *Krishna Yajur Veda*. Als Brahma Rathi gehört Yājñavalkya durch seine Familientradition dem *Yajur Veda* an. Der *Śukla-Yajur Veda* bildet keinen fünften Veda, doch besteht der *Yajur Veda* aus zwei Zweigen: dem *Śukla Yajur Veda* und dem *Krishna Yajur Veda*.

Der *Śukla Yajur Veda* wird häufig zwischen 3500 und 3000 v. Chr. datiert. Wie bei allen Veden gehört auch zum *Śukla Yajur Veda* ein *brāhmana*[5]: dies ist *Śata Patha Brāhmana*, was „das *Brāhmana* der 104 Kapitel" bedeutet. Zum *Śukla Yajur Veda* gehört ebenfalls eine *upaniṣad*, die *Bṛhadāraṇyaka Upaniṣad*. In dieser *upaniṣad* wohnen wir einem philosophischen Gespräch zwischen Yājñavalkya, Gārgī, Maitreyī und dem großen König Janaka bei. Zwischen dem König Janaka und Yājñavalkya entwickelt sich ein großer philosophischer Diskurs zum praktischem Aspekt: Was ist der Weg der Seele in der Wiedergeburt, d.h., was sind das Paradies und die Hölle? Janaka stellt Yājñavalkya auch die Frage: Wie ist der Zyklus der Wiedergeburten zu stoppen?

Daraufhin erklärt Yājñavalkya dem König, was *saṃnyāsa* ist, die neunte, unentbehrliche Etappe zur Vereinigung mit dem Schöpfer. *Saṃnyāsa* entspricht der völligen Entsagung, die einzig und allein die Meisterung der Vitalpunkte fördern kann. Nach *samādhi* ist *saṃnyāsa* notwendig zur endgültigen Einheit der Seele mit dem Schöpfer.

Die Lehren von Yājñavalkya

Die Lehren Yājñavalkyas präsentieren sich stets in Form von Dialogen. Um beispielsweise Kātyāyana, Gārgī und Maitreyī zu antworten, erklärt Yājñavalkya die Bedeutung der verschiedenen von uns auszuübenden Haltungen: wir können nicht bei einem einzigen *āsana* bleiben, weil sich die Sinneswahrnehmungen nicht durch nur eine einzige Haltung meistern lassen. Yājñavalkya lehrt diese Frauen nun die Rolle und Funktion eines jeden *āsana*. In einem Gespräch mit dem König Janaka betont Yājñavalkya die Bedeutung der Riten, die *darśapūrna* genannt werden. Diese Riten müssen zwei Mal im Monat ausgeführt werden und dem Mondzyklus folgen. Sie sind Teil unserer sechzehn *karmas*, der sechzehn Riten, die jeder Mensch in seinem Leben vollziehen muss. *Darśapūrna* unterteilt sich in *amāvāsyā* und *paurṇima*: Riten, die am Tag des Vollmondes und am Tag des Neumondes auszuführen sind. Yājñavalkya ist der einzige Meister, der erklärt, warum diese Riten zu vollziehen und was die Konsequenzen von Fehlern bei der Ausführung eines Ritus sind. Während der zyklischen Bewegung, die mit den beiden Mondphasen verknüpft ist, müssen wir besonders die bei uns eintreffenden Gäste respektieren.

Um diese Riten, die nicht jedermann ausführen kann, zu ersetzen, hat mein Vater die Praxis von *prāṇāyāma* mit genauen Indikationen für Neumond

---

sein. *Dāna* bezeichnet die Handlung, etwas, das durch eigene Anstrengung erworben wurde, mit Respekt zu verschenken. *Īśvara pūjana* bedeutet, dem Höchsten Gott gemäß der eigenen Fähigkeit in aller Aufrichtigkeit Gebete darzubringen. Die Aufrichtigkeit des Gebetes muss zunehmen. *Hrīmatī* ist die Haltung einer Frau gegenüber. Es geht darum, eine Frau nicht in eine beschämende Situation zu bringen; eine Frau darf kein Objekt werden. Hrīmatī entspricht zwei niyamas. Japa ist die Wiederholung eines mantras. *Vrata* ist die strikte Anwendung der eigenen Dharmas für die Suche der Seele. *Siddhānta śravaṇa* ist das Studium, das unsere Überzeugung stärkt: es geht um das Studium der heiligen Texte.

Es gibt jeweils zehn *yama*s und *niyama*s, auch wenn die Autoren späterer Yoga-Abhandlungen nur noch fünf nennen; die andern fünf werden nicht mehr genannt, weil sie in die Sitten eingeflossen sind.

[3] Diese Werkzeuge wurden später „die acht Glieder des Yoga" genannt oder aṣṭānga yoga (*yama, niyama, āsana, prāṇāyāma, pratyāhāra, dhāraṇa , dhyāna* und *samādhi*).

[4] Die philosophischen Interpretationen.

[5] Die *brāhmana*s bilden den philosophischen Teil der Veden.

und Vollmond eingeführt. Diese *prāṇāyāma*-Reihen werden in Kapitel 10 beschrieben.

Yājñavalkya legt die Konsequenzen von Fehlern in der Ausführung der Riten dar und die heilsame Rolle von *darśapūrna*. Die Neu- und Vollmondriten haben eine direkte Wirkung auf diese Folgen. Diese beiden Riten erlauben, die möglicherweise in verschiedenen Ritualen aufgetretenen Fehler auszugleichen. Dank *darśapūrna* können wir bestimmte Unterlassungen in unseren saisonabhängigen Handlungen ausgleichen und die Folgen umgehen, die diese Unterlassungen mit sich bringen. Dagegen ist die Rolle aller sechzehn *karmas*, uns von den Gütern dieser Welt zu befreien. Solange wir in dieser Welt irgendwelche Schulden begleichen müssen, werden wir nicht befreit. Deshalb ist es eine unglaubliche Chance, als Mensch in dieser Welt zu leben: es ist die einzige Möglichkeit, Unterlassungen, die wir in unseren vergangenen Leben angehäuft haben, auszugleichen. Solange wir dies nicht vollbracht haben, bleiben wir dem Zyklus der Wiedergeburten unterworfen. *Darśapūrna* stellt die beiden monatlichen Rituale dar, die dem Menschen helfen, den Verlust anderer *karmas* auszugleichen. Niemand kann auf seine Nachkommen zählen, um die in der Vergangenheit angesammelten Fehler auszulöschen, doch es ist unsere Pflicht, unseren Kindern zu helfen, auf dem Weg der Befreiung voranzuschreiten, die Suche nach dem Schöpfer zu unterstützen.

Das einzige Ritual, das den Kindern erlaubt, „mit *prāṇa* verbunden zu sein“, gehört zum *Yoga Sādhana*. Es ist ein *prāṇāyāma*, das Yājñavalkya „*Prāṇa Āgni Hotra*“ nennt. Diese Bezeichnung bekommt es in der Unterweisung Yājñavalkyas, weil es als Opfer unseres *prāṇas* an unsere Vorfahren und unsere Nachkommen betrachtet wird.

Yājñavalkya gibt als erster Meister ein Minimum an täglichen *prāṇāyāmas* an, damit unser Geist beständig beim Schöpfer bleibt. Er führt auch als Erster eine Kontemplation auf *āditya*, das Sonnenlicht oder die Sonnenscheibe, ein. Vor Yājñavalkya trat der *Rig Veda* für eine visuelle Konzentration auf die aufgehende oder die untergehende Sonne ein. Diese Konzentrationen führte man stehend aus, entweder morgens nach Osten oder abends nach Westen ausgerichtet. Die von Yājñavalkya gelehrten Konzentrationen ermöglichten, über die Sonnenscheibe hinauszugehen. Yājñavalkya weist darauf hin, dass die Kontemplation auf einen Punkt im Zentrum der Sonnenscheibe den Weg öffnet, um über die Sonnenscheibe hinaus, d.h. zum Schöpfer, *Prajāpati*, zu gelangen.

Diese Lehre des Yoga kommt nicht ursprünglich von Yājñavalkya, doch Yājñavalkya hat sie so aus dem Yajur Veda überliefert. Zur Zeit der Veden folgte der Mensch einer notwendigen Disziplin, um seine Pflichten in dieser Welt zu vollbringen. Doch hindern uns in erster Linie unser Körper und dann unsere Sinneswahrnehmungen daran, unsere Pflichten zu erfüllen. Diese Verbindung ist der Ursprung für eine Unterweisung, die dem Menschen ermöglicht, wieder ein diszipliniertes Leben zu führen. Dank der Suche Yājñavalkyas, dann dank der Fragen von Kātyāyana, Gārgī und Maitreyī und später auch dank meines Vaters ziehen wir heute Nutzen aus dieser Lehre. Im Yoga ist die Sonne, *Sūrya*, unser direkter Vorfahre. Yoga ist die einzige Wissenschaft, die von der Sonne offenbart wurde. Alle anderen indischen Wissenschaften sind der Menschheit von Brahma, dem Schöpfer, geschenkt worden. Die Sonne selbst hat die Yogalehre vermittelt. Das Wort *sūrya*, das die Sonne bezeichnet, bedeutet „derjenige, der erleuchtet“. *Sūrya* ist das Feuer, es ist „derjenige, der das Licht schenkt“. Dieser Begriff ist im indischen Denken außerordentlich wichtig, denn die Erkenntnis des Schöpfers ist das Licht. In uns kann sich dieses Licht nur im Herzen, *Hṛdaya*[6], befinden. So wird die Kontemplation auf die Sonne immer in *Hṛdaya* ausgeführt. Als Praxis von *samādhi* ist *Hṛdaya*, das Zentrum des physiologischen Herzens, über einen Kanal, der *hita nāḍī* genannt wird, direkt mit *Śīrṣa* verbunden. Die Bedeutung der Fontanelle im Prozess der Vereinigung der Seele mit dem Schöpfer rührt von der Verbindung, die *Hṛdaya* und *Śīrṣa* verknüpft.

Zur Zeit Yājñavalkyas übten alle Wesen bereits am Morgen die Kontemplation auf die Sonnenscheibe aus, die Sonne in *Hṛdaya* einladend, um in *samādhi* zu sein. Nach der Lehre Yājñavalkyas ist vor dem Wachrufen der Sonne weder die Rezitation noch das Studium der Veden erlaubt.

Die Tradition der Anrufung der Meister

In der indischen Tradition ist es Brauch, vor Beginn eines Studiums die *ṛśis* und die Meister wachzurufen, die diese Lehre von Generation zu Generation weitergegeben haben. Egal welche Wissenschaft studiert wird, nach indischer Tradition wird eine Dynastie von Lehrern angerufen, die seit undenklichen Zeiten die ununterbrochene

[6] *Hṛdaya* entspricht nicht dem physiologischen Herzen, sondern wird als der Ort der Seele betrachtet.

Überlieferung dieser Wissenschaft sichergestellt haben. Wann diese Meister gelebt haben – Daten oder Epochen – ist unwichtig. Was zählt und was die Authentizität einer Lehre bezeugt, ist die Berufung auf einen Meister, der sich in der Tradition durchgesetzt hat, der selber seine Kinder, eventuell einen seiner Schüler bestimmt hat, die Überlieferung fortzusetzen.

Der Yoga entzieht sich dieser Regel: das Studium des Yoga beginnt nicht mit dem Gruß einer Reihe von Meistern. Yoga gilt in diesem kulturellen Kontext, welcher der Tradition grenzenlosen Respekt entgegenbringt, somit als Ausnahme. Die Wissenschaft des Yoga reicht dennoch auf die Zeit der Veden zurück, und seine Überlieferung wird seit dieser Zeit in traditioneller Weise verfolgt. Bestimmte Begriffe, die wir heute in der Lehre des Yoga finden, zum Beispiel *āsana, prāṇāyāma, dhāraṇa, upāsana*[7], waren bereits in den Veden vorhanden. Die Veden sind die Grundlagentexte der indischen Tradition und werden als „nicht menschlich" betrachtet. Das Wort „Veda" bedeutet „das, was von Gott kommt". Sie stellen „das Wort Gottes" dar, d.h. „die Offenbarung". Die Veden bilden die absolute Quelle, die auf keinen Fall in Frage gestellt werden kann.

Auch wenn der Brauch, eine Reihe von Lehrern zu grüßen, nicht zu den Konventionen im Yoga gehört, so ruft man doch traditionell vor jedem Studium des Yoga die Urschlange, *Ananta*[8], wach, welche die Unendlichkeit repräsentiert. In der indischen Mythologie betrachtete Viṣṇu im Augenblick der Schöpfung, auf dem dreifach zusammengerollten Körper *Anantas* ruhend, seine Schöpfung. Viṣṇu, der auf den drei Windungen *Anantas* ruht, wird als „der Yogi" bezeichnet. Ihn verehren die Inder als „großen Yogi". Traditionsgmäß rufen alle, die der Meditation nachgehen, *Ananta*, „die große Schlange", wach. Ebenso beginnt die traditionelle Anrufung vor dem Studium eines Yogatextes, wie dem *Yoga Sutra* von Patañjali oder der *Haṭha Yoga Pradīpika* von Svātmārāma, mit dem Wachrufen von *Ananta*.

In den Veden ist die erste Haltung für alle vedischen Rituale oder die Meditation *Ananta Āsana*. Egal für welches Ritual, für welches Gebet, wir grüßen *Ananta* und richten uns ein, den Ritus oder das Ritual auszuführen. Der auf der Schlange ruhende Viṣṇu wird *Ananta Āsana* genannt. Wir grüßen mit diesem Gruß den Schöpfer; dies ist der Ursprung des Begriffes *Āsana* in den Veden.

In der indischen Mythologie werden alle Haltungen Gottes *yoga āsana* genannt; und seit der Zeit der Veden wird das rituelle Feuer, das mit in präziser Weise angeordneten Ziegelsteinen vorbereitet wird, ebenfalls *yoga āsana* genannt. Jede Darstellung Gottes, ob der Gott oder die Göttin auf einer Bank sitzend oder stehend abgebildet sind, ist immer *yoga āsana*.

Die vier Grundlagen der Existenz, Puruṣārtha

Alle indischen Wissenschaften teilen das gemeinsame Ziel der Erlösung der individuellen Seele (*ātma* oder *jīva*), und der Yoga bildet keine Ausnahme. Die Erlösung wird als Befreiung (*mokṣa*) bezeichnet: Von den Zyklen der Wiedergeburten (*saṃsāra*) befreit, erlangt die individuelle Seele (*ātma* oder *jīva*) ihren höchsten Zustand.

Aus diesem Grund beruht das menschliche Leben im indischen Denken auf vier Fundamenten, die der Umsetzung der Werte von *puruṣārtha* entsprechen. Das Wort *puruṣārtha* bezeichnet die Säulen des Menschen (*puruṣa*). Die vier *puruṣārthas* sind den vier Tischbeinen vergleichbar: das Leben des Menschen beruht auf diesen Fundamenten, die auf eine Art vier im Leben zu erfüllende Pflichten sind. Egal wie alt der Mensch ist, er muss die vier *puruṣārthas* respektieren.

Wir betrachten eine große philosophische Debatte im *Mahā Bhārata*, einem der beiden großen indischen Epen, in welcher auf *puruṣārtha* verwiesen wird. Der Philosoph Vidura[9] fragt, wozu es gut sei, ein Mensch zu sein, wenn die vier *puruṣārthas* nicht geachtet würden. Der Niedergang des Menschen rühre daher, dass er die Werte von *puruṣārtha* nicht respektiere.

Diese vier Fundamente, die das Dasein jedes Menschen bestimmen, sind:

- *dharma*
- *artha*
- *kāma*
- *mokṣa*

Dharma ist die Achtung der Regeln und deren Erhalt, damit die erschaffene Welt nicht zerstört wird. *Artha* steht für ein Gleichgewicht im materiellen Wohlergehen, ohne dass uns dies zu materieller Anhaftung oder vielen Anschaffungen führt. *Kāma* ist der Wunsch, die Ordnung des *dharma* zu

[7] Haltungen, von einer Anrufung begleitete Atemzüge, Konzentration, Meditation.

[8] Die Urschlange wird entweder mit sieben oder mit zehn Köpfen dargestellt.

[9] Vidura ist auch Berater und Minister des Königs Dhritarāshtra.

respektieren, der Wunsch, Komfort im materiellen Leben zu erwerben, um unsere Existenz zu unterstützen, und der Wunsch nach Befreiung und der Vereinigung mit Gott. *Mokṣa* ist die Befreiung vom Einfluss des Zyklus der Wiedergeburten.

Die vier *puruṣārthas* begrenzen den Pfad, der zum Schöpfer führt. Sie stellen lediglich die Ufer dar. Sie reichen nicht aus, das höchste Ziel zu erlangen. Sie sind ein Mittel, um ein Leben lang ein körperliches und emotionales Gleichgewicht aufrechtzuerhalten. Der Mensch muss die vier Fundamente seiner Existenz respektieren, egal wie alt er ist: Die Hauptaufgabe des Menschen ist es, die vier *puruṣārthas* zu befolgen. Die Prinzipien von *puruṣārtha* ermöglichen dem Menschen, abhängig von seinem Alter und seiner sozialen Stellung, im täglichen Leben ein gewisses Gleichgewicht zwischen seinen materiellen, gefühlsmäßigen, emotionalen und spirituellen Bedürfnissen zu erhalten. Aus sich selbst heraus können die *puruṣārthas* den Menschen nicht zu Gott führen; doch sie unterstützen ihn auf seinem Weg zum Schöpfer.

Das Studium der Veden erlaubt zu erkennen, dass der Mensch diese vier Mittel auf verschiedene Art anwenden, verschieden auf die vier Fundamente seiner Existenz antworten kann. Das höchste Ziel der Anwendung dieser Mittel ist die Vereinigung mit dem Schöpfer, wogegen ihre partielle oder unangemessene Anwendung den Menschen daran hindert, den Schöpfer zu erkennen und sich mit ihm zu vereinen.

Einheit und Trennung, Yoga und Viyoga

Werden die vier Werte von *puruṣārtha* nicht angewandt, so entfernen wir uns von *Prajāpati*, so wird der Schöpfer in den Veden genannt. Der Begriff, der für diesen Zustand benutzt wird, lautet „Trennung". Die Trennung der Seele von *Prajāpati* entsteht dadurch, dass die Praxis dieser Mittel vernachlässigt wird, ihre Anwendung dagegen vereint uns mit dem Schöpfer. In den Veden gehen aus diesem Prinzip zwei Konzepte hervor: das Konzept Yoga, was „vereint sein" bedeutet, und sein Gegenteil, das Konzept der Trennung, *viyoga*. Diese beiden Begriffe finden sich in allen indischen Philosophien unter den Bezeichnungen *mokṣa*, Befreiung, und *bandha*, die Macht der Materie, wieder. Die beiden diesbezüglichen, direkt aus den Veden stammenden Wörter sind Yoga und *viyoga*.

Die vedischen Riten der verschiedenen Lebensstufen

Die vedischen Riten sind eine Art, die *puruṣārthas* in den verschiedenen Phasen unseres Lebens umzusetzen. Tatsächlich unterscheiden sie sich je nach Alter, sozialem und familiärem Status, d.h. „verheiratet", „Eltern einer Tochter", „Eltern eines Sohnes"... Ist einer der beiden Elternteile des Ausführenden verstorben, so ist die Ausführung des Rituals anders, als wenn beide Elternteile noch leben oder beide verstorben sind. Die Wahl der während der Riten rezitierten *mantras*[10] ist eng mit dem sozialen und familiären Status verbunden. Das Ritual des Sonnengrußes wird für einen Jungen, der noch nicht in die Riten initiiert wurde, beispielsweise sehr einfach sein. Nach dem Anzünden der Lampen wird er kurze Sätze rezitieren müssen, und der gesamte Gruß wird nicht länger als zwei oder drei Minuten dauern. Die Riten eines initiierten Jungen dauern in der Regel fünfzehn Minuten und werden dreimal täglich ausgeführt. Für einen verheirateten Mann dauert das Ritual der Sonnenanbetung länger, und wenn dieser Mann älter als sechzig Jahre ist, wird er einmal monatlich ein besonders kompliziertes Ritual ebenso wie spezielle Riten zu den Sonnenwenden ausführen müssen. Alle Riten eines Mannes, der älter als sechzig Jahre ist, sind ein direktes Mittel, die Befreiung (*mokṣa*) zu erlangen. Ein Kind wird diese Art von Riten nicht ausführen müssen.

Von Natur aus ist ein Kind unruhig. Es kann seinen Körper nicht lange unbeweglich halten und perfekt beherrschen, deshalb ist sein Gebet von kurzer Dauer. Ein verheirateter Mann dagegen muss längere Kontemplationen ausführen, und ein alter Mann, ohne familiäre Verpflichtungen, wird den Riten, den Gebeten, dem Studium der heiligen Texte und der Meditation noch mehr Zeit widmen.

Die Dauer der Riten ist also stärker vom körperlichen und mentalen Zustand und vom Alter des ausführenden Menschen bestimmt. Jedoch setzen alle diese Rituale voraus, dass die Person geeignet ist, initiiert zu werden, und dass sie die Kenntnis und die notwendige Beherrschung der Sprache besitzt, um die *mantras* zu rezitieren. Tatsächlich wird eine falsche Betonung als Fehler im Ablauf eines Rituals betrachtet und deren Folgen können schwerwiegend sein.

Um ein Ritual auszuführen, muss ein Individuum auch das Protokoll dieses Rituals kennen. Denjenigen, die den Anforderungen zur Ausführung der Rituale nicht entsprechen können, wurden

[10] Die heiligen Formeln der Veden.

verschiedene Mittel geschenkt. In den Veden selbst wird all jenen, die aufgrund ihrer Geburt oder irgendeines anderen Grundes[11] die zur Befreiung führenden Rituale nicht ausführen können, eine Alternative vorgeschlagen.

Führt ein verheirateter Mann ein Ritual aus, so beginnt er es immer in Anwesenheit seiner Gattin: sie zündet das heilige Feuer an, und sie beendet auch das Ritual.

Übrigens gibt es anspruchsvollere Riten, die Frauen nicht auferlegt werden, denen die Verantwortung für ihr Heim während des Rituals zufällt. Außer der Vorbereitung der Ritualgegenstände fällt ihr die Aufgabe zu, die Priester zu empfangen und für ihr Wohlergehen zu sorgen.

Am Schluss des Epos *Mahā Bhārata* wird ein großes Wagenrennen beschrieben, an dem der König[12] teilnimmt. Der König wird von der Königin begleitet und sie bittet das Pferd, am Rennen teilzunehmen. Sie willigt in die Durchführung des Rennens ein und sie befiehlt ihrem Pferd, das Rennen zu gewinnen. Ohne sie kann das Rennen nicht stattfinden. In dieser Episode ist die Königin krank, trotzdem begibt sie sich zum Rennen, damit das Rennen gestartet werden kann.

Auch in dem Kapitel des *Mahā Bhārata*, das den Krieg beschreibt, ist es Draupadī, die Gattin der Pāṇḍavas die auf dem Schlachtfeld in den Beginn des Kampfes einwilligt. Die Bedrohung der universellen Ordnung (*dharma*) macht diesen Krieg unabwendbar. Jedoch könnte der Krieg ohne das Einverständnis der Königin nicht stattfinden.

Die Befreiung ist für alle

Da die Rituale nicht von allen ausgeführt werden können, geben die Veden Indikationen für diejenigen, denen der Zugang zu den Ritualen verwehrt bleibt, denn die Einheit mit dem Schöpfer steht nicht ausschließlich einer Elite zu; alle Menschen können sich wünschen, mit dem Schöpfer vereint zu sein. Unabhängig vom sozialen Status „steht die Befreiung allen zu", wie es die *brāhmanas* oft in Erinnerung rufen.

Die Einheit mit dem Schöpfer ist nicht nur denjenigen vorbehalten, die in den Vollzug der Riten und Rituale initiiert sind.

So empfehlen die Veden die Prinzipien von *puruṣārtha*, die ausgeführt werden können, ohne dass Riten oder Rituale notwendig sind.

Das Prinzip von *dharma* ist mit dem Konzept von *adharma* verknüpft, welches sich auf Handlungen bezieht, die zu unterlassen sind. Um aber in der Lage zu sein, die erwähnten Handlungen zu unterlassen, ist es unerlässlich, bestimmte körperliche Impulse zu reduzieren oder abzuschwächen. In späteren Texten wurde dieser Begriff zur „Beherrschung des Körpers".

Ebenso wurde das Wachrufen einer Gottheit durch den Gebrauch der Atmung[13] gefördert. Um mentale Zerstreuung zu verhindern, wurde die Gottheit über die Atmung wachgerufen, und die Ausführung einer Konzentration, wie etwa der Horizontpunkt oder das Herz, ermöglichte es, die Ablenkung durch die Sinne während des Wachrufens der Gottheit und der Kontemplation zu verhindern.

Von den Veden zum Yoga

Aus dieser zweiten nicht rituellen Annäherung ist Yoga entstanden. Diese Annäherung bestand aus mehreren Etappen, d.h., sie beinhaltete Stufen, die sich auf unser Verhalten gegenüber anderen aber auch gegenüber uns selbst bezogen.

Ein wichtiger Schritt in dieser Lehre war es zu lernen, dass Verlust und Gewinn, Glück und Unglück den gleichen Wert haben. Das galt auch hinsichtlich der Nachahmung der verschiedenen erschaffenen Spezies. Die Tatsache, den Zustand und die Körperhaltung der uns umgebenden Wesen nachzuahmen, förderte den Erwerb der sinnlichen Schärfe dieser Wesen. Die Imitation des Atemrhythmus der Tiere oder anderer Wesen der Schöpfung wurde als eine Methode der Konzentration angewandt. Das schrittweise Erlernen der Konzentration sollte das Wachrufen göttlicher Objekte, wie einen Stern, die Sonne, den Mond … ermöglichen.

Neben den Riten und Ritualen hat der Mensch mannigfaltige Beschäftigungen; die Veden empfehlen deshalb eine Praxis bei Tagesanbruch, wenn der Mensch noch nicht in seinen Alltag eingebunden ist. Nach den Veden ist der menschliche Geist bei Tagesanbruch so klar wie die Zeit der Morgenröte: Es ist ein unveränderlicher

[11] Fehlende Initiation, Krankheit, Trauerphase…

[12] In königlichen Familien ist das Wagenrennen ein Ritual.

[13] Diese Atmung wird *prāṇāyāma* genannt. In den täglichen Ritualen wird sitzend (oder stehend je nach Ritual) der Blick zum Herzen („das spirituelle Herz") gerichtet, die Luft wird durch das linke Nasenloch eingeatmet (das rechte Nasenloch ist verschlossen), dabei wird mental ein *mantra* rezitiert, während die Gottheit wachgerufen wird, an die das *mantra* gerichtet ist.
Der Atem wird angehalten (beide Nasenlöcher sind verschlossen), während mental dasselbe *mantra* rezitiert wird. Dann wird der Verschluss des rechten Nasenlochs geöffnet, und die Luft wird durch das rechte Nasenloch ausgeatmet (das linke Nasenloch ist verschlossen), während mental dasselbe *mantra* rezitiert wird.

Augenblick. So brachte die von den Veden beschriebene Praxis bei Tagesanbruch auch mehr Früchte. Vielleicht hat die spätere strenge Befolgung der morgendlichen Yogapraxis ihren Ursprung in der Darstellung dieser Praktiken in den Veden. Yoga ist tatsächlich nichts anderes als eine Sammlung der nicht rituellen Aspekte der Veden. Aus diesem Grund wird in der strengsten vedischen Tradition kein Yoga praktiziert. In den orthodoxen vedischen Kreisen werden die im Yoga dargelegten Mittel nicht angewandt, denn die Menschen führen die in den Veden gelehrten Riten und Rituale aus. Der große Held des *Rāmāyaṇa*[14], Sri Rāma, praktizierte keinen Yoga, außer als er sich mit Viśvāmitra, seinem Meister, im Wald befand. Die Gebete, die Riten, die er morgens, mittags und abends ausführte, stellten den höchsten Weg zur Einheit mit dem Schöpfer dar.

Im *Mahā Bhārata* wandte Sri Krishna Yoga an: Er gibt sich den Praktiken der Kontemplation hin. Übrigens erörtert Sri Krishna in der *Bhagavad Gītā*[15] detailliert die verschiedenen Pfade des Yoga.

In Indien praktizieren die Priester keinen Yoga. Sie betrachten den Wert der Riten und Rituale als der Yogapraxis überlegen. Deshalb finden wir im Yoga, der dennoch von allen akzeptiert und anerkannt ist, keine Abstammungslinie. Betont werden muss, dass diese nicht-rituelle Annäherung allen offen steht.

Yoga ist nicht das, wovon man heute gemeinhin spricht. Tatsächlich wurde der Begriff „Yoga“ zu einem Synonym für eine Reihe körperlicher Übungen oder einer bestimmten Art von Gymnastik; sein ursprünglicher Aspekt wurde zweitrangig, verschwand sogar ganz.

Seit seinem Ursprung ist Yoga „ein Mittel, mit dem Schöpfer oder Gott vereint zu sein“, daran erinnert uns die Etymologie[16].

---

[14] Das *Rāmāyaṇa* und das *Mahā Bhārata* sind zwei Epen von großem philosophischem und ethischem Wert.

[15] „Der Gesang Gottes“: die philosophische Lehre Sri Krishnas für Arjuna auf dem Schlachtfeld.

[16] Etymologisch bedeutet das Wort Yoga „Vereinigung“.

Kapitel 3
Ursprung der Prāṇāyāmas

Prāṇa

In den Veden wird das Konzept von *prāṇa* als *dhāraṇa,* als die Atmung des Schöpfers in dieser Welt betrachtet. Die Ausatmung des Schöpfers ist die Energie der Schöpfung. Durch die Ausatmung schuf der Schöpfer die Welt, und mit der Einatmung wird Er sie wieder resorbieren. Dieses Thema ist allen vier Veden gemein. Aus diesem Grund wird *prāṇa* als das erste Leben betrachtet. Die Vorsilbe *pra* bedeutet zugleich „erster" und „hauptsächlich". In den Veden wird die Schöpfung selbst als eine Atmung erwähnt. Dies ist der Ursprung des Konzeptes von *prāṇa*. Aus *prāṇa* entsteht das Licht.

Jeder Atemzyklus des Schöpfers ist in sich ein Zyklus der Schöpfung und Resorption.

Der Schöpfer kann als *Agni*, das Feuer des Schöpfers, als *Parjanya*, das Wasser, das der Erde Leben schenkt, als *Vāta*[1], der Wind, d.h. der Lebenshauch der Welt, wachgerufen werden. Das Feuer, das Wasser, der Wind sind die Basisgottheiten in den Veden und auch die verschiedenen Konzepte von *prāṇa*.

Da die Welt durch eine Ausatmung erschaffen wurde, wird *prāṇa* oft als der Atem, d.h. der Urhauch, betrachtet. Da das Erschaffene nicht unbeweglich ist, unterliegt die Schöpfung einer Reihe von Veränderungen. *Prāṇa* wird als Ursprung jeder Bewegung betrachtet. Der Begriff von Bewegung muss hier im Sinne einer fundamentalen Veränderung, einer Modifikation verstanden werden. Es geht nicht um eine Bewegung von Materie. Ebenso wie das Konzept der Zeit (*kāla*) sowohl von der Bewegung kommt als auch von der Dauer der Nicht-Bewegung, ist *prāṇa* die Zeit. Die Nicht-Bewegung entspricht der Phase, in der es keine Veränderung gibt. Die Bewegung befindet sich jenseits aller Nicht-Dauer; *prāṇa* ist ewig, denn die Nicht-Bewegung ist ewig. In Anbetracht der Tatsache, dass die Nicht-Bewegung mit der Bewegung verknüpft ist, in einem Verhältnis von vorher und hinterher, setzt sich dieselbe Nicht-Bewegung aus mehreren Momenten zusammen, und die Phase zwischen zwei Momenten ist nicht greifbar und ewig. Die Änderung zwischen Nicht-Bewegung und Bewegung ist die Zeit, während die Modifikation zwischen zwei Momenten von Nicht-Dauer ewig ist, nicht greifbar, ebenso wie *prāṇa*, das ebenfalls nicht greifbar ist. Wenn wir uns dem Begriff *prāṇāyāma* detaillierter widmen, wird verständlich, dass die Phase zwischen Ein- und Ausatmung, *kumbhaka* genannt, ebenfalls nicht greifbar ist. Diese Phase korrespondiert mit der Nicht-Dauer.

Es ist zu bemerken dass die Nicht-Dauer gleicher Natur ist wie das Ewige, doch ist sie in die Veränderung verwickelt. Ohne Veränderung gibt es keine Nicht-Dauer. Wenn es keine Veränderung gibt, nimmt man das Ewige wahr. Dies ist *samādhi*.

Nach den Veden gibt es eine Ungleichheit der Zeit zwischen Bewegung und Nicht-Dauer, ebenso wie bei den Lebewesen dieser Welt die Ausatmung immer länger als die Einatmung ist. Die Zeit des Lebens ist viel länger als die Zeit des Nicht-Lebens, d.h. als die Zeit des Todes. Wenn es uns folglich gelingt, die Dauer unserer Einatmung und die Dauer unserer Ausatmung gleich lang werden zu lassen, dann werden wir die Nicht-Dauer wahrnehmen. Wenn wir erst einmal die Nicht-Dauer erfasst haben, nehmen wir die Zeit, *kāla*, wahr und von dort aus

[1] Nicht zu verwechseln mit dem gleichen im Āyurveda benutzen Wort, das bestimmte Pathologien bezeichnet.

durch *prāṇa* den Schöpfer, denn *prāṇa* ist die Zeit. Die Veden sprechen eher von *prāṇa* als von *āyāma.*

Es gibt zwei Sichtweisen, die davon abhängen, wie der Text der Veden übersetzt wird. Einige betrachten *prāṇa* als die Kraft der Resorption und *apāna* als die Kraft der Schöpfung, was bedeutet, dass die Ausatmung der Schöpfung entspricht. Andere betrachten das *prāṇa* des Schöpfers als Kraft, welche zur Schöpfung führte. Der Name von *prāṇa* ist also *Ucchiṣṭa Prāṇa*, was Haupt-*prāṇa* bedeutet.

Später im *Vedānta*[2] und in den *upaniṣaden* wird dieses *prāṇa* als *Mukhya Prāṇa* bezeichnet. *Mukhya* bedeutet „wichtig, hauptsächlich". *Mukhya Prāṇa* ist sowohl die Kraft der Schöpfung als auch die Kraft der Resorption. Diese Bezeichnungen sollten das *prāṇa* des Schöpfers von dem *prāṇa* unterscheiden, das sich in uns befindet und einfach nur *prāṇa* genannt wird.

Das Anrufen von Prāṇa im Atharvaṇa-Veda

Der Begriff *prāṇa* ist sehr häufig im elften *khaṇḍa*, d.h. im elften Abschnitt des *Atharvaṇa Veda*, anzutreffen. Ein gesamtes Kapitel, ein *sarga*, enthält *mantras* zur Anrufung von *prāṇa*.

Auch der *Yajur Veda* beinhaltet mehrere Anrufungen von *prāṇa*.

Im elften *khaṇḍa* des *Atharvaṇa Veda* sind *prāṇa* 32 *mantras* gewidmet. *Prāṇa* wird als das Leben der geschaffenen Welt angerufen, als Atem, als Hauch des Schöpfers. Obschon er im *Atharvaṇa Veda* ziemlich spät erscheint, ist *prāṇa* der wichtigste Aspekt jeder Anrufung. Hier die Übersetzung der beiden ersten *mantras* dieses *sarga*:

1) Huldigung und Gruß an *Prāṇa*.
Die gesamte Welt ist ihm untertan:
Er ist der König alles Geschaffenen
und die Stütze aller Wesen.

2) Huldigung und Gruß an *Prāṇa*.
Der in dieser Welt weht
mit wilder Kraft.
Doch er weht mit Respekt.
Er wandelt den Wind
In Blitz und Donner um.

Jenseits unserer Atmosphäre weht *prāṇa* stark. Wenn er in unserem Universum mit „wilder Kraft" weht, wird er zum Wind. Er weht nicht, um die Welt zu zerstören: Indem er den Wind in Blitz und Donner umwandelt, ermöglicht er es, Regen zu erzeugen. Blitz und Donner sind ein Paar, dessen Kind der Regen ist. Sie zeugen den Regen, der die Erde befruchtet. Der Regen schenkt der Erde Leben, und die Früchte der Erde werden zur Nahrung der Menschen. Jedes Leben hängt von diesen vier Prinzipien ab: dem Wind, dem Blitz, dem Donner, dem Regen. Dies ist das Geschenk des Schöpfers

Die fünf Funktionen von Prāṇa

Prāṇa wird auch als fünf Funktionen angerufen. Diese Anrufung führt den Begriff der fünf *prāṇas* ein:

Prāṇa ist die Einatmung, d.h. „das, was in uns hereinkommt".

Apāna ist die Ausatmung, „das, was uns verlässt". Diese beiden ersten *prāṇas*, die den Namen *prāṇa* und *apāna* tragen, stehen nicht nur für die Brustkorb-, sondern auch für die Zellatmung.

Das dritte *prāṇa* wird *vyāna* genannt. Er ist „das, was hin und her geht", d.h. das sich waagerecht und senkrecht bewegt.

Samāna erhält eine gerechte Einteilung unserer Existenz.

Udāna ist das *prāṇa*, das uns fliegen, die Grenzen überschreiten, uns nach oben bewegen lässt.

Die Heilkraft von Prāṇa

Man ruft *prāṇa* wegen seiner Heilkraft wach. Es sei daran erinnert, dass die Medizin und die Magie im *Atharvaṇa Veda* sehr präsent sind. Der *Āyurveda*, die indische Medizin, hat seinen Ursprung im *Atharvaṇa Veda*. Wenn im *Atharvaṇa Veda* ein Mensch geheilt werden soll, geht es nicht nur darum, seinen Körper zu heilen, sondern auch darum die *duḥkhas* zu mildern, d.h. seine Leiden zu lindern.

Prāṇa wird als Gewand (*dhara*) wachgerufen: Er kleidet die Geschöpfe wie ein Vater seinen Sohn kleidet. Das Gewand steht für den Körper, denn *prāṇa* schenkt den Zellen Leben.

Der Herr über das, was atmet, und das, was nicht atmet

Prāṇa ist der Herr über das, was atmet, und das, was nicht atmet, was bedeutet, dass er sowohl in dem,

[2] Eines der sechs *darśanas*, der sechs philosophischen Interpretationen.

was lebt, als auch im Tod anwesend ist: Der Tod ist nicht die Resorption.

Prāṇa ist der Tod und die Krankheit. *Prāṇa* ist das Fieber. Das Fieber ist der Beginn der Zellzerstörung. Es wird als das Zeichen des Todes betrachtet. Der Tod ist die Zustandsänderung eines Geschöpfes, d.h., eine Dysfunktion des Körpers führt die Zerstörung der Zellen herbei. Zur Zeit der Veden genossen die Menschen eine perfekte Gesundheit, doch sie fürchteten Veränderungen, denn eine Fehlfunktion führte zum Tod.

So findet man im *Atharvaṇa Veda* ein *mantra*, um Fieber zu mildern; Fieber wird als Zerstörung betrachtet und nicht nur als Erhöhung der Körpertemperatur.

Prāṇa, der Schöpfer, der Reis und die Gerste

Prāṇa ist die Schöpfungskraft, *virāj*. Er ist auch die Gottheit, die uns leitet. Deshalb beten alle erschaffenen Wesen *prāṇa* an. *Prāṇa* ist die Sonne und der Mond, er ist *Prajāpati*, der Schöpfer.

Im *Atharvaṇa Veda* sind Sonne und Mond die wichtigsten Gottheiten für die Menschen. In den anderen Veden sind *Indra*, *Vāyu*, *Varuṇa* … die wichtigsten Gottheiten.

In einem *mantra* lernen wir, dass Reis und Gerste als Ein- und Ausatmung[3] der Göttin Erde[4] betrachtet werden.

Von der Zeugung bis zum Tod

Prāṇa ist derjenige, der unser Leben im Augenblick der Zeugung lenkt. In der Gebärmutter atmet das Embryo ein und aus; wenn der Mensch aufhört zu atmen, ist er tot: Der Stillstand der Atmung steht für den Tod.

In einem Körper geht *prāṇa* der Seele oder *ātma* voraus: Die Seele dringt erst nach *prāṇa* in einen Körper ein. So ist es auch beim Tod. *Prāṇa* verlässt den Körper zuerst, dann folgt die Seele. Im Augenblick des Todes, wenn *prāṇa* den Körper verlässt, befindet sich die Seele noch in ihm.

Ebenso wie der Atem ist auch *prāṇa* im Menschen vorhanden, ob er wach ist oder schläft.

Der Honig der Schöpfung

Der *Atharvaṇa Veda* schreibt *prāṇa* denselben Namen zu wie *Āditya*, der Sonne. *Prāṇa* ist von „goldener" Farbe, „wie der Honig". Da der Honig die Gebärmutter jedes Lebewesens ist, „der große Embryo", bewegt sich *prāṇa* unter den Geschöpfen. *prāṇa* bewegt sich frei im großen Embryo, der für uns der Honig ist. *Prāṇa* ist die Unsterblichkeit: Er ist ewig.

Prāṇa ist allen gemeinsam, den Gottheiten und den Menschen: Dieser *prāṇa* ist der treue Freund der Gottheiten, der Dämonen, der Tiere und der Menschen.

Die Vision des Schöpfers und der höhere Weg

Im wichtigsten Teil des *Atharvaṇa Veda* lernen wir, dass *prāṇa* dem menschlichen Embryo und den Tieren zuerst das Sehvermögen schenkt; es handelt sich dabei nicht um die Augen, sondern um das Sehvermögen als Wahrnehmung. Dann schenkt *prāṇa* allen Geschöpfen eine zweite Kraft, welche *vāk*, der Ausdruck, ist.

So ist die erste Kraft, die *prāṇa* zugeschrieben wird, das Sehvermögen, welches die Erkenntnis des Schöpfers fördert; dies bedeutet, dass der Embryo während der gesamten Zeit im Mutterleib die Vision des Schöpfers hat.

Vāk, der Ausdruck, ermöglicht die Transzendenz. So wie Sri Anjaneya[5], der sich im Epos des *Rāmāyana* bei seiner Geburt zur Sonne aufschwingt, ist *vāk* dieser Schwung zum Schöpfer; er ist allen Wesen gemeinsam, und wird von *prāṇa* geschenkt.

Jeder Schwung zum Schöpfer ist *udāna*.

Im *Atharvaṇa Veda* bittet eine Anrufung *prāṇa* darum, „in Richtung Zenit zu entweichen". Der Erzähler bittet *prāṇa* dem höheren Weg, *ūrdhva gati*, zu folgen, damit er nach oben entweichen kann. Aus dieser Anrufung ist das spätere Konzept von *ujjāyī* entstanden. Die *Ujjāyī*-Atmung ist das Mittel, welches die Transzendenz, die nach oben gerichtete Bewegung von *prāṇa*, fördert.

Die gesamte Geschichte des Yoga befindet sich im *Atharvaṇa Veda*: Von Anfang an, im ersten *Khanda*, finden wir den Ursprung von *prāṇāyāma* im Ritual des *Prāṇa Agni Hotra*.

---

[3] Reis und Gerste sind Opfergaben in vedischen Ritualen. Im *Āyurveda*, der indischen Medizin, vermag Reiswasser, das mit Gerstenwasser vermischt ist, einen Sterbenden wiederzubeleben. Man lässt den Kranken einige Schlucke dieser Mischung trinken, damit er wieder zu Kräften kommt.

[4] Diese metaphysische Vorstellung bestimmt auch die Praxis der Agrikultur. In den Veden findet man zahlreiche Bezüge zur Agrikultur, z.B. zum Alternieren von Reis und Gerste oder Sesam und Senf auf einem Feld. Auf demselben Feld kultiviert man nicht zwei Jahre hintereinander Reis, sondern man wird dafür sorgen, dass Reis und Gerste abwechselnd angebaut werden, damit die Erde atmen kann.

[5] Sri Anjaneya ist der spirituelle Sohn des Windgottes. Er inkarnierte sich, um dem Herrn Rāma zu ermöglichen, seine Gattin Sītā wiederzufinden, die vom Dämonenkönig entführt wurde.

Im Kopf teilt sich *prāṇa* neunmal. Die neun Tore von *prāṇa* sind die beiden Augen, die beiden Ohren, die beiden Nasenlöcher, der Mund, *Śīrṣa*[6] und *brahma randhra*[7]. *Śīrṣa* und *brahma randhra* gehören zur nach oben gerichteten Bewegung von *prāṇa*, *ūrdhva gati*, während die anderen Tore der Bewegung nach unten entsprechen, *adho gati*. Wenn wir *prāṇa* anrufen, damit er nach oben entweicht, so bitten wir ihn, dem höheren Weg, der über den Scheitel und *brahma randhra* führt, zu folgen.

Das Gewand von Prāṇa

Wenn wir essen, müssen wir die Nahrung zuerst den fünf *prāṇas* anbieten. Vor dem Körper müssen wir die *prāṇas* nähren. Im Augenblick des Todes besteht die letzte Nahrung aus Wasser, *parjanya*. *Parjanya* ist das Gewand von *prāṇa*. In der indischen Medizin, *Āyurveda*, muss ein Medikament immer mit Wasser eingenommen werden, selbst wenn das zur Einnahme indizierte „Fahrzeug[8]" ein anderes ist, denn *prāṇa* kann nur durch Wasser genährt werden. Würde man *prāṇa* nicht nähren, so könnte ein Kranker nie geheilt werden.

Beim Tod bringt man Wasser dar in die neun Tore, denn dies sind die neun Wege von *prāṇa*.

Die beiden Büffel und der Karren

Prāṇa und *apāna* ähneln zwei vor einen Karren gespannten (Yoga) Büffeln. Um den Karren (Körper) zu ziehen, müssen beide Büffel in dieselbe Richtung laufen. Wenn sich beide Büffel trennen, ist dies der Tod. *Prāṇa* wird angerufen, damit *prāṇa* und *apāna* immer in dieselbe Richtung steuern. Einatmung und Ausatmung sind *prāṇa* und *apāna*.

Wenn *prāṇa* und *apāna* sich zu trennen beginnen, entspricht dies dem Beginn des Alterns, was im Verlust der Sinnesaktivität und des Antriebs zum Ausdruck kommt.

Segnung der Neugeborenen

Prāṇa beherrscht jedes Geschöpf: die Tiere, die Pflanzen … *Prāṇa* beherrscht das, was geboren ist oder geboren wird (in der Vergangenheit, der Gegenwart und der Zukunft). *Prāṇa* ist in jeder Anrufung, die zur Geburt eines Wesens rezitiert wird, gegenwärtig. Der vom Priester gesprochene Segen wird folgendermaßen formuliert: „Mögen Himmel, Erde, *prāṇa* und *apāna* dich während hundert Wintern beschützen, geleitet von *prāṇa* und *apāna*."

In dem dann folgenden *mantra*, wird ein Gebet an *agni* (das Feuer) gerichtet, damit es sich mit *prāṇa* vereine, und *prāṇa* den Menschen von allen Krankheiten und allen sinnlichen und motorischen Unvermögen befreie. Im *Atharvaṇa Veda* wird dasselbe Gebet für die Tiere rezitiert.

Der Wohltäter der geschaffenen Welt

Durch *prāṇa* haben die Gottheiten die Kraft der Sonne geweckt, damit sie die geschaffene Welt nährt. So wurde die Sonne, *Sūrya*, zum Wohltäter der geschaffenen Welt. Sie wirkt sozusagen als Vermittler zwischen *prāṇa* und der Schöpfung. Dank des Windes atmen die Geschöpfe. Dank der Sonne besitzen die Geschöpfe das Sehvermögen. Dank der Seele existieren die Geschöpfe in dieser Welt. Existenz legt auch die volle Funktion der Gliedmaßen des Körpers und die Kraft des Geistes nahe.

Zwei Weise der Veden

Prāṇa ähnelt immer zwei Weisen, die wach und aufmerksam sind und das Wissen der Veden besitzen. Die beiden Weisen sind sogar im Schlaf wach. Sie sind die beiden Wächter der Atmung und des Lebens. Stets wach, Tag und Nacht, ob wir krank oder gesund sind, schlafen oder wach sind. Immer anwesend bewachen sie den Menschen ständig. Wenn sie nicht wach sind, kommt der Tod.

Der höhere Weg

Der vierte *khaṇḍa* des *Atharvaṇa Veda* zeigt uns auf, dass sich die Seele im Körper befinden muss, damit er eine sinnliche und motorische Aktivität besitzt. So verlässt die mentale Funktion den Körper beim Tod zuerst, danach geht die Funktion der Sinne; dann verlässt *prāṇa* den Körper, und schließlich legt die Seele ihre körperliche Hülle ab.

In einem Gebet dieses *khaṇḍa* stellt sich der Mensch, um *prāṇa* anzurufen. Er bittet, dass sein Herz zerspringe, dass es sich plötzlich öffne, um *prāṇa* nach oben, *ūrdhva gati*, entweichen zu lassen. Nebenbei ist das Stehen im *Atharvaṇa Veda* die wichtigste Haltung für die Anrufungen.

Wir haben bereits *Ucchiṣṭa Prāṇa* erwähnt, das Haupt-*prāṇa* in den Veden. Die Bezeichnung von

[6] Der Vitalpunkt *śīrṣa* befindet sich unmittelbar unter der Fontanelle.

[7] *Brahma randhra* ist die neunte Pforte, die sich oberhalb der Fontanelle befindet.

[8] Zum Beispiel fördern Wasser, Milch, Honig als „Fahrzeuge" die Wirksamkeit eines Medikaments.

prāṇa als *ucchiṣṭa* kommt von dem Wort *ut*, was „aufrichten“ bedeutet. Es wird *ucchiṣṭa* genannt, denn es ist oben geboren, nichts ist über ihm. Es bildet die Verbindung zwischen dem Schöpfer und den Geschöpfen. *Ut* ist auch die Bewegung *ūrdhva gati* von *prāṇa*. Der Begriff *ud*, der „sich zum Himmel aufrichten“ bedeutet, kommt ebenfalls von *ut*. Jede Bewegung auf den Schöpfer zu ist *Ut*. Wir finden diesen Begriff häufig in der *Bṛhadāraṇyaka Upaniṣad*. *Ut* ist auch *Śīrṣa*, d.h. „über alles erhaben“.

Betont werden muss, dass das Sanskritwort für Wasser *udaka* ist. Die etymologische Wurzel des Begriffes *udaka* ist *ut*. Tatsächlich ist Wasser das, was uns hilft, uns zu erheben. In den Riten wird höheren Wesen und Gott Wasser dargebracht, während in den Riten für die Ahnen Sesam, Reis und Gerste mit Wasser dargebracht werden.

Dieses Gebet, dass *prāṇa* nach oben entweichen möge, wird täglich gesprochen. Der Atemzug von *prāṇa* durch *Śīrṣa* ist der letzte unseres Lebens; auch dieser Atemzug ist *ut*. Dieses *ut* ist die wichtigste Bewegung, der größte Schwung unserer Existenz. Zum Schöpfer zu gehen, wird als die größte Bewegung betrachtet. Dieser Atemzug wird als *rohita* bezeichnet, denn es ist die reinste Bewegung. *Hita* bedeutet „angenehm“, *rohita* ist „das Reinste“, „das Weißeste“ und „das Angenehmste“. Die letzte Ausatmung unserer Existenz wird so zur Einatmung des Schöpfers. Indem unser Herz zerspringt, führt die kraftvolle Bewegung von *prāṇa* unsere Seele durch *Śīrṣa* zum Schöpfer.

Die Einteilungen von Prāṇa

Unabhängig davon unterstützt *Prajāpati* in einem *mantra* des *Atharvaṇa Veda* die Seele jedes Geschöpfes durch die Atmung. *Prajāpati* bewegt sich frei in der Seele jedes Geschöpfes, und beschützt es. Der Ausdruck *brahmacārin* bedeutet „derjenige, der sich frei in der Seele jedes Wesens bewegt“. *Prajāpati* wird deshalb auch *brahmacārin* genannt. Als *brahmacārin* veranlasst er in den Geschöpfen die Einatmung (*prāṇa*), die Ausatmung (*apāna*), die durchdringende Atmung (*vyāna*), *samāna*, *udāna*, die Sprache (*vāk*), den Geist (*manas*), das Herz (*Hṛdaya*), die Weisheit, und er bringt das Sehvermögen, das Hörvermögen, den Ruhm, die Nahrung, den Samen, das Blut und die Gebärmutter (*garbha*) hervor.

In den Veden wird gesagt, dass *prāṇa* sich siebenfach aufteilt und sich diese sieben *prāṇas* im Kopf befinden. *Prāṇa* wird oft mit sieben Feuern verglichen. Ausgedrückt wird auch, dass die sieben *prāṇas* zum Schöpfer gelenkt oder ihm die sieben Feuer dargebracht werden müssen, um ihn zu erkennen. Das Verb „darbringen“ ist als die Handlung zu verstehen, die sieben Feuer oder eher die sieben Flammen zum Schöpfer zu bringen (im Sinne von *Yoga*). Tatsächlich sind die sieben *prāṇas* die fünf Sinneswahrnehmungen, der Geist (*manas*) und der Intellekt (*buddhi*). Benutzen wir diese sieben *prāṇas* wie kleine Zweige fürs Feuer, damit sie die Flamme hervorbringen, die uns zum Schöpfer führt. Diese sieben Feuer werden als die sieben Welten betrachtet, an denen der Mensch stark hängt. Der Mensch muss diese sieben Welten besiegen, um über sie hinauszugelangen und den Schöpfer zu erkennen. Die Rituale, die Wege, die es ermöglichen, über diese sieben Welten hinauszu- gelangen, wurden lange Zeit als *agni hotra* bezeichnet. Und da die sieben Welten die *prāṇas* sind, wurden diese Rituale oder Kontemplationen *prāṇa agni hotra* genannt.

Prāṇa vereinigen

Der Mensch sündigt nur durch die fünf Sinneswahrnehmungen, den Geist oder den Intellekt. *Ananta*, die siebenköpfige Schlange der indischen Mythologie, hat Bezug zu diesem Konzept der sieben Sünden. Das Sanskritwort für Sünde ist *pāpa*; es hat keine religiöse Konnotation. *pāpa* bedeutet lediglich „das, was vom Schöpfer entfernt“. Das einzige dem Menschen zur Verfügung stehende Mittel, diese Sünden einzustellen, besteht darin, die sieben *prāṇas* zu hindern, das ihnen entsprechende Ziel zu erreichen. Darauf abzielend, die Verbindung zwischen den sieben *prāṇas* und der Welt zu unterbrechen und *prāṇa* zum Schöpfer zu bringen, empfahlen die Veden, durch das linke Nasenloch[9] einzuatmen und dann durch das rechte Nasenloch auszuatmen. Die nächste Einatmung sollte durch das rechte Nasenloch erfolgen und die letzte Ausatmung durch das linke Nasenloch.

Die Einatmung durch das linke Nasenloch bezweckt, die *prāṇas* von ihrem Ziel abzuziehen, d.h. von der wahrnehmbaren Welt. Die Ausatmung durch das rechte Nasenloch soll die sieben *prāṇas* vereinen, um sie zum Schöpfer zu führen. Dank der Einatmung durch das rechte Nasenloch kann sich das so vereinte *prāṇa* nun zum Ort der Meditation ausrichten, der nach indischem Denken stets das Herz ist, *Hṛdaya*. Die Ausatmung durch das linke

[9] Vergessen wir dabei nicht, nach Osten gerichtet zu sitzen.

Nasenloch ermöglicht es dann, den Ort der Meditation mit dem Schöpfer zu vereinen[10].

Der Veda wies an, diesen Zyklus dreimal zu wiederholen. Die drei Male stehen im Veda für die drei Zeiten: Vergangenheit, Gegenwart und Zukunft, d.h. das Bekannte, das Erlebte und das Unbekannte. Das Bekannte entspricht den Ahnen, das Erlebte dem, was wir erleben, unserem aktuellen Leben also, und das Unbekannte unseren Nachkommen.

Darüber hinaus besitzt jeder Mensch nach dem Veda drei *aṁśas* das Wort *aṁśa* bedeutet „Rückstand". Die drei „Rückstände" des Menschen sind *pitṛ aṁśa*, *ṛśi aṁśa* und *deva aṁśa*. *Pitṛ* sind die Ahnen, *ṛśi* die Weisen und *deva* die Gottheiten. Wegen dieser drei „Rückstände" wird dieselbe Handlung oft dreimal ausgeführt; beispielsweise wird der Tempel dreimal umrundet, dasselbe *mantra* dreimal rezitiert und der Erde werden drei Prisen der Nahrung dargebracht, die man danach erst zu sich nimmt. Traditionell wurde immer dreimal gegrüßt; und wenn ein Meister einen Schüler segnete, berührte er ihm dreimal den Kopf.

Die gebräuchliche Formel für jede Anrufung, „*Om Śānti*", wird ebenfalls dreimal wiederholt. *Śānti* bedeutet „Frieden"; man rezitiert diese Formel dreimal, um Frieden zu erlangen. „*Om Śānti*" dreimal zu rezitieren, bedeutete später, in der Epoche der *darśanas*, die drei Arten des Leidens, *duḥkhatraya*, zu beseitigen, welche die Geschöpfe betreffen: das Leiden himmlischen Ursprungs, das Leiden, das von anderen, von der Umwelt hervorgebracht wird, und das Leiden, das von uns selbst[11] stammt. Drei Runden dieser wechselseitigen Atmung fördern die Beseitigung der drei *duḥkhas*. Doch egal, um welches Ritual es sich handelt, wir finden immer wieder die Zahl Drei: Um seinem Meister zu huldigen, umrundet der Schüler ihn dreimal, indem er ihm seine rechte Schulter zuwendet.

Die dreimalige Ausführung dieser vom Veda empfohlenen Art der Atmung erlaubte dem Menschen, seine Sinnesaktivität zu sammeln, um sie auf das Meditationsobjekt seiner Wahl zu richten: Im Veda handelte es sich dabei natürlich um den Schöpfer.

Jede rituelle Handlung begann stets mit diesen drei Atemzyklen; und damit sie noch effizienter, noch „fruchtbarer" wurden, empfahl der Veda während der Ausführung die Wiederholung des *Gāyatrī*, eines 24-füßigen[12] *mantras*.

Später wurde dieses Ritual *Nāḍī Śodhana* genannt; diesen Namen bekommt im *Yoga* das *prāṇāyāma*, das die Technik des abwechselnden Atmens durch die Nasenlöcher verwendet.

In dem uns interessierenden *khanḍa* des *Atharvaṇa-Veda* handelt es sich um das erste in den Veden beschriebene *prāṇāyāma*. Alle anderen *prāṇāyāmas* kommen später.

In einem täglichen Ritual wird dieser Atemzyklus wenigstens viermal ausgeführt, das ergibt wenigstens zwölf Zyklen; werden die drei täglichen Rituale addiert, so beläuft sich die Summe auf dreimal zwölf Zyklen, was der Mindestdauer eines *prāṇāyāma* im Yoga entspricht. Yoga empfiehlt tatsächlich 36 Runden *prāṇāyāma* täglich.

Diese Atemzüge sind selber Rituale, die *prāṇa agni hotra* genannt werden; erst später wird ihnen die Bezeichnung *prāṇāyāma* gegeben.

---

[10] In den Veden heißt diese Atmung *prāṇāyāma*. Später wird sie *Nāḍī Śodhana* genannt.

[11] Respektive *adhi daivika, adhi bhautika* und *adhi ātmika*.

[12] Das Sanskritwort *pāda* (Fuß) bezeichnet eine rhythmische Einheit in einem *mantra*; im Deutschen bezeichnet dasselbe Wort ,Versfuß' ein aus der antiken Metrik stammendes Maß für einen Vers.

Kapitel 4
Die „neuen“ Prāṇāyāmas

Körperreinigende Mittel

Für 2500 Jahre wurde die Praxis dieser Atemzyklen nicht verändert. Die anderen *prāṇāyāmas* wie etwa *Ujjāyī* oder *Śītalī*, die in den Yogatexten beschrieben sind, entstanden erst viel später. Die Rolle dieser *prāṇāyāmas* ist es, „den Körper zu reinigen“, um beim Übenden ein bestimmtes körperliches und physiologisches Gleichgewicht herzustellen.

In der Entwicklung der Veden stellt man für lange Zeit eine Beständigkeit in der Praxis von *prāṇāyāma* fest. Dann, entweder weil der Mensch nicht mehr alle Disziplinen anwandte oder weil er seine Fähigkeit zu mentaler Aufmerksamkeit verlor, wurden andere Arten von *prāṇāyāmas* eingeführt, um die körperliche Mindestverfassung wieder herzustellen, die für die Praxis der Kontemplation oder der Ausführung der Rituale notwendig war. Die breite Palette der *prāṇāyāmas*: *Ujjāyī Anuloma*, *Ujjāyī Viloma*, *Ujjāyī Pratiloma*, *Śītalī* …[1], erklärt sich aus der Notwendigkeit für den Menschen, die Zustände zur Förderung der Kontemplation wiederzuerlangen.

Das Aufkommen dieser *prāṇāyāmas* kann zeitlich in die Epoche der ersten Invasionen eingeordnet werden. Tatsächlich beginnt der Mensch, seine angeborenen Fähigkeiten von dem Moment an zu verlieren, wo er aus seiner Umgebung vertrieben wird. Die erste Invasion einer anderen Kultur ist die durch Alexander den Großen. Die Ankunft der Arier auf der indischen Halbinsel, lange vor Alexander, wird nicht als Invasion betrachtet. Anscheinend verfolgten die Arier dieselbe Suche nach dem Göttlichen wie die Draviden, die ersten Bewohner Indiens.

Das älteste, in dieser Epoche aufkommende *prāṇāyāma* ist *Ujjāyī Viloma*, denn der Mensch entwickelte zuerst die mentale Ablenkung. *Ujjāyī Viloma* erlaubte ihm, seinen mentalen Zustand des Friedens wiederzufinden und so die mentale Zerstreuung zu reduzieren.

Der Mensch wurde in dieser Zeit von den Sinnesobjekten angezogen. Ist der Mensch erst einmal gefangen in der Zerstreuung durch die Sinne, so taucht als zweites die emotionale Zerstreuung auf. Das zweite, nach *Ujjāyī Viloma* eingeführte *prāṇāyāma* war deshalb *Ujjāyī Pratiloma*, mit seiner Wirkung auf die emotionale Aktivität. Die Beseitigung emotionaler Zerstreuung ist eine der Hauptwirkungen von *Ujjāyī Pratiloma*.

Der Verlust jeglicher Vorstellung von Disziplin war die Folge der Ablenkungen durch die Sinne und die Emotionen. In einer dritten Phase vernachlässigte der Mensch die körperliche Disziplin. Die mangelnde körperliche Unterstützung war der Ursprung für die Praxis eines dritten *prāṇāyāma*: *Ujjāyī Anuloma*.

Ausgehend von der Zerstreuung durch die Sinne bis hin zum Verlust jeglicher körperlicher Disziplin wurde der Mensch schließlich von einem „bestimmten Gift“ heimgesucht. Vergiftet von den Sinnes-, Emotions- und Körperreizen scheint er alle Hoffnung auf Rettung verloren zu haben. Diese Vergiftung hat ihn „heiß“ werden lassen: Der Geist wird als heiß betrachtet, wenn er von Emotionen wie etwa Leidenschaft, Wut[2], etc… erfasst wird. Um das mentale Gift zu neutralisieren, wurde vor etwa fünfhundert Jahren das *prāṇāyāma Śītalī* eingeführt. Die Ableitungen aus *Śītalī* wurden noch später entwickelt.

Wegen des Ausmaßes dieser Vergiftung war es notwendig, ein schnelleres Mittel zur Entgiftung des Menschen zu finden, was das Vorhandensein von

[1] Diese *prāṇāyāmas* werden unter den Techniken im zweiten Teil dieses Buches beschrieben.

[2] Sinnliche Begierde (*kāma*), Wut (*krodha*), Gier (*lobha*), Verwirrung (*moha*), Leidenschaft (*mada*) und Eifersucht (*mātsarya*).

Kapāla Bhāti[3], ein *prāṇāyāma* mit schnellen Atemzügen, rechtfertigt, welches oft unmittelbar vor anderen *prāṇāyāmas* steht.

Die Nerventätigkeit des Menschen wird sofort von den Folgen seiner Vergiftung beeinträchtigt. Um die Hyperaktivität seiner Nervenimpulse zu mildern, wurde ein zweites *prāṇāyāma* mit schnellen Atemzügen eingeführt: es handelt sich um *Bastri* (der „Blasebalg des Goldschmiedes“). Symbolisch betrachtet facht dieser Blasebalg die Flammen nicht an; er soll sie vertreiben, um das durch die verschiedenen Stufen des menschlichen Zerfalls erzeugte Feuer zu löschen.

In dieser chronologischen Reihenfolge entstanden die verschiedenen *prāṇāyāmas*. Die Meister, die sie einführten, hinterließen ihre Namen nicht der Nachwelt. Wir werden nie wissen, wer diese großen Meister waren, welche die *prāṇāyāmas* dem Zustand und den Bedürfnissen ihrer Zeitgenossen anpassen konnten.

Doch es gibt eine Ausnahme: Nach der indischen Tradition wurde das *prāṇāyāma*, das *Nāḍī Śodhana* genannt wird, von Gott initiiert.

Ujjāyi

Die Atmung *Ujjāyī*[4] ist charakteristisch im *Haṭha Yoga*. Man findet diese Atmung nicht in den Veden. Die in den Veden empfohlenen *prāṇāyāmas* gehören alle der Familie der *Nāḍī Śodhana* an und benutzen deshalb kein *Ujjāyī*. Hingegen findet man in den Veden oft den Begriff *Ojas*, der eng mit *Ujjāyī* verknüpft ist.

Ujjāyī ist in der Atmung des Löwen anwesend. Der Löwe steht für alles Spirituelle. Oft werden der Löwe, der Schwan oder der Königsadler für den Bezug zur Spiritualität genannt.

Mudrā

Wenn traditionell die Veden rezitiert wurden, war jedes *mantra* von einer genau bestimmten Gestik begleitet. Doch diese Regel fand natürlich keine Anwendung bei der Rezitation der *mantras* während der Rituale, denn die Hände waren mit dem Ritual selber beschäftigt. In der traditionellen Rezitationstechnik der Veden spielten die Hände während der Rezitation jedoch eine bedeutende Rolle. Es handelte sich nicht um eine Bewegung, sondern um eine Geste, bei der die Finger jeder Hand präzise platziert wurden. So war die exakte Position der Hände für jedes *mantra* definiert, um Körper und Geist bei der Rezitation zu vereinen. Die Übereinstimmung von Geste, Stimme und Wort erlaubte, den Geist beim Wachrufen zu erfassen; tatsächlich schloss jedes *mantra* das Wachrufen einer Gottheit während der Rezitation ein. Wir werden z.B. den ausgestreckten Zeigefinger und den Mittel- und Ringfinger zusammengefaltet finden, oder die Daumenspitze berührt die Wurzel des Mittelfingers. Der Daumen auf dem Zeigefinger begleitete stets eine schnellere Rezitation: Die Geste erlaubte nicht nur die durch das *mantra* wachgerufene Gottheit zu erkennen, sondern auch die Art und Weise, wie das *mantra* rezitiert wurde.

Da es eine Verbindung zwischen den Fingern und den fünf *prāṇas* gibt, besaß die Handgestik eine so große Bedeutung im Veda. Jeder Finger entspricht einem *prāṇa*: Die Position der Finger ist deshalb immer im Verhältnis zu den fünf *prāṇas* definiert. Ferner, wenn wir die Handinnenfläche betrachten, so stehen Mittel- und Ringfinger für Gott, Daumen und Zeigefinger repräsentieren die Ahnen, der Raum zwischen dem kleinen Finger und dem Handgelenk ist der Platz der *ṛśis* und die Handbasis entspricht *Prajāpathi*, dem Schöpfer.

Im Uhrzeigersinn betrachtet repräsentiert die rechte Hand *Prajāpati* (den Schöpfer), die *ṛśis* (die Weisen), *deva* (Gott) und *pitṛ* (die Ahnen) und die Fingerspitzen entsprechen den fünf *prāṇas*.

Die Synchronisation der Rezitation der *mantras* mit der entsprechenden Handgeste wird *mudrā* genannt, denn solange die Position der Hände mit der Sprache, d.h. dem *mantra*, im Einklang steht, wird der Geist im Wachrufen erfasst. Somit gehört das *mudrā* zu den allgemeinen Parametern der *mantra*-Rezitation, genau wie die Geschwindigkeit (das Tempo) oder die Atmung (*prāṇa*)[5].

Das Geheimnis des *mantra* befindet sich im *mudrā*; von dort wurde das Konzept des *mudrā* entwickelt, das den Körper benutzt, um den Geist zu erfassen. Indem der Körper eine besondere Haltung einnimmt, verhindern wir die Zerstreuung des Geistes, wir vermeiden, dass der Geist durch die Sinneswahrnehmungen von den Erfahrungsobjekten angezogen wird. Bestimmte im Gebet ausgeführte Gesten, wie das Zusammenbringen der Handflächen (*añjali*), finden sich in fast allen Religionen; die Gesten der Meditation (*dhyāna*)

---

[3] Auch *Bhastrika* genannt.

[4] Die *Ujjāyī*-Atmung wird in den Kapiteln zur Praxis beschrieben.

[5] Diese Technik wurde jahrtausendelang angewandt, ist heute jedoch bei der Rezitation der *Veden* im Verschwinden begriffen. Während der Prozessionen wird die Rezitation der *mantras* im Stehen im Allgemeinen noch von *mudrās* begleitet.

werden eingesetzt, um die Zerstreuung des Geistes zu verhindern.

Der Gebrauch der Mudrās außerhalb der Veden

Da das Rezitieren der Veden ausschließlich den Initiierten vorbehalten war, wurden die von den Veden unabhängigen Gesten allen gelehrt, denn die Geste allein genügte, um die Konzentration zu erreichen und aufrechtzuerhalten. So war *Padma Āsana*[6], der Lotussitz, sogar außerhalb des Yoga ein *mudrā* geworden; denn diese Haltung, bei der der rechte Fuß auf den linken Oberschenkel und der linke Fuß auf den rechten Oberschenkel gelegt wird, führt sofort zu einem Zustand der Konzentration. Bei der Rezitation der Veden benutzt man *Padma Āsana* jedoch nicht; man legt hier lediglich den rechten Fuß auf den linken Oberschenkel, und der linken Fuß liegt unter dem rechten Oberschenkel. Diese Haltung heißt *Ananta Āsana*[7].

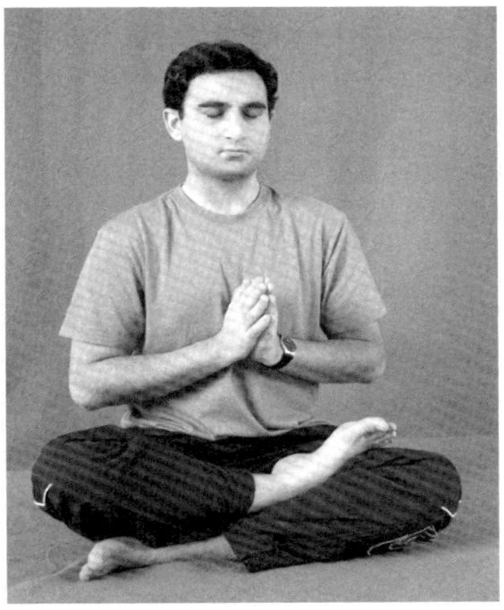

Abb. 1 Ananta Āsana
(Satya)

Man benutzt den rechten Oberschenkel aus verschiedenen Gründen: Man darf z.B. ein *mantra*-Buch nicht mit den Füßen berühren, deshalb legt man den rechten Fuß auf den linken Oberschenkel und sitzt nicht in *Padma Āsana*. Auch die Musiker verwenden die Haltung zur Rezitation der Veden: Sie legen die rechte Hand auf den rechten Oberschenkel, um den Takt zu zählen (*tāla*).

Die Mudrās im Yoga

Das Prinzip der *mudrās* bestand darin, den Körper einzusetzen, um dasselbe Ziel wie im *veda* zu erlangen. Damit diese Bemächtigung des Geistes allen möglich wurde, integrierte der Yoga die *mudrās* in seine Praxis. Tatsächlich gibt es im Yoga sowohl *mudrās* als auch *āsanas* . Die großen Meister, die während der klassischen Epoche eine Abhandlung zum Yoga dargelegt hatten, Yājñavalkya oder Svātmārāma, widmeten einen Teil ihrer Lehre den *mudrās*. Diese großen Meister führten bestimmte Positionen, wie etwa *Mahā Mudrā,* ein, was „das große *Mudrā*“ bedeutet. Ihre Beschreibung findet sich nie im Kapitel der *āsanas*: Das Halten dieser Positionen führt allmählich zum mentalen Halten[8]. *Mahā Mudrā* erlaubt, den Geist bei einem *dhāraṇa*, d.h. bei einem Vitalpunkt, zu halten.

Die allgemeine Verwendung der *Ujjāyī*-Atmung in der Yoga-Praxis erschien später: Bis auf die *Haṭha Yoga Pradīpika* sprechen die klassischen Abhandlungen sehr wenig von der *Ujjāyī*-Atmung. Die *mudrās* wurden stets mit der *Ujjāyī*-Atmung ausgeführt, die *āsanas* jedoch nicht. Die *mudrās* schlossen nicht nur eine stetige Konzentration mit ein, sondern auch einen speziellen Atemrhythmus, oft mit einer Ausatmung, die länger als die Einatmung war. Dadurch dass die *mudrās* eine spezielle Atmung erforderten, die immer länger als die gewöhnliche Atmung war, und eine anhaltende Konzentration, schuf der Übende eine Art Barriere für die Emotionen, die ihn im täglichen Leben beeinflussten. Diese Emotionen bezeichnet der Yoga mit dem Begriff „*kleśas*“.

Aus diesem Grund herrschte auch eine so große Strenge bei der Rezitation der Veden, damit der Rezitierende von allen menschlichen Emotionen befreit war. Die von einem Sänger benutzten *mudrās* hatten dasselbe Ziel, den Geist zu reinigen. Ein *mudrā* ist also definiert als eine körperliche und mentale Haltung, welche verhindert, dass die *kleśas* in Erscheinung treten. Die Definition der *mudrās* im Yoga ging aus der vorangehenden Definition hervor: Ein *mudrā* ist das, was das Erscheinen der uns beeinflussenden Emotionen zu unterbrechen vermag.

Ebenso wie es eine Reihe von Parametern für die Rezitation der Veden gibt, zählt auch der Yoga mehrere Parameter zur Praxis der *mudrās* auf:

- ein präzises *āsana*,
- eine vorgegebene Anzahl von Atemzügen, 6, 8, 12 oder 16 je nach *mudrā*,
- eine lange Atmung, die Ausatmung doppelt so lang wie die Einatmung,
- eine Konzentration,

[6] Die Technik von *Padma Āsana* wird im zweiten Teil dieses Buches beschrieben.

[7] Die Technik von *Ananta Āsana* wird im zweiten Teil dieses Buches beschrieben.

[8] Einige *mudrās* werden im Kapitel zur Praxis beschrieben.

- ein *kumbhaka*, d.h. ein Anhalten des Atems, das traditionell nach der Ausatmung stattfand.

In den ursprünglichen *mudrās* war die einzige Konzentration *Bhrūmadhya*, der Vitalpunkt zwischen den beiden Augenbrauen. Der Blick wurde auf diesen Punkt gerichtet, um die Konzentration im *Mudrā* zu fördern. Später wurden andere Punkte eingeführt, wie etwa *Mūla* (das Perineum), *Nābhi* (der Bauchnabel), *anāhata* (das Zentrum des Herzens), *Hṛdaya* (das Herz), *Kaṇṭha* (die Kehle). Doch anfangs war die einzige in den *mudrās* indizierte Konzentration *Bhrūmadhya*, der Punkt zwischen den Augenbrauen, der immer dem Gott Śiva zugeordnet wird. Andere Konzentrationen wurden deshalb eingeführt, um es Menschen anderer religiöser Überzeugungen zu ermöglichen, aus der Praxis der *mudrās* Nutzen zu ziehen.

Wie bereits erwähnt erfordert die Praxis der *mudrās* die Ausführung der *Ujjāyī*[9]-Atmung, welche die Texte des *Haṭha Yoga* als „*Ujjāyī Kumbhaka*" bezeichnen.

Außerdem konnte die Praxis der *mudrās* unabhängig von der Praxis der *āsanas* ausgeführt werden. Der Wert der *mudrās* war so hoch, dass zu der Zeit, als der *Haṭha Yoga* begann, vor etwa 500 Jahren, einer Praxis von *mudrā* stets ein Gebet (*nyāsa*) voranging. Dieses Gebet sollte den Körper reinigen, nicht den Geist, denn der Geist wurde vom *mudrā* selbst gereinigt. In der Praxis der *āsanas* gab es diese Strenge nicht. In den Anfängen des *Haṭha Yoga* rief man immer Gott wach, wenn man ein *mudrā* praktizierte. Beziehen wir uns auf Svātmārāma, so wurde ein dem *mudrā* entsprechender Gott wachgerufen. Die *mudrās* waren der Ursprung der *Haṭha Yoga* Praxis: Jedem *mudrā* entsprach ein Gott. Im *Haṭha Yoga* wurde anfangs häufiger *Shiva*[10] wachgerufen.

Āsana

Früher hielt der Mensch stets eine Harmonie der Werte von *puruṣārtha*[11] bei. Er wusste, ein perfektes Gleichgewicht innerhalb der vier Fundamente des Lebens, *dharma, artha, kāma* und *mokṣa* zu bewahren, abhängig von seiner sozialen und familiären Stellung. Dieses Gleichgewicht war keineswegs starr, es war nicht ein für allemal festgelegt. Ein Brahmane zum Beispiel legte bestimmt größeren Wert auf *dharma* und widmete *artha* viel weniger Interesse. Dagegen maß ein Vaiśya *artha* größere Bedeutung bei, und die Lüge, die sicher gegen das Prinzip von *dharma* verstößt, wurde für die Kaufleute toleriert, ohne deswegen die Harmonie von *puruṣārtha* zu bedrohen.

Mit der Zeit begann der Mensch in all seinen Handlungen danach zu suchen, was sie ihm wohl bringen mochten. Die Suche nach materiellem Gewinn wurde immer wichtiger, sogar in den Ritualen. Zur Zeit der Veden führte der Mensch ein Ritual des Rituals wegen aus. Später fragte er sich, was ihm dies wohl bringen möge; dies konnte für einen Brahmanen die Befreiung sein, für einen Vaishya der Zuwachs an materiellem Gewinn. Schließlich suchte der Mensch in allem, was er unternahm, einen Gewinn. Dieser Hang zum materiellen Gewinn führte ihn auf körperlicher und mentaler Ebene zur Unreinheit. Die stete Suche des Menschen nach einem Vorteil wird als Verlust seiner Reinheit betrachtet. Vier Arten von Irrtümern werden tatsächlich auf körperlicher, sinnlicher, mentaler und spiritueller Ebene gespürt; der Verlust von *ātma śuddhi* bedeutet wörtlich „der Verlust der Reinheit der Seele". Mit diesen Unreinheiten hat sich die Denkweise des Menschen verändert. Die ständige Suche nach einem Interesse hat ihn zum einen zur Gier geführt und andererseits den Wunsch verstärkt, immer mehr besitzen zu wollen. Er verlor seine Ehrlichkeit: Weil er um jeden Preis einen Vorteil erlangen wollte, verbreitete sich das Lügen rasant.

Die körperliche Unreinheit, eine direkte Folge davon, drückt sich in mangelnder Lebenshygiene aus: mangelnde Ernährungsdisziplin, fehlende Körperhygiene, Ausschweifungen…

Der Mensch benutzt seine Sinneswahrnehmungen nur noch, um sich etwas anzueignen: Diese so entwickelte sinnliche Unreinheit wird als *adharma* betrachtet.

Die mentale Unreinheit zeichnet sich durch eine Veränderung der Gedanken des Menschen aus, der nur noch aus allem einen Vorteil zu erwerben sucht. Seine Gedanken richten sich nur auf den Profit, den er aus jeder Situation ziehen kann. Der Mensch sucht Vorteile für sich und nicht für die anderen. Daraus entwickelt er den Sinn des „Ich": Es ist dieser Sinn des „Mein", der als Unreinheit der Seele betrachtet wird, und aus dem Sinn des „Mein" entsteht Hochmut. Die Seele ist immer rein; Hochmut ist eine Unreinheit, welche die Seele verdeckt, wobei sie selber rein bleibt.

[9] Die *Ujjāyī*-Atmung wird in den Technikblättern erläutert.

[10] In den Techniken des zweiten Teils gibt es aus dem offenkundigen Grund der Allgemeingültigkeit kein Wachrufen Gottes.

[11] Die vier *puruṣārthas* sind die vier Fundamente der Existenz.

Yājñavalkya legt die Prinzipien von *yama* und *niyama* dar, um den Menschen zu reinigen und die Harmonie und das Gleichgewicht der Werte von *puruṣārtha* wiederzufinden. *Yama* und *niyama* sind Vorschriften, die man sich selbst gegenüber und der Umwelt gegenüber anwenden muss, um eine bestimmte Reinheit von *dharma* zurückzuerlangen.

Die Aufgabe der *āsanas* ist es, den Körper zu reinigen, d.h. den Körper von seinen Unreinheiten zu befreien, denn der Körper ist das Sammelbecken aller Unreinheiten. Die *prāṇāyāmas* sollen den Geist reinigen, während *Pratyāhāra* als *indriya śuddhi* bezeichnet wird, was Reinigung der Sinneswahrnehmungen oder auch der sinnlichen Aktivität bedeutet.

Da die Gesellschaft in vollem Wandel begriffen ist, wendet der Mensch immer weniger die Prinzipien von *yama* und *niyama* an; er wird immer stärker von körperlichem Vergnügen angezogen, wobei er seine Lebenshygiene auf körperlicher, sinnlicher, mentaler und spiritueller Ebene vernachlässigt. Die Leidenschaft, die er immer stärker entwickelt, führt ihn unabwendbar zu Verblendung und Eifersucht. Der Begriff „*kāma*[12]", der im Sanskrit die sinnliche Begierde bezeichnet, ist der erste einer Reihe, die den Menschen unabwendbar in einen Teufelskreis von Wut, Gier, Verwirrung, Leidenschaft und Eifersucht führt. So ist *mada*, die Leidenschaft, auch ein Synonym für *duḥkha*, das Leiden.

In Wirklichkeit ist der Körper der Motor guter und schlechter Handlungen. Er ist gleichzeitig Sammelbecken des Vergnügens und Basis aller Handlungen, doch er ist nicht für die Harmonie verantwortlich. Da der Körper der Antrieb der Handlungen ist, und die Tätigkeit der Sinne leichter über den Körper zu ändern ist als mithilfe des Geistes, wurde der Status der *āsanas* besonders wichtig. Tatsächlich reinigt der Mensch seine Sinneswahrnehmungen und seinen Geist durch die Praxis der verschiedenen *āsanas*. Die adäquate Praxis der *āsanas* ermöglicht, Körper, Sinne und Geist zu reinigen, um die Harmonie der vier Grundwerte wieder herzustellen. Traditionell wurden die *āsanas* mit einem Anhalten des Atems, *kumbhaka*, und einer Konzentration, *ekāgrata*[13], praktiziert.

Die Tätigkeit des Körpers gleicht einem Getriebe; er ist so sehr imstande, seine Handlung zu verstärken, dass es ihm gelingt, die Gehirnimpulse kurzzuschließen.

Der Einfluss des Körpers ist so groß, dass er die Möglichkeit entwickelt, die verschiedenen Aktivitäten alleine zu lenken, als wäre er von den sinnlichen und mentalen Trieben gänzlich unabhängig. Um diese körperliche Verstärkung zu reduzieren, wurde eine sehr große Auswahl an *āsanas* eingeführt.

Indem er Menschen und Nicht-Menschliches, das ihn umgibt, Tiere, Vögel, Reptilien, Insekten imitiert, verändert der Körper bestimmte Basisverlangen und ändert so die entwickelten Begierden. Mit dem Ausführen von *Śvāna Āsana* wird der Mensch nicht zum Hund[14], doch gelingt es ihm so, die verschiedenen Werte seiner Existenz zu regulieren. Nimmt der Körper eine spezifische Haltung ein, so verändert er seine Funktionen. Gleichermaßen modifiziert der Körper sein Verlangen nach Vergnügen, wenn er die Meditationshaltung einnimmt, welche die *ṛśis* für ihr *tapas* wählten. Aus dem immensen Angebot an *āsanas* tragen mehrere den Namen von *ṛśis*. Diese *āsanas* entsprechen einerseits den Haltungen, die von den Meistern eingeführt wurden, um sich ihren Bußübungen zu widmen, andererseits den von spirituellen Meistern erfundenen Haltungen, um die körperlichen Bedürfnisse neu zu strukturieren.

Der Übende nimmt z.B. die Haltung eines Vogels ein, damit sein Körper seine Grundbedürfnisse modifiziert. Nimmt er die Haltung eines Yogis ein, Bhāradvaja Āsana oder Bhāgīratha Āsana zum Beispiel, moduliert er die Aktivität seiner Sinneswahrnehmungen. Wenn er von spirituellen Meistern eingeführte *āsanas* praktiziert, erlaubt ihm dies, die körperlichen und sogar die mentalen Bedürfnisse zu verringern.

Im Epos des *Rāmāyana* besaß der König Viśvāmitra eine unermessliche Macht. Als er dem *ṛśi* Vasiṣṭha begegnete, wollte er ihm seine Kuh abkaufen, die in der Lage war, sein ganzes Heer zu ernähren. Mit der Ablehnung des *ṛśi* konfrontiert beschloss er, sie sich mit Macht anzueignen. Er stellte sein Armee auf, doch war sie nicht in der Lage, den *ṛśi* zu besiegen, der zu seiner Verteidigung lediglich seinen Asketenstab besaß. Die Ruhe Vasiṣṭhas war der Wut und der Gier Vishvāmitras und der Macht seiner Armee überlegen. Der Stab, in Sanskrit *daṇḍa* genannt, repräsentiert die Gelassenheit des Asketen. Der Stab steht für die emotionale Stabilität. Der Weise ist so gelassen, dass er den König und sein Heer besiegen kann.

[12] Nicht zu verwechseln mit demselben Wort, welches das zweite *puruṣārtha* bezeichnet.

[13] Mein Vater gibt in seinen Büchern *Yoga Makaranda* und *Yoga Āsanagalu*, die von der Universität in Mysore in der *Kannada*-Sprache herausgegeben wurden, präzise Anweisungen zum Anhalten des Atems und zur Konzentration für jedes vorgestellte *Āsana*.

[14] Gleiches gilt auch für einen Großvater, der vor seinem Enkelkind auf allen Vieren geht: Er wird nicht zum Kind, doch nähert er sich dem Geist des Kindes.

Viśvāmitra besann sich auf sich selbst und gab seine Herrschaft auf, um ein Asketenleben zu führen. Vālmīki, der Autor des *Rāmāyana*, erzählt, dass Viśvāmitra tausende von Jahren brauchte, um seinen Zorn zu besiegen. Deshalb gibt es im Yoga **Viśvāmitra Āsana**. Wir finden auch **Vasiṣṭha Āsana**, eine Haltung, die nach dem großen *ṛśi* benannt wurde, den Vālmīki lobt. **Daṇḍa Āsana**, die Haltung des Stabes, wird im zweiten Teil dieses Buches beschrieben. Es versteht sich von selbst, dass die Stabilität eine der Früchte ist, welche die Praxis dieses *āsana* bringt.

In der im 13. Kapitel gegebenen Liste der *āsanas* finden sich allerlei Tiere und Insekten und *ṛśis*.

Mein Vater ist einer der wenigen Meister, der den Vorteil dieses großen Repertoires an *āsanas* in seinem Unterricht auszuschöpfen wusste; er hat wesentlich dazu beigetragen, sie zu lehren und zu verbreiten. Als Meister des *Āyurveda*, der indischen Medizin, erläuterte er auch die „Früchte[15]" jedes von ihm vermittelten *āsana*, indem er die spezifische Terminologie der Pathophysiologie des *Āyurveda* verwandte. Der Leser wird im zweiten Teil einen Überblick zu einigen *āsanas* mit deren entsprechenden Früchten finden.

Mit bestimmten Leidenschaften entstanden mehrere Arten körperlicher Fehlfunktionen, die im Yoga als „Unreinheiten" betrachtet werden. Die Praxis der *āsanas* ermöglicht die Abnahme der Wechselbeziehung zwischen den Leidenschaften und den ihnen entsprechenden Dysfunktionen. Doch muss besonders achtsam vorgegangen werden, damit sich nicht die gegenteilige Wirkung einstellt. Sinnliche Begrierde beispielsweise wird oft von typischen körperlichen Fehlfunktionen begleitet. Die empfohlenen *āsanas* werden die Wiederherstellung der körperlichen Funktionen fördern, solange während ihrer Ausführung nicht nach körperlichen Empfindungen gesucht wird. Um zu verhindern, dass eine ausschließlich aus *āsanas* bestehende Praxis von ihrem Ziel abweicht und schließlich die Leidenschaften weckt, beginnt und endet eine Yogapraxis stets mit einem *prāṇāyāma*. Die ausschließliche Praxis von *āsanas* könnte tatsächlich die Unreinheiten nähren, denn wir riskieren, von körperlichen Empfindungen angezogen zu sein. Die Yogapraxis beginnt und endet, wie jedes vedische Ritual, mit einem *prāṇāyāma*[16].

Dhyāna

Alle Veden beginnen mit einer Anrufung. Bevor ein oder mehrere *mantras* rezitiert werden, bevor ein vedisches Ritual ausgeführt wird, gibt es immer eine Anrufung. Die Veden werden als Offenbarung betrachtet, deren höchstes Ziel es ist, denjenigen zu erkennen, der sie offenbart hat. Also muss der Autor der Veden vor jedem Studium oder jeder Rezitation wachgerufen werden: der Mensch ruft wach, und dabei muss sein Geist ganz bei Gott sein. Dieses Wachrufen, das eine Einleitung zum Veda bildet, wird als *dhyāna* bezeichnet.

Jedem Veda wird eine spezifische Anrufung zugeordnet. Da es vier Veden gibt, existieren vier Anrufungen. Dies kommt einem Gebet für jeden Veda gleich: Man ruft den Schöpfer, Īśa, Viṣṇu wach. Das Wort *īśa* bedeutet Glück, und wenn man Viṣṇu im Gebet wachruft, so handelt es sich um den Schöpfer und nicht um den mythologischen Gott. Es gibt also zu Beginn jedes Veda ein identisches *dhyāna*, selbst wenn die Anrufung sich unterscheidet.

Dhyāna und *mantra* gehören zum Veda: Sie stellen die beiden Aspekte des Veda dar, die Anrufung und die Rezitation mit lauter Stimme.

Die Rezitation mit lauter Stimme folgt dem Gebet: Wir können denjenigen, der den Veda so rezitiert nicht als Rezitierenden oder Leser bezeichnen, denn diese Begriffe berücksichtigen die stattfindende religiöse Lesung nicht. Wir benutzen lieber den Begriff „Vorsänger", um denjenigen zu bezeichnen, der die Rezitation des Veda nicht nur in melodischer und rhythmisch genauer Weise systematisch wiedergibt, sondern auch mit einer mentalen Haltung. Denn der Geist des Vorsängers ist völlig bei seiner Anrufung und das Wachrufen ist ununterbrochen. Während dieser Zeit zieht sich der Vorsänger von der Welt zurück, d.h., er muss die Welt vergessen, er ist an ihr „nicht interessiert".

Diese Phase des Gebetes, die der Rezitation vorangeht, kann abhängig vom Veda zwei oder zweieinhalb Minuten dauern.

Da die Anrufung laut ausgeführt wird, lädt der Vorsänger die anderen Teilnehmer zur Meditation ein, er führt sie zu *dhyāna*.

Egal welcher Veda studiert wird, er wird immer rezitiert, denn er wird auswendig gelernt; und die erste Geste dieser Rezitation ist stets *dhyāna*, die Meditation. Ebenso endet die Rezitation mit einer identischen Meditation. Man kann ein Ritual nicht

[15] Dieser Begriff wurde von meinem Vater benutzt, um die Wirkungen der *āsanas* auf die Gesundheit zu bezeichnen; „*phala*" bedeutet wörtlich „Frucht".

[16] Ein vedisches Ritual beinhaltet in regelmäßigen Intervallen auch *prāṇāyāmas*.

ohne *dhyāna* beenden. Unser Leben wird von zwei Kuppeln überragt; diese beiden Kuppeln sind das *dhyāna* am Handlungsbeginn und das *dhyāna* am Ende der Handlung. Aus diesem Grund bedeutete das Wort „*veda*" ebenfalls „Meditation". „*Dhyāna*" ist ein späterer Begriff, der diese Anrufung bezeichnet, ohne die kein vedisches Ritual ausgeführt werden konnte.

Der *veda* kann von einem Vorsänger allein rezitiert werden. Doch die meiste Zeit ist er von seiner Familie, seiner Frau, seinen Kindern umgeben, und er wird von Assistenten begleitet, d.h. von anderen Priestern.

Alle Anwesenden folgen auf passive Weise einem *dhyāna*, einer Meditation. Sie bleiben still, auch wenn sie anderen Aktivitäten nachgehen. Diese passive Meditation ist in allen Punkten mit der Musik der Hingabe vergleichbar: Die Teilnehmer, auch wenn sie nicht singen, werden von der Hingabe erfasst. Dieser Zustand entspricht dem eigentlichen Ursprung des Wortes *Sāma Veda*: Alle den Vorsänger umgebenden Personen nehmen passiv an der Meditation teil.

Zu jeder Zeit gibt es zwei Arten der Meditation:

1) Die aktive Meditation, von demjenigen ausgeführt, der die Anrufung vollzieht und der die *mantras* rezitiert.
2) Die passive Meditation derjenigen, welche die Anrufung aufnehmen, hören.

In den Anfängen des Veda wurde *dhyāna* durch die laute Rezitation der *mantra*[17] unterstützt.

So konnten diejenigen, die nicht in den *veda* initiiert waren, vom passiven Erlernen des *veda* profitieren. Damit der Geist der Nicht-Initiierten zur Meditation tauglich wird, selbst wenn sie nicht ermächtigt sind, den *veda* zu rezitieren, gibt es stets zwei Arten von *dhyāna* im *veda*:

1) *Dhyāna* mit Unterstützung eines *mantra*
2) *Dhyāna* ohne Unterstützung eines *mantra*

Das *dhyāna* der Nicht-Initiierten unterliegt zwei Bedingungen:

1) geschlossene Augen
2) Ausrichtung der Haltung nach Osten[18]

Die Augen geschlossen zu halten wurde später die wichtigste Bedingung.

Im Veda finden wir einen Teil, der aus einer Anrufung der Sonne besteht. Tatsächlich handelt es sich um die *Taittirīya Āraṇyaka*, die einen Teil des *Yajur Veda* bildet. Alle *mantras* welche die *Taittirīya Āraṇyaka* umfasst, sind eine Anrufung der Sonne, deren Rezitation etwa eineinhalb Stunden dauert. Diese *mantras* sind keine Lobpreisung des Sonnengottes, doch sie werden in ihrer Gesamtheit als Meditation im wahrsten Sinne betrachtet: Der Text der *Taittirīya Āraṇyaka* selber gilt als Unterstützung der Kontemplation auf die Sonne. Früher musste die *Taittirīya Āraṇyaka* jeden Sonntag rezitiert werden, denn der Sonntag war der Tag der Sonne. Einmal wöchentlich wurde der Text, nach Osten ausgerichtet, eineinhalb Stunden lang rezitiert. Dies ist das erste *dhyāna* auf *aruṇa*, die aufgehende Sonne, das im *veda* zu finden ist.

Das zweite im Veda vorgeschlagene *dhyāna* ist eine Meditation auf *agni*, das Feuer, denn alle vedischen Rituale werden mit *agni* ausgeführt.

Dieses *dhyāna* ist etwas komplexer, denn es hängt völlig von einem vedischen Ritual ab. So ist *agni*, das rituelle, das heilige Feuer, die zweite große Gottheit, welche die Meditation unterstützt. Es hilft vielleicht, an dieser Stelle noch einmal daran zu erinnern, dass *dhyāna* kein Nachdenken über ein Thema ist, sondern nur die Versenkung auf ein Objekt: beispielsweise wird das rituelle Feuer gänzlich vom Geist erfasst, ohne zu überlegen und ohne intellektuelle Reflektion.

In einem Haus gibt es zwei Aspekte von *agni*:

- das Feuer im Herd,
- das rituelle Feuer; auch wenn es mit dem Feuer des Herdes angezündet wird, ist es nicht dasselbe *agni*.

Morgens zündet die Frau im Haus das Feuer in der Küche an und ruft dabei das Feuer, das sie anzünden wird, wach, ebenso wie der Hausherr das Feuer wachruft, während er das rituelle Feuer anzündet.

Die in einem Haus angezündeten Lampen stellen immer *agni* dar. Erst lange nach der Zeit der Veden wurden die Lampen als die Göttin Lakshmī betrachtet.

[17] Von Beginn an wird der *veda* laut rezitiert. In dem Moment, als verschiedene nicht hinduistische Kräfte nach Indien eindringen, erscheint eine andere Art, die Veden zu rezitieren. Die Invasion des Landes führte die Vorsänger zum Murmeln der Veden. Dieses feindliche Umfeld zwang die Vorsänger, sich zu verstecken und ihre mantras leise zu rezitieren. Ursprünglich wurde *dhyāna* jedoch stets durch ein laut rezitiertes *mantra* unterstützt.

[18] Die Ausrichtung nach Osten wurde mit den Invasionen zweitrangig. Für die Eroberer war ein Einheimischer, der sich mit geschlossenen Augen nach Osten ausgerichtet hatte, suspekt. Es bedeutete, dass ein Hindu meditierte. Um seine Grundwerte nicht zu verlieren, wusste sich der Hinduismus der Geschichte anzupassen.

Die Flamme dient der Beleuchtung des Hauses, die zum Beten angezündete Flamme ist zur Gottheit selber geworden, und diese Gottheit ist ein göttliches Meditationsobjekt, eine Unterstützung der Meditation.

Somit ist das Feuer, die Lampe, das nach der Sonne zweitwichtigste Meditationsobjekt. So wie das rituelle *agni* der Anrufung eines Initiierten entspricht, so stellt die Lampe das Anrufungsobjekt eines Nicht-Initiierten dar. Dies hindert die Nicht-Initiierten nicht daran, in ihrer Meditation das rituelle Feuer wachzurufen, ebenso kann ein Initiierter auf eine entzündete Lampe meditieren. Beide Meditationsobjekte, das Feuer und die Lampe, haben gleichen Wert.

Im Veda ist das dritte Meditationsobjekt *sūrya* und *candra*, die Sonne und der Mond. Wenn vom Mond als Meditationsobjekt gesprochen wird, handelt es sich dabei immer um den Vollmond und bei der Sonne um die aufgehende Sonne.

Hinsichtlich dieser *dhyānas* müssen die in den Veda Initiierten von den Nicht-Initiierten unterschieden werden. Doch in der *Taittirīya Āraṇyaka* ist die Sonne so wichtig, dass die Anrufung der Morgensonne auch für die Nicht-Initiierten empfohlen wird, ungeachtet ihres familiären oder sozialen Status.

Dieses von allen Indern ausgeführte Ritual, die einen Augenblick beten, wenn sie eine Lampe anzünden, wird *Sūrya Upasthāna* genannt. *Sūrya* ist der Name der Sonne und *upastha* bedeutet „stehend". Sich zu erheben, ist ein Zeichen des Respekts. Wir können in jeder Haltung beten, doch wenn der erste Sonnenstrahl erscheint, beginnen die Vögel zu singen, und der Mensch muss sich erheben, um die Sonne zu begrüßen. In mehreren *Upaniṣaden* wird präzisiert, dass die Vögel bei Sonnenaufgang die Sonne mit ihrem Gesang begrüßen, den Kopf zum Licht gewandt und die Morgenröte betrachtend.

Sūrya Upasthāna wurde später „*Sūrya Namaskāra*", was ganz einfach „die Handlung, die Sonne zu begrüßen" bedeutet. Doch darf die Handlung, die Sonne zu begrüßen, nicht mit der Reihe körperlicher Übungen gleichen Namens verwechselt werden, *Sūrya Namaskāra*, auch wenn diese Übungsreihe mit „Sonnengruß" übersetzt wird.

In vedischer Zeit bestand die für *Sūrya Upasthāna* verwandte Standhaltung daraus, die rechte Fußsohle an den oberen linken Oberschenkel zu bringen und die Hände mit leicht angewinkelten Armen über dem Kopf zusammenzulegen. Im Yoga bekommt diese, *upasthāna* genannte, Haltung später den Namen „**Ardha Candra Āsana**", die Beinposition wird gewechselt[19].

Sūrya Upashtāna wird morgens immer nach Osten und in der Abenddämmerung nach Westen ausgerichtet ausgeführt.

Wir kommen nun zum dritten Meditationsobjekt, das aus Sonne und Mond besteht.

Innerhalb der Veden finden wir Zusammenhänge, in denen abhängig vom Ritual verschiedene Gottheiten wachgerufen werden. Zum Beispiel rufen die Bauern die Wolken, den Donner, sprich *indra* wach; die Fischer rufen eher *varuṇa*, das Wasser, wach.

Was einen Krieger anbetrifft, so ruft er den Wind als *vāyu*[20] wach. In vedischer Zeit riefen die Händler *Hiraṇyagarbha*, die Form des Schöpfers, die das Aussehen von Gold annimmt, wach.

All diese Menschen, egal welchen Beruf sie haben, rufen den mit Wasser oder Getreide gefüllten Krug wach. Dieser Krug wird oft durch eine Kokosnuss ersetzt. Die fasrige Kokosnuss hat immer die Form eines Kruges. Der Krug oder die Kokosnuss repräsentieren den Kosmos, die geschaffene Welt und natürlich den Schöpfer, woher das Wort „*purṇa*" stammt.

Dieser den Veden eigene Teil zur Meditation blieb sehr lange Zeit unverändert, d.h. bis zur Epoche der *purāṇas* und *itihāsas*.

Mit der Epoche der *purāṇas* wurden die verschiedenen Manifestationen von Göttern und Göttinnen die Unterstützung für *dhyāna*, wurden zu *dhyāna* selbst.

In der Technik von *dhyāna* waren die Meditationen von einem *mantra* begleitet, das während der *Purāṇas* die Form eines Gebetes annahm, ein spezielles Gebet, das das Wachrufen Gottes förderte, eine besondere Anrufung, welche die Meditation auf die Manifestation Gottes unterstützte. Diese Gebete oder Anrufungen wurden mit dem Begriff „*dhyāna śloka*" bezeichnet. So gehört *dhyāna mantra* zum *veda* und *dhyāna śloka* ist spezifisch für das Wachrufen Gottes.

Wir haben also auf der einen Seite das Wachrufen und andererseits die verbale Unterstützung, ein *mantra* oder ein Gebet je nach Anrufung. *Dhyāna* vor und nach dem Gebet oder dem rezitierten *mantra* ist zwei Halbkugeln vergleichbar. Nach den Veden wird unser Leben durch *dhyāna* beschützt. In unserem Leben sollten wir *dhyāna* täglich wenigstens zwei Augenblicke einräumen; natürlich dürfen es auch

[19] Die Technik von *Ardha Candra Āsana* wird bei den Techniken im zweiten Teil dieses Buches beschrieben.

[20] Im *Mahā Bhārata* wird der Wagen des Helden Arjuna von einer Statue Sri Anjaneyas überragt, der nicht als Affe, sondern als Inkarnation des Windgottes betrachtet wird.

mehr sein. Wir sollten den Tag mit *dhyāna* beginnen und beenden. Der Veda empfahl drei *saṃdhyās*[21]:

- die Morgenröte oder präziser „der Augenblick der Vereinigung von Nacht und Tag"
- mittags, „der Moment der Vereinigung von Vor- und Nachmittag"
- die Abenddämmerung, „die Zeit, die sich zwischen Tag und Nacht befindet"

Saṃdhyā Vandana ist das Ritual, das im Augenblick dieser drei Übergänge ausgeführt wird. Der in den Veden verwandte technische Begriff, der diese drei Meditationen bezeichnet, ist *„trisaṃdhyā"*, womit die Bedeutung von *dhyāna* in unserem Leben unterstrichen wird.

Wegen dieses *trisaṃdhyās* ist die Meditation im täglichen Leben allgegenwärtig, unabhängig von der Entwicklung des indischen Denkens.

Dhyāna besitzt diese große Bedeutung sowohl in den Veden, in den *āraṇyakas*, den *upaniṣaden*, den *purāṇas* als auch in den neueren Texten des Yoga: in der *Haṭha Yoga Pradīpika* wird *dhyāna* ein ganzes Kapitel gewidmet.

Wir weisen darauf hin, dass *samādhi* ursprünglich ein für *dhyāna* benutztes Wort war. Im Yoga bedeutet *samādhi* ein zeitlich verlängertes[22] *dhyāna*. Erinnern wir uns am Ende dieses Kapitels zu *dhyāna* daran, dass der *ṛśi* Yājñavalkya *dhāraṇa*, die Vitalpunkte, als Mittel für die Nicht-Initiierten einführte, um *dhyāna* zu erreichen.

Dhārana

Die Technik von *dhāraṇa* besteht darin, den Blick auf einen Vitalpunkt, *marma sthāna*, auszurichten, für den ein anatomischer Bezugspunkt angegeben wird. Wichtig dabei ist, dass bei *dhāraṇa* **das Bild des anatomischen Referenzpunktes auf keinen Fall wachgerufen werden soll**: weder das Organ noch der anatomische Ort werden wachgerufen, vielmehr wird der Blick auf einen Vitalpunkt gerichtet.

Dhāraṇa kann in *āsanas*, *mudrās* oder *prāṇāyāmas* ausgeführt werden. Wie bereits erwähnt, wird ein *prāṇāyāma*, das mit *dhāraṇa* ausgeführt wird, *sagarbha prāṇāyāma* genannt, d.h. „fruchtbares *prāṇāyāma*". *Sagarbha prāṇāyāma* heißen auch die *prāṇāyāmas*, die von einer Anrufung Gottes oder der mentalen Rezitation eines *mantra* begleitet sind.

Betrachtet man ein Objekt aufmerksam, so führt man *trāṭaka* aus. Den Blick mit beständiger Aufmerksamkeit auf ein Objekt zu richten, wird *trāṭaka* genannt. Es gibt zwei Arten von *trāṭaka*:

- *bahistrāṭaka*: mit offenen Augen
- *antastrāṭaka*: mit geschlossenen Augen

Wenn wir den Blick auf einen Teil des Körpers Gottes richten, führen wir *dhyāna* aus. In *dhyāna* wird Gott das Höchste. Wenn wir dagegen die vor Gott befindliche Flamme betrachten, handelt es sich um *trāṭaka*. Das Bild Gottes wachzurufen, entspricht *dhyāna*, während das Betrachten der Flamme und nicht ihr Wachrufen *trāṭaka* entspricht. *Trāṭaka* ist mit *ekāgrata*, der mentalen Aufmerksamkeit, verbunden. *Trāṭaka* wird im Allgemeinen vor *dhāraṇa* gegeben.

Die sechzehn in *dhāraṇa* benutzten Vitalpunkte werden in aufsteigender Reihenfolge angegeben:

↑ die Fontanelle, *Śīrṣa*
↑ die Mitte der Stirn, *Mūrdhna*
↑der Punkt zwischen den Augenbrauen, *Bhrūmadhya*
↑ der Punkt vor der Nasenspitze, *Nāsāgra*
↑ der hintere Teil des Gaumens, *Tālu Mūla*
↑ die Wurzel des Gaumenzäpfchens, *Lalāṭa*
↑ die Kehle, *Kaṇṭha*
↑ der hintere Teil der Kehle, *Kaṇṭha Kūpa*
↑ die Mitte des Herzens, *Hṛdaya*
↑ der Bauchnabel, *Nābhi*
↑ die Mitte des Beckens, *Śroṇī*
↑ das Perineum, *Mūla*
↑ der Oberschenkelkopf, *Janghā*
↑ die Knie, *Jānu*
↑ die Knöchel, *Gulpha*
↑ die großen Zehen, *Pāda aṅguṣṭa*

Egal welcher Punkt angegeben wird, *dhāraṇa* wird ohne Veränderung der für ein *āsana*, *mudrā* oder *prāṇāyāma* spezifischen Kopfhaltung ausgeführt. Wichtig ist, dass für *dhāraṇa* der Blick auf den Vitalpunkt ausgerichtet wird und man sich diesen Punkt nicht bloß vorstellt.
In der Praxis gibt es zwei Arten von *dhāraṇa*:

---

[21] Das Wort *saṃdhyā* bedeutet die zeitlichen Verbindungen.

[22] Das Sanskritwort *samādhi* hat verschiedene Bedeutungen. Eine Beerdigung wird mit dem Begriff *samādhi* bezeichnet, ebenso wie die Reliquien eines Meisters, von dem angenommen wird, dass er die Verwirklichung erreicht hat. Ein Winterschläfer wird auch mit *samādhi* bezeichnet: Wenn man die biologischen Funktionen des Körpers willentlich unterbricht, wird diese Unterbrechung *samādhi* genannt. Im *Mahā Bhārata* begibt sich Bhishma vor seinem Tod in *samādhi*. Sowohl der Begriff *samādhi* wie auch das Wort Yoga umfassen mehrere Bedeutungen.

- *dhāraṇa* auf einen einzigen Punkt
- *dhāraṇa* auf mehrere Punkte

Abhängig vom *āsana*, *mudrā* oder *prāṇāyāma* ist es tatsächlich möglich, den Blick während der Einatmung hintereinander auf mehrere Vitalpunkte zu richten; doch während der Ausatmung wird die Konzentration immer auf einem einzigen Punkt gehalten. In Taṭāka Mudrā, auch Tāḍagī Mudrā genannt, kann die Konzentration beispielsweise während der Einatmung auf die sechzehn Vitalpunkte, von *Aṅguṣṭa*, den großen Zehen, bis *Śīrṣa*, zum Scheitel, gerichtet werden und wird während der Ausatmung bei einem einzigen Punkt, für dieses *Mudrā* bei *Kaṇṭha*, der Kehle, oder *Nābhi*, dem Bauchnabel oder auch bei *Mūla*, dem Perineum, gehalten. In Aśvinī Mudrā finden wir *dhāraṇa* während der Einatmung bei den Punkten zwischen *Mūla*, dem Perineum, und *Kaṇṭha*, der Kehle, *dhāraṇa* während des Atemanhaltens nach der Einatmung ist auf *Bhrūmadhya*, dem Vitalpunkt zwischen den Augenbrauen; während der Ausatmung ist *dhāraṇa* auf *Nābhi*, dem Bauchnabel, und *dhāraṇa* ist auf *Mūla*, dem Perineum, während des Atemanhaltens nach der Ausatmung.

Während der *mudrās*, die im Sitzen ausgeführt werden, wird die Konzentration auf die Vitalpunkte zwischen *Mūla* und *Śīrṣa* gerichtet, stets in aufsteigender Richtung. In den *prāṇāyāmas* und *mudrās* kann die Konzentration auch auf einen einzigen Punkt zwischen *Mūla* und *Śīrṣa* ausgerichtet sein.

Die Vitalpunkte zwischen *Mūla* und *Śīrṣa* haben einen sehr großen spirituellen Wert. Meinem Vater gemäß betreffen die Vitalpunkte zwischen den großen Zehen und dem Perineum den Bereich der Sinne; die Punkte zwischen dem Perineum und dem Herzen sind mit dem emotionalen Bereich verbunden; die Punkte zwischen dem Herzen und dem Scheitel sind der Spiritualität zuzuordnen. Mein Vater unterscheidet also drei Gruppen innerhalb der sechzehn Vitalpunkte.

Zusätzlich zu diesen sechzehn Vitalpunkten erwähnt *ṛśi* Yājñavalkya *tāraka*, den Horizontpunkt, der als einer der Vitalpunkte der Welt betrachtet wird. *Tāraka* ist einer der Punkte, auf den *dhāraṇa* ausgeführt werden kann. Die Konzentration auf *tāraka* besteht darin, den Blick horizontal, auf Höhe der Augenlinie zu dem am weitesten entfernten Punkt auszurichten, ohne ein Bild wachzurufen. Traditionell wird *dhāraṇa* auf *Tāraka* immer im Stehen oder Sitzen ausgeführt, außer im Falle einer besonderen Indikation. Im Krankheitsfall zum Beispiel kann *tāraka* auf dem Rücken liegend ausgeführt werden. Mein Vater empfahl Kranken, die nicht in der Lage waren, sich zu setzen, genau diese Konzentration.

Tāraka ist der Zentralpunkt der zehn Kardinalpunkte. Dies sind die vier Himmelsrichtungen, sprich der Osten, der Süden, der Westen und der Norden, die vier Zwischenpunkte, der Zenith und der Nadir.

Dhāraṇa auf *tāraka* wird oft als Vorstufe zu *dhyāna* benutzt.

Dhyāna ist definiert als ein *dhāraṇa* auf *tāraka*, worauf:

- eine Anrufung des Schöpfers,
- oder eine Anrufung Gottes oder eine bildliche Vorstellung Gottes,
- oder ein Wachrufen der Sonnenscheibe

folgt.

Dhyāna wird immer durch ein Gebet oder einen Lobpreis unterstützt, was die Qualitäten des göttlichen Objektes zur Geltung bringt. Deshalb wird nach *dhyāna* die Ruhelage auf dem Rücken nicht mehr eingenommen. Der göttliche Wert des wachgerufenen Objektes verlangt, dass *dhyāna* mit einem Gruß beendet wird und nicht mit einer Ruhelage.

Kapitel 5
In Erinnerung an meinen Vater

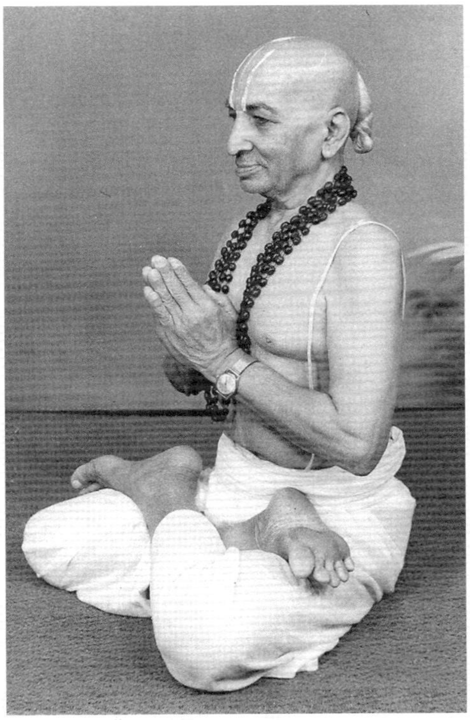

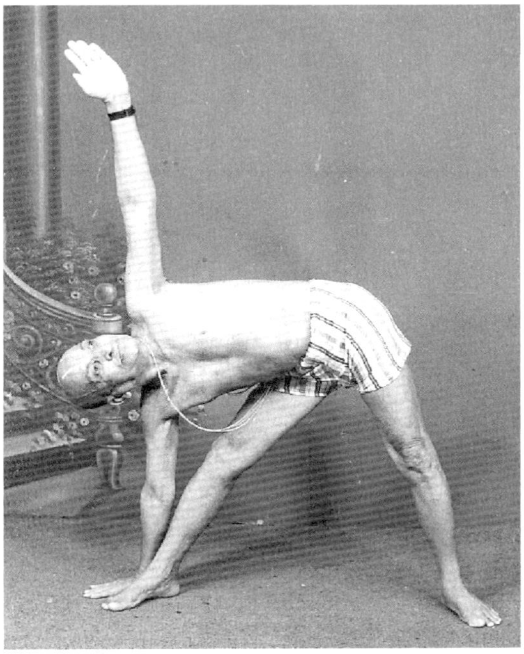

Abb. 2 Utthita Trikoṇa Āsana Nr. 1

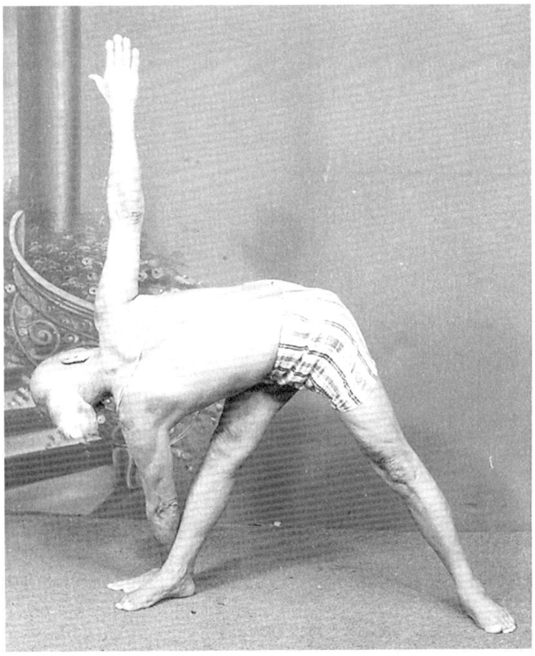

Abb. 3 Utthita Trikoṇa Āsana Nr. 2

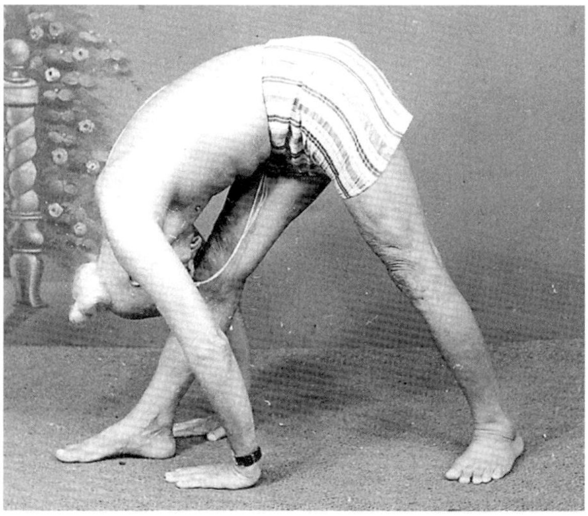

Abb. 4 Utthita Pārśva Utthāna Āsana

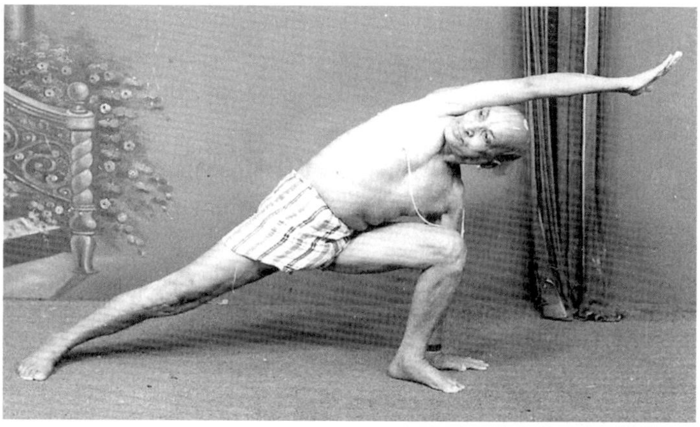

Abb. 5 Utthita Pārśva Koṇa Āsana

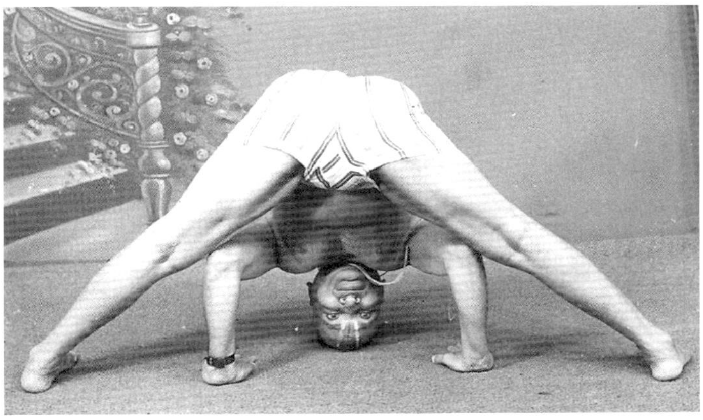

Abb. 6 Prasārita Pāda Utthāna Āsana

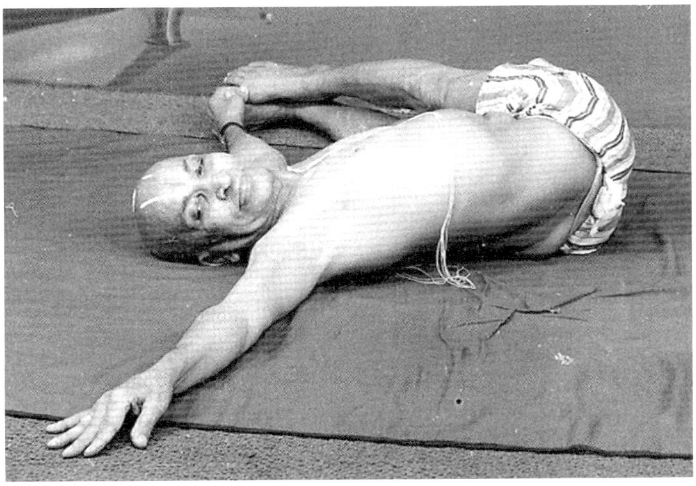

Abb. 7 Jaṭhara Parivṛtti

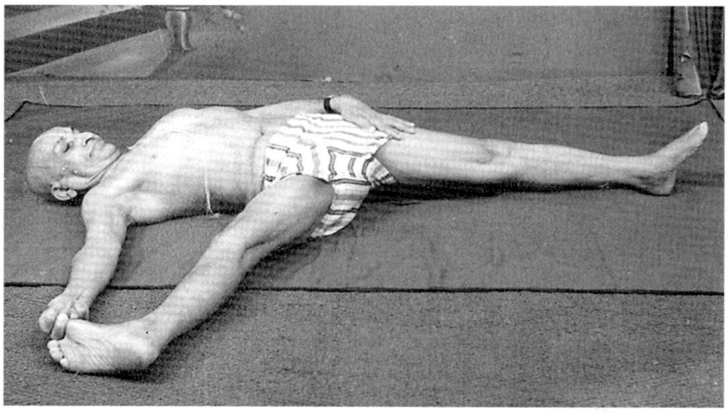

Abb. 8 Supta Pārśva Pāda Aṅguṣṭa Āsana

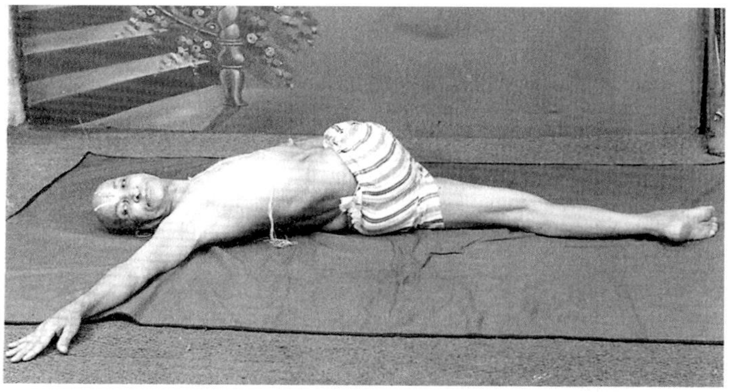

Abb. 9 Supta Parivṛtta Pārśva Eka Pāda Aṅguṣṭa Āsana

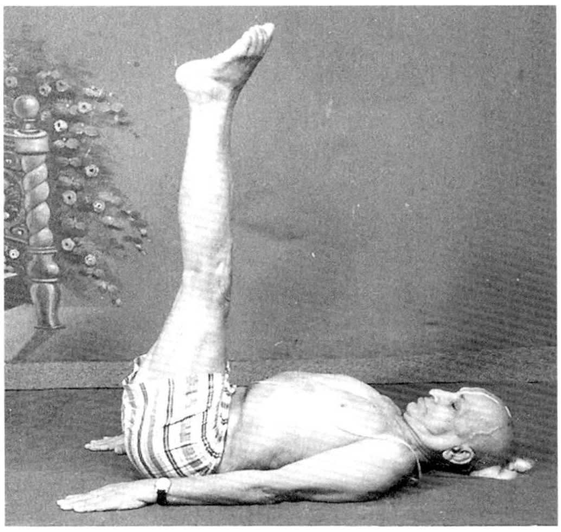

Abb. 10 Ūrdhva Prasuta Pāda Āsana

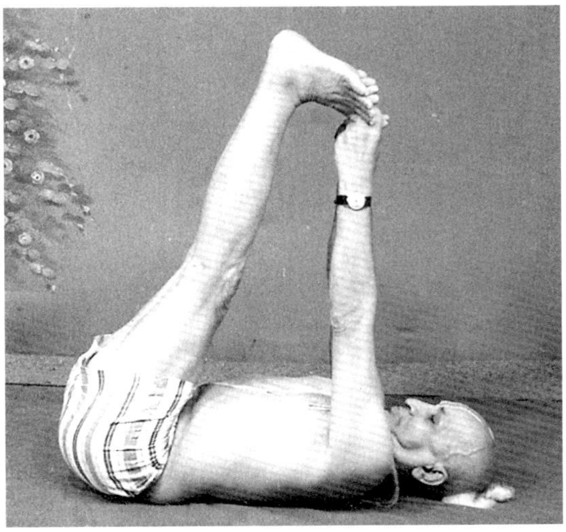

Abb. 11 Supta Pāda Aṅguṣṭa Āsana

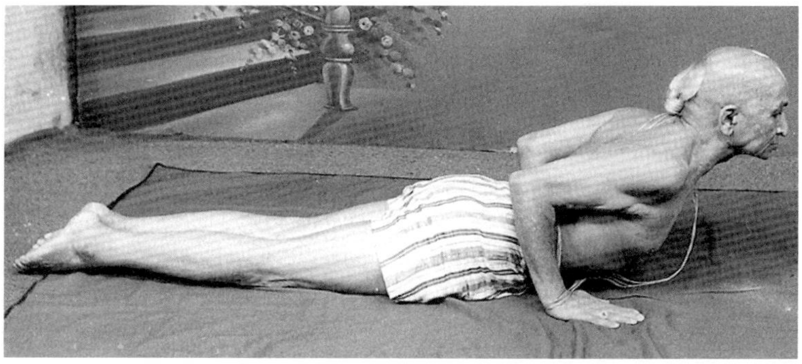

Abb. 12 Bhujanga Āsana

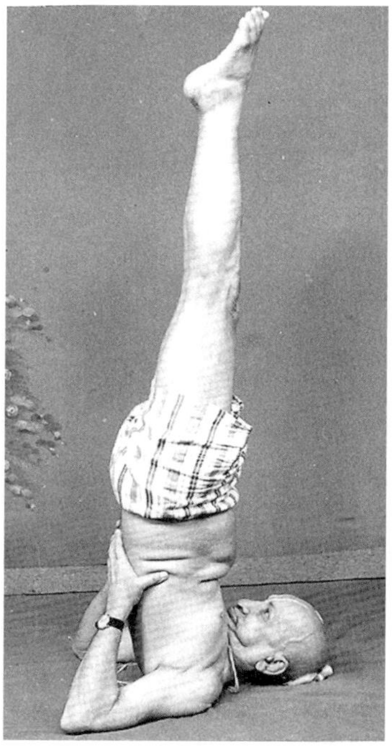

Abb. 13 Sarvānga Āsana

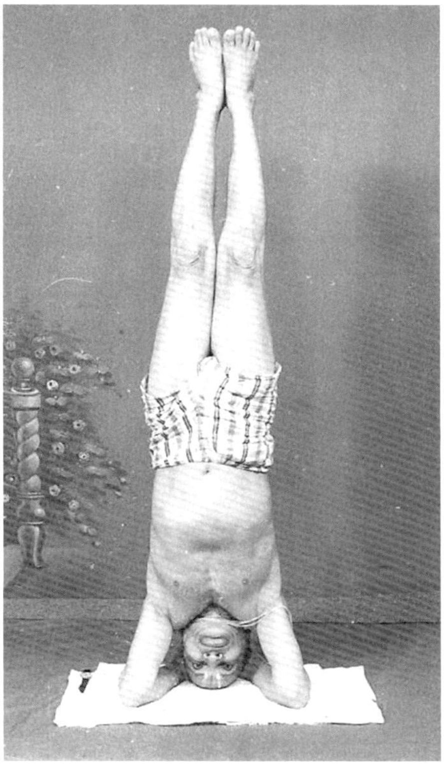

Abb. 14 Śīrṣa Āsana

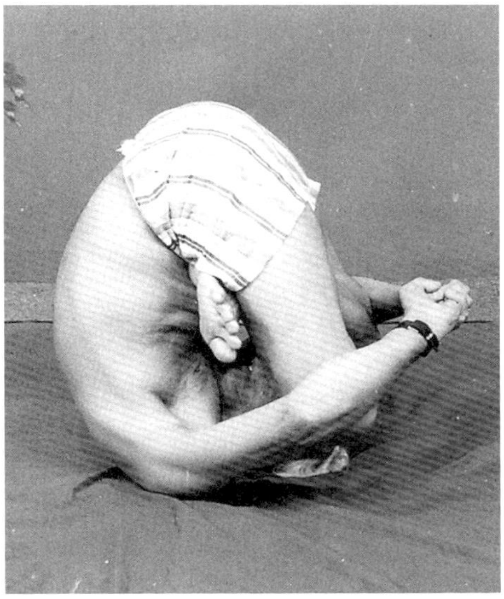

Abb. 15 Piṇḍa Āsana

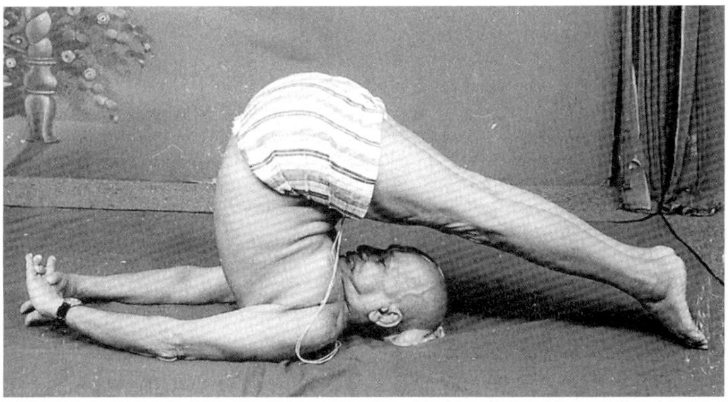

Abb. 16 Hala Āsana

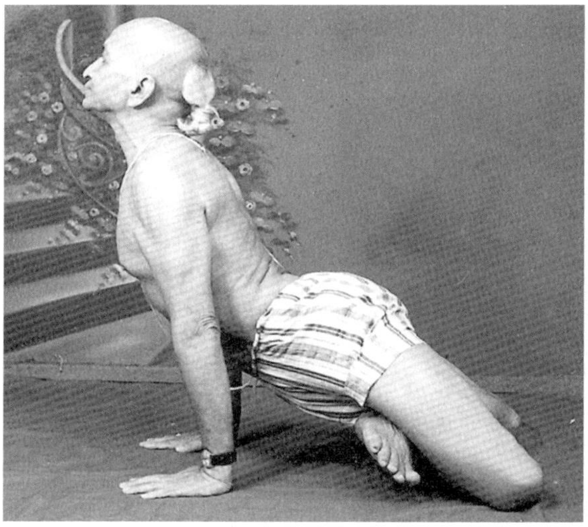

Abb. 17 Simha Āsana

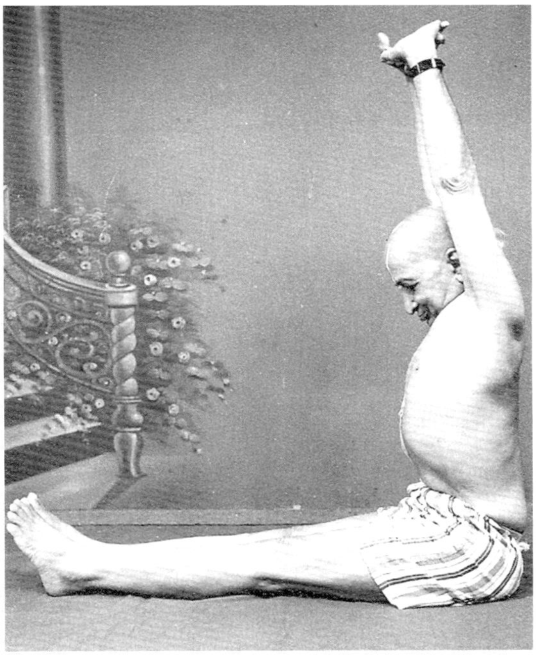

Abb. 18 Daṇḍa Āsana

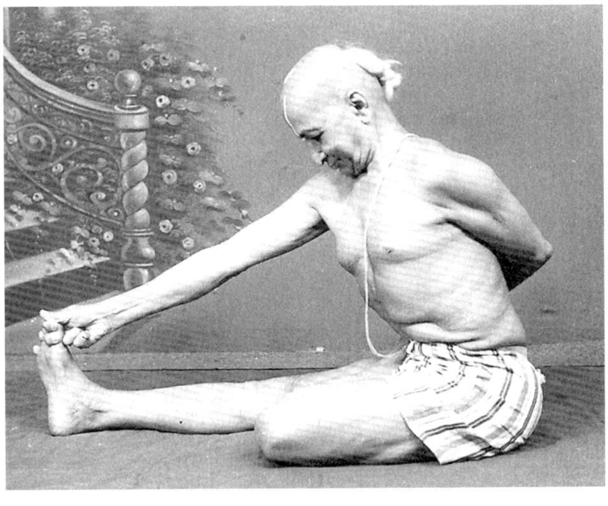

Abb. 19 Ardha Baddha Padma Paścimatāna Āsana

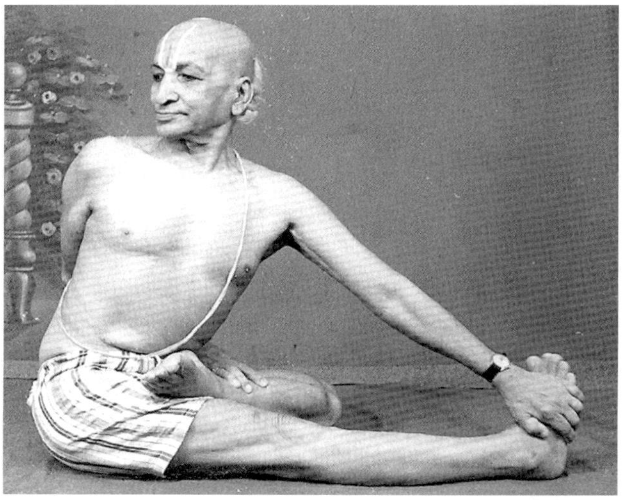

Abb. 20 Ardha Matsyendra Āsana Nr. 1
(Ansicht von vorn)

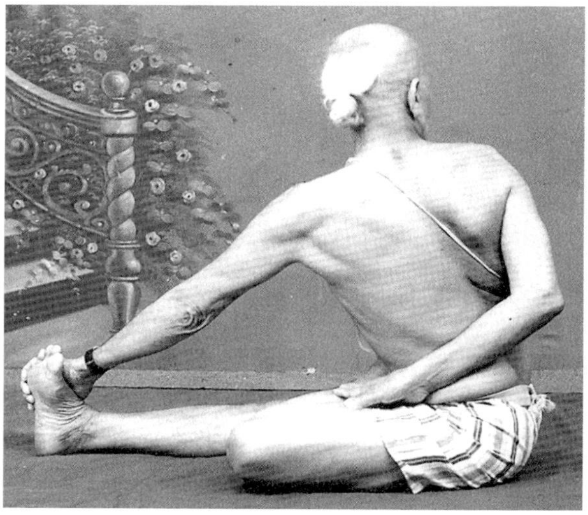

Abb. 21 Ardha Matsyendra Āsana Nr. 1
(Ansicht von hinten)

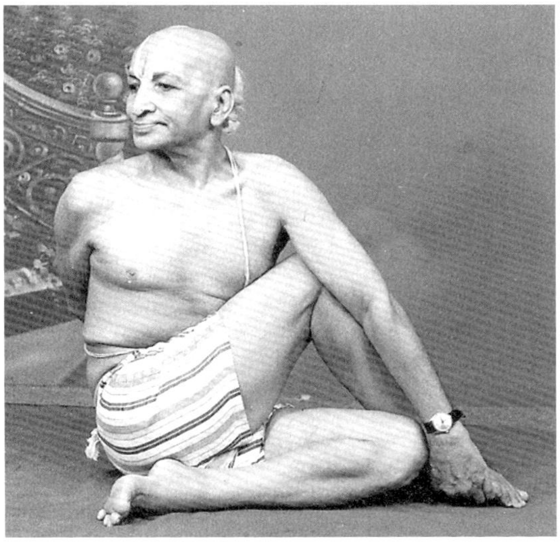

Abb. 22 Ardha Matsyendra Āsana Nr. 2
(Ansicht von vorn)

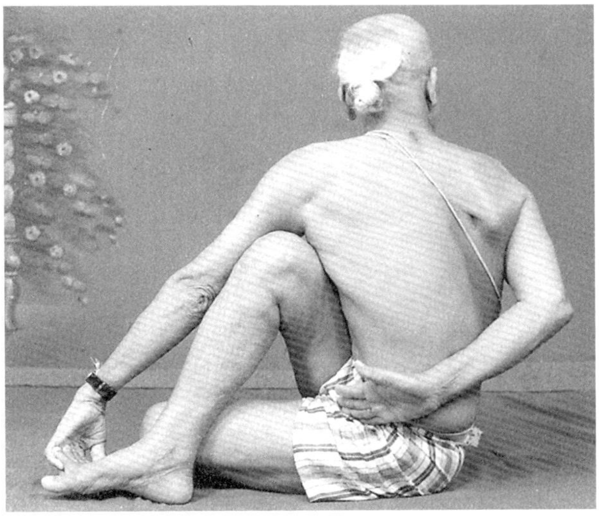

Abb. 23 Ardha Matsyendra Āsana Nr. 2
(Ansicht von hinten)

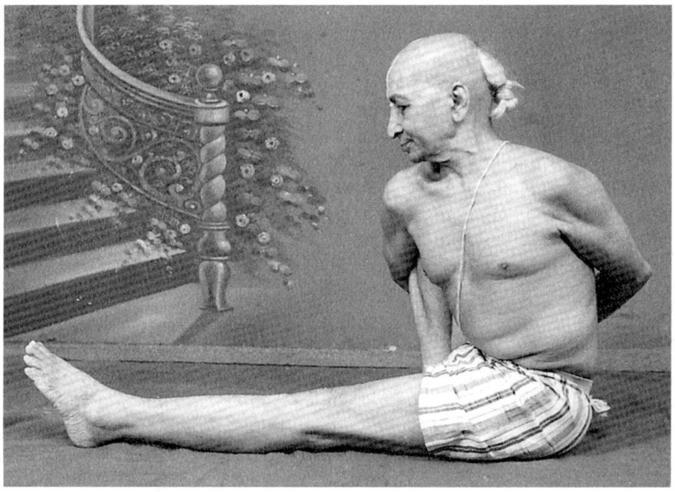

Abb. 24 Marīcya Āsana Nr. 1

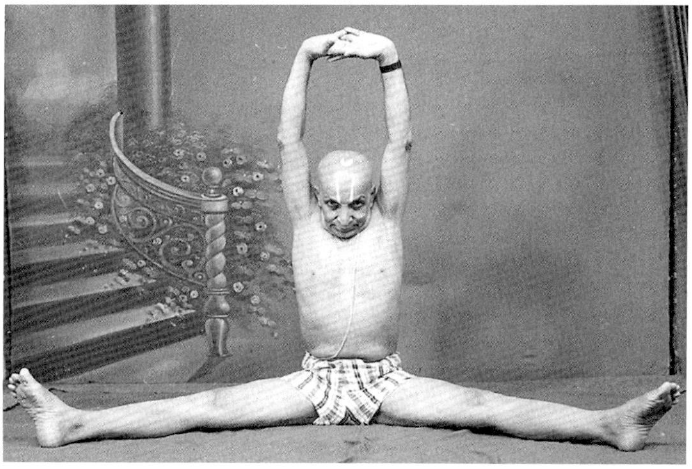

Abb. 25 Upaviṣṭa Koṇa Āsana 1

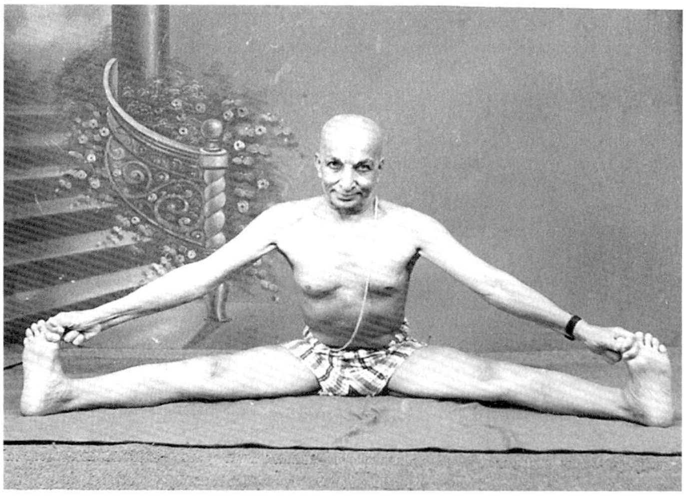

Abb. 26 Upaviśṭa Koṇa Āsana 2

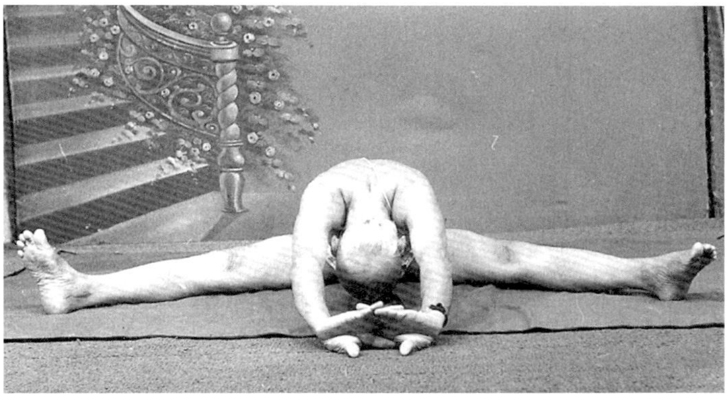

Abb. 27 Upaviśṭa Koṇa Āsana 3

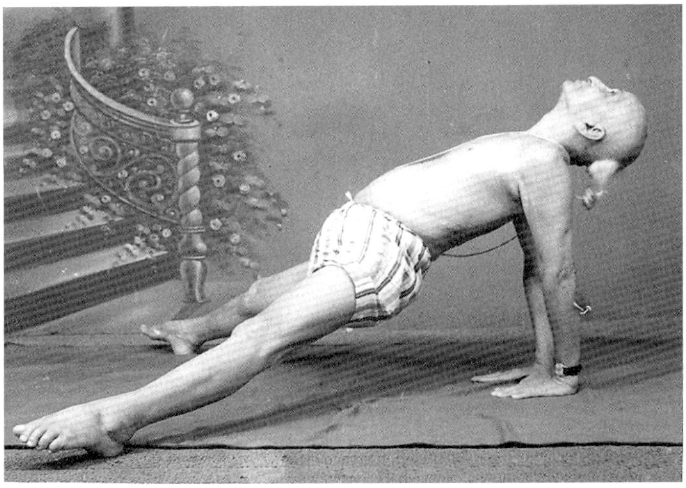

Abb. 28 Pūrvatāna Āsana in Upaviṣṭa Koṇa Āsana

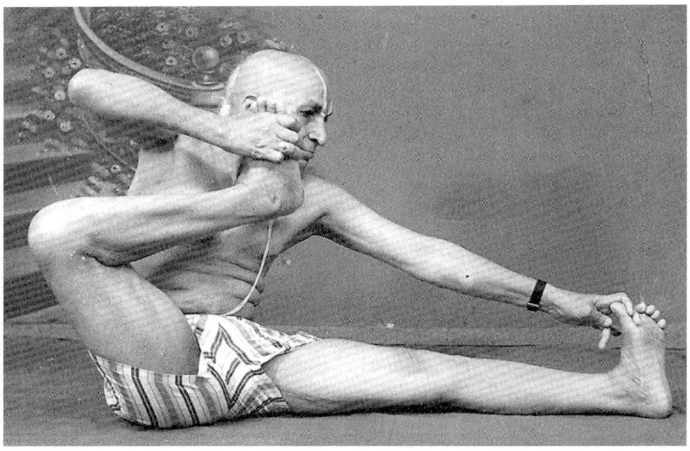

Abb. 29 Ākarṇa Dhanura Āsana

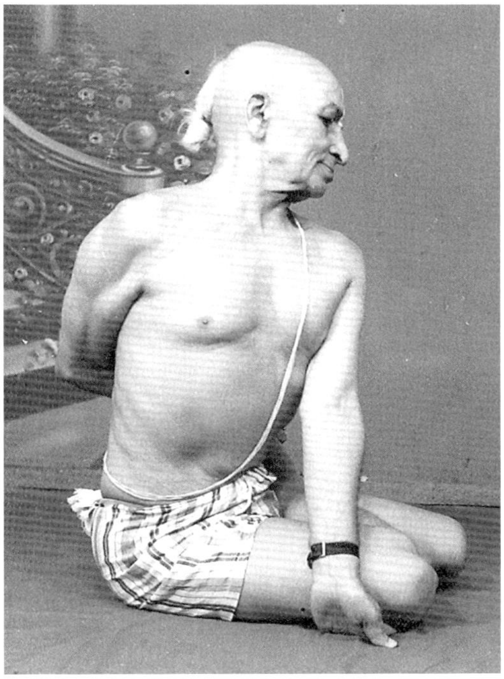

Abb. 30 Bhāradvāja Āsana

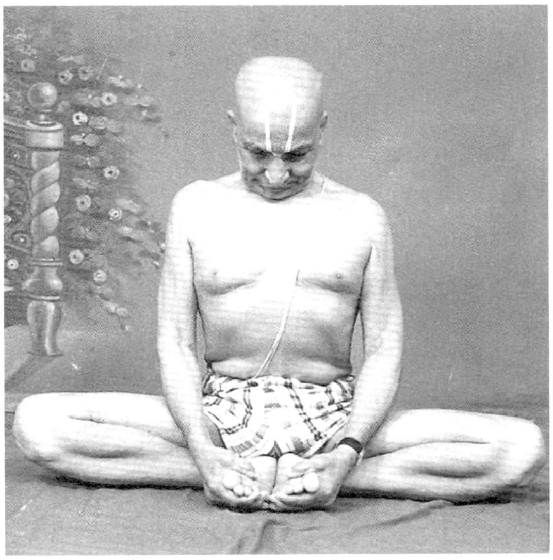

Abb. 31 Baddha Koṇa Āsana

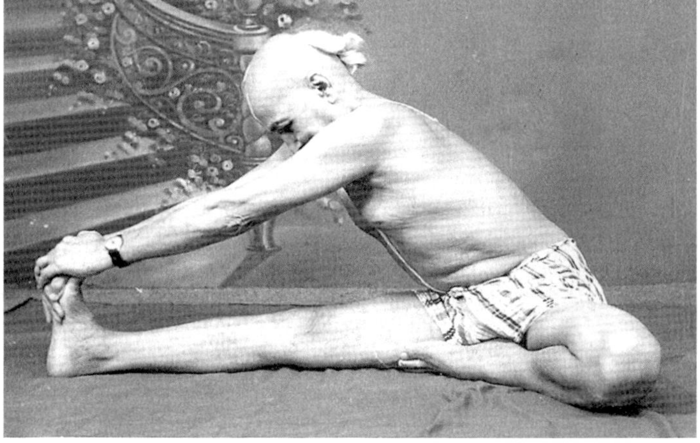

Abb. 32 Maha Mudrā

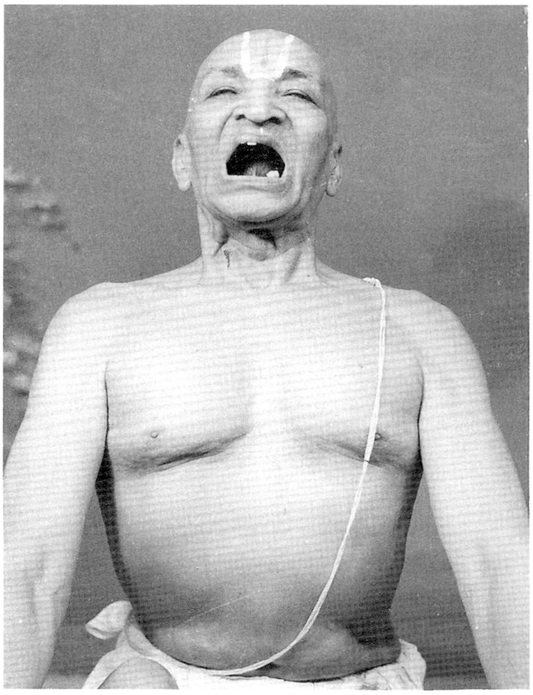

Abb. 33 Khecari Mudrā

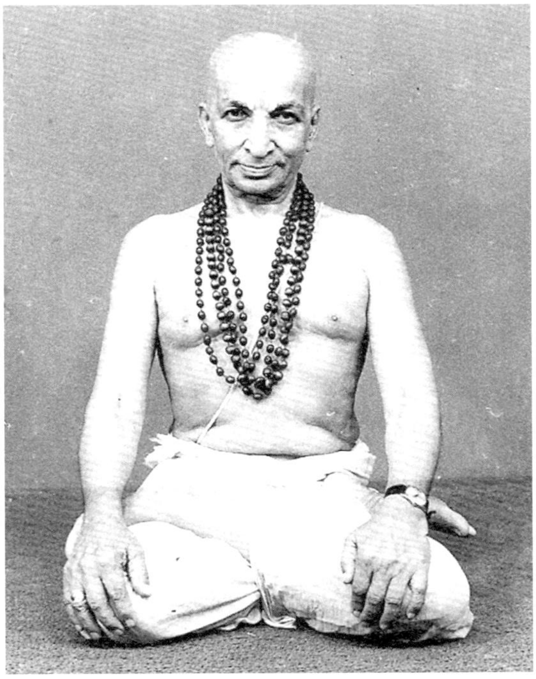

Abb. 34 Padma Āsana

Kapitel 6
Praktische Indikationen

Ujjāyī ist die in *āsanas* und *mudrās* empfohlene Atemtechnik – außer es wird anders angegeben.

Die Technik der Ujjāyī-Atmung

Ujjāyī ist ein natürlicher Atemzug, der von einem spezifischen Ton begleitet ist, welcher durch ein Reibegeräusch der Luft im hinteren Teil des Gaumens, hinter dem Gaumenzäpfchen, erzeugt wird. *Ujjāyī* wird beim Ein- und Ausatmen durch beide Nasenlöcher praktiziert, der Mund ist geschlossen.

Ruhelage

Ruhen Sie auf dem Rücken, Beine und Füße nebeneinander, die Arme entlang des Körpers, die Handflächen auf dem Boden, Kinn gesenkt, Augen geschlossen. Atmen Sie normal durch die Nase. Nehmen Sie nach jedem *āsana*, *mudrā* und *prāṇāyāma* die Ruhelage ein.

Dauer der Ruhelage

Die Dauer der Ruhelage nach jedem *āsana*, *mudrā* und *prāṇāyāma* ist 1 bis 2 Minuten.

Dauer eines Āsana

3, 6 oder 12 Atemzüge *Ujjāyī*

Beachten Sie:

1. Die Dauer eines āsana auf dem Bauch sollte 3 Atemzüge nicht überschreiten.
2. Im Falle des Übens mit einer Seite: 3 Atemzüge sind 3 Wiederholungen oder 3 Atemzüge auf jeder Seite.
3. Bei einem Seitenwechsel wird das Āsana, Mudrā oder *prāṇāyāma* mit dem linken Bein oder mit der linken Seite begonnen, außer es gibt präzise Indikationen.

Dauer eines Mudrā

6 oder 8 Atemzüge in Mahā Mudrā. 6 oder 12 Atemzüge in den anderen *mudrās*.

Dauer eines Prāṇāyāma

12 oder 16 Atemzüge.

Beachten Sie: Ein *prāṇāyāma* kann länger geübt werden. Nehmen Sie nach einem Zyklus von 12 oder 16 Atemzügen die Ruhelage auf dem Rücken ein.

Basisstruktur einer Praxisreihe (Dauer circa 45 Minuten)

- 1 *prāṇāyāma* (Ujjāyī Anuloma, Ujjāyī Viloma, Ujjāyī Pratiloma oder Śītalī), 12 Atemzüge
- 1 Āsana im Stehen, 6 Atemzüge
- 1 Āsana auf dem Rücken, 6 Atemzüge
- 1 Āsana auf dem Bauch, 3 Atemzüge
- Sarvānga Āsana, 12 Atemzüge
- Śīrṣa Āsana, 12 Atemzüge
- Sarvānga Āsana Varianten, 12 Atemzüge
- 1 Āsana auf dem Bauch, 3 Atemzüge
- 1 Āsana im Sitzen, 6 Atemzüge
- 1 Mudrā, 12 Atemzüge
- 1 *prāṇāyāma* (vorzugsweise *Nāḍī* Śodhana), 12 Atemzüge.

Parameter, um eine Praxisreihe aufzustellen

- Eine Reihe beginnt immer mit einem *prāṇāyāma*.
- Die Gesamtanzahl der Atemzüge in den *āsanas* auf dem Bauch sollte 6 Atemzüge nicht überschreiten.
- Die Anzahl der Atemzüge in Śīrṣa Āsana und Sarvānga Āsana entspricht der Anzahl der Atemzüge in den *prāṇāyāmas* oder ist kleiner.
- Die Gesamtanzahl der Atemzüge in den *mudrās* sollte kleiner sein als die Anzahl der Atemzüge der *prāṇāyāma*s in einer Reihe oder ihr entsprechen.
- Die Anzahl der Atemzüge in den *āsanas* im Stehen sollte 6 Atemzüge nicht überschreiten.
- Die Anzahl der Atemzüge in den *āsanas* auf dem Rücken kann der Anzahl der Atemzüge in den *āsanas* im Sitzen entsprechen.
- Die Anzahl der Atemzüge in den *āsanas* im Sitzen sollte kleiner sein als die Anzahl der Atemzüge in einem Mudrā.
- Die Anzahl der Atemzüge in allen *āsanas* (ohne Berücksichtigung der *mudrās*) sollte kleiner oder

gleich der Anzahl der Atemzüge in allen *prāṇāyāmas* und *mudrās* sein. Ohne Berücksichtigung der Anzahl der Atemzüge von Kapāla Bhāti oder Bastri.

- Eine Reihe wird mit einem *prāṇāyāma* beendet

Häufigkeit der Praxisreihen

Allgemeine Reihe: Eine Reihe täglich. Siehe die Vorschläge für allgemeine Reihen.

***Mudrā*-Praxis**: Eine Praxisreihe an jedem 5. Praxistag. Siehe Beispiele für 'Life Saving Sessions', Kapitel 8.

***Prāṇāyāma*-Praxis:** Eine Reihe am Tag nach der *Mudrā*-Praxis. Siehe unter den Beispielen für *Prāṇāyāma*-Praxis.

Rat: Führen Sie die *mudrās* oder die *prāṇāyāmas* abhängig von dem Fortschritt Ihrer Praxis und Ihren Fähigkeiten ein oder ersetzen Sie sie entsprechend.

Achtung: Beachten Sie in jedem Fall die Indikationen, die Ihnen Ihr Yogalehrer gibt.

Indikationen für die Praxis

- Üben Sie nicht sofort, nachdem Sie etwas getrunken haben.
- Warten Sie mindestens 2 Stunden nach einer Hauptmahlzeit oder mindestens 1 Stunde nach einem Frühstück.
- Üben Sie nicht nüchtern. Trinken Sie ½ Glas Milch oder Tee oder essen Sie wenigstens 10 Minuten vor Beginn der Praxis eine Frucht.
- Tragen Sie bequeme Kleidung ohne Gürtel.
- Entfernen Sie Kontaktlinsen, Brille, Hörgerät, Ringe, Halsketten, etc.
- Üben Sie mit geschlossenen Augen.
- Bleiben Sie zu Beginn einer Reihe mindestens 1 Minute sitzen, und richten Sie Ihren Blick mit geschlossenen Augen zur Nasenspitze aus.
- Bleiben Sie am Ende der Reihe wenigstens 1 Minute sitzen, um den am Ende der Reihe erhaltenen mentalen Zustand beizubehalten.
- Üben Sie Bastri und Śītalī eher im Frühjahr und Sommer; Kapāla Bhāti und Ujjāyī Anuloma oder Ujjāyī Viloma im Herbst und Winter.

Die Technik der Konzentration bezieht sich auf Kapitel 4, Unterkapitel *dhyāna* und *dhāraṇa*

Bemerkung zu den Abkürzungen:

A.K. = Antah Kumbhaka (Pause nach der Einatmung)

B.K. = Bāhya Kumbhaka (Pause nach der Ausatmung)

s = Sekunde

Wir übernehmen keine Verantwortung für Schäden, die durch das Umsetzen der auf diesen Seiten enthaltenen praktischen Indikationen verursacht werden können.

Es wird dringend geraten, vor der Praxis von Yoga, sich die Erlaubnis Ihres behandelnden Arztes geben zu lassen.

Die Praxisreihen folgen einem pädagogischen Aufbau. Es ist also ratsam, sie in der gegebenen Reihenfolge zu praktizieren und sich auf die in den Kapiteln 13, 14 und 15 angegebene Technik zu beziehen.

Kapitel 7
Beispiele für Allgemeine Praxisreihen

Beispiel 1

Taṭāka Mudrā - 12 Atemzüge

Eka Pāda Apāna Āsana - 3 Atemzüge auf jeder Seite

Eka Pāda Ūrdhva Prasuta Pāda Āsana – 3-mal im Wechsel

Jaṭhara Parivṛtti Nr. 1 - 3 Atemzüge

Bhujanga Āsana – 3-mal

Vajra Āsana - 6 Atemzüge, dann Vajra Āsana, Varianten 6 Atemzüge

Daṇḍa Āsana, Varianten - jede Bewegung 2-mal

Ujjāyi Anuloma - 6 Runden

Beispiel 2

Ujjāyi Anuloma - 6 Runden

Tāḍa Āsana - 3 Atemzüge

Ardha Candra Āsana - 3 Atemzüge

Ūrdhva Prasuta Pāda Āsana - 4-mal

Apāna Āsana - 6 Atemzüge

Śvāna Āsana - 3-mal

Sarvānga Āsana - 6 Atemzüge

Bhujanga Āsana - 3-mal

Parvata Āsana - die 4 Bewegungen je 2-mal, dann 3-mal vorbeugen

Ujjāyi Anuloma - 6 Runden

Beispiel 3

Ujjāyi Anuloma - 6 Runden

Utthita Trikoṇa Āsana Nr. 1 - 3 Atemzüge

Supta Pāda Aṅguṣṭa Āsana - 6 Atemzüge

Supta Parvata Āsana - 6 Atemzüge

Śvāna Āsana - 3-mal

Sarvānga Āsana - 8 Atemzüge

Bhujanga Āsana, Variante - 3-mal

Paścimatāna Āsana - 6 Atemzüge, dann Pūrvatāna Āsana - 3-mal, dann Catuśpāda Pīṭam – 3-mal

Ujjāyi Anuloma - 6 Runden

Beispiel 4

Ujjāyi Anuloma - 6 Runden

Baddha Koṇa Āsana - 6 Atemzüge

Ardha Nāva Āsana - 3 Atemzüge

Bhujanga Āsana, Variante - 3-mal

Sarvānga Āsana - 12 Atemzüge

Utthita Pāda Aṅguṣṭa Āsana - 6 Atemzüge

Sarvānga Āsana - 6 Atemzüge

Bhujanga Āsana - 3-mal

Upaviśṭa Koṇa Āsana - 6 Atemzüge, dann Pūrvatāna Āsana in Upaviśṭa Koṇa Āsana - 3-mal

Ujjāyi Viloma - 6 Runden

Beispiel 5

Kapāla Bhāti - 16 Atemzüge, dann Ujjāyi Anuloma - 6 Runden

Ūrdhva Prasuta Pāda Āsana - 6-mal

Ardha Setu Bandha Āsana - 6-mal

Śvāna Āsana - 3-mal

Sarvānga Āsana - 12 Atemzüge

Utthita Pāda Aṅguṣṭa Āsana - 6 Atemzüge

Sarvānga Āsana - 6 Atemzüge

Bhujanga Āsana, Variante - 3-mal

Parvata Āsana - 6 Atemzüge, dann Parvata Āsana - 6-mal vorbeugen

Kapāla Bhāti - 24 Atemzüge, dann Ujjāyi Anuloma - 6 Runden

Beispiel 6

Kapāla Bhāti - 24 Atemzüge, dann Ujjāyi Anuloma - 6 Runden

Ardha Candra Āsana - 3 Atemzüge

Supta Parvata Āsana - 6 Atemzüge, Konzentration *Kaṇṭha*

Śvāna Āsana - 3-mal

Sarvānga Āsana - 12 Atemzüge

Viparīta Karaṇi - 6 Atemzüge

Varianten von Sarvānga Āsana:

- Eka Pāda Sarvānga Āsana - 2-mal
- Eka Pāda Ākuñcana Āsana - 2-mal
- Dvi Pāda Ākuñcana Āsana - 2-mal

Bhujanga Āsana - 3-mal

Paścimatāna Āsana - 6 Atemzüge, Konzentration *Nāsāgra*

Kapāla Bhāti - 24 Atemzüge, dann Ujjāyi Anuloma - 6 Runden

Beispiel 7

Ujjāyi Anuloma - 6 Runden

Upaviśṭa Koṇa Āsana - 6 Atemzüge, Konzentration *Nābhi*

Bhujanga Āsana - 3 Atemzüge, Konzentration *Kaṇṭha*

Sarvānga Āsana - 12 Atemzüge

Viparīta Karaṇi - 6 Atemzüge

Varianten von Sarvānga Āsana:

- Eka Pāda Sarvānga Āsana - 2-mal
- Eka Pāda Ākuñcana Āsana - 2-mal
- Dvi Pāda Ākuñcana Āsana - 2-mal

Ūrdhva Mukha Śvāna Āsana - 3 Atemzüge

Baddha Koṇa Āsana - 6 Atemzüge, Konzentration *Nābhi*

Sitzen, Konzentration *Nāsāgra*, dann Ujjāyi Viloma - 6 Runden, B.K. 5 s, Konzentration *Kaṇṭha* während der Ausatmung

Beispiel 8

Kapāla Bhāti - 24 Atemzüge, dann Ujjāyi Anuloma - 6 Runden

Sitzen, normale Atmung, Konzentration *Nāsāgra*

Taṭāka Mudrā - 8 Atemzüge, Konzentration *Kaṇṭha*

Bhujanga Āsana - 3 Atemzüge

Sarvānga Āsana - 12 Atemzüge

Baddha Koṇa Āsana - 8 Atemzüge, A.K. 5 s, Konzentration *Nāsāgra*

Sarvānga Āsana - 8 Atemzüge

Eka Pāda Śalabha Āsana - 3-mal

Paścimatāna Āsana - 8 Atemzüge, Konzentration *Kaṇṭha*

Ujjāyi Viloma - 6 Runden, Konzentration *Kaṇṭha* während der Ausatmung

Beispiel 9

Kapāla Bhāti - 24 Atemzüge, dann Ujjāyi Anuloma - 6 Runden

Ardha Utkaṭa Āsana - 3-mal, dann Utthāna Āsana - 6 Atemzüge

Ardha Nāva Āsana - 3 Atemzüge

Adho Mukha Baddha Koṇa Āsana - 3 Atemzüge

Sarvānga Āsana - 12 Atemzüge

Śīrṣa Āsana - 12 Atemzüge oder Utthita Pāda Aṅguṣṭa Āsana - 6 Atemzüge

Varianten von Sarvānga Āsana:

- Eka Pāda Ākuñcana Āsana - 2-mal
- Dvi Pāda Ākuñcana Āsana - 2-mal
- Baddha Koṇa Āsana in Sarvānga Āsana - 2-mal

Dhanura Āsana - 3-mal

Nāva Āsana - 3 Atemzüge

Baddha Koṇa Āsana - 6 Atemzüge, B.K. 3 s

Nāḍi Śodhana - 6 Runden

Beispiel 10

Kapāla Bhāti - 24 Atemzüge, dann Ujjāyi Anuloma - 6 Runden

Tāḍa Āsana - 3 Atemzüge, dann Tāḍa Āsana Parivṛtti - 1 Atemzug

Ardha Padma Apāna Āsana - 6 Atemzüge

Adho Mukha Padma Āsana - 3 Atemzüge

Sarvānga Āsana - 12 Atemzüge

Śīrṣa Āsana - 12 Atemzüge oder Utthita Pāda Aṅguṣṭa Āsana - 6 Atemzüge

Varianten von Sarvānga Āsana:

- Eka Pāda Sarvānga Āsana - 3-mal
- Eka Pāda Ākuñcana Āsana - 3-mal
- Dvi Pāda Ākuñcana Āsana - 3-mal
- Prasārita Sarvānga Āsana - 3-mal

Danḍa Āsana - 6 Atemzüge, dann Paścimatāna Āsana - 6 Atemzüge, dann Pūrvatāna Āsana - 3-mal, dann Catuśpāda Pīṭam - 3-mal

Taṭāka Mudrā - 12 Atemzüge, B.K. 5 s

Beispiel 11

Śītalī - 12 Atemzüge

Ūrdhva Prasuta Pāda Āsana und Ardha Setu Bandha Āsana - 6-mal

Parvata Āsana - die 4 Bewegungen je 2-mal

Sarvānga Āsana - 12 Atemzüge

Śīrṣa Āsana - 12 Atemzüge oder Viparīta Karaṇi - 12 Atemzüge

Varianten von Sarvānga Āsana:

- Prasārita Sarvānga Āsana - 3-mal
- Baddha Koṇa Āsana in Sarvānga Āsana - 3-mal und 3 Atemzüge
- Ākuñcana Āsana Parivṛtti - 2-mal

Adho Mukha Śvāna Āsana - 3 Atemzüge

Baddha Koṇa Āsana - 12 Atemzüge Śītalī

Upaviṣṭa Koṇa Āsana - 6 Atemzüge, B.K. 5 s

Ujjāyi Anuloma - 6 Runden, A.K. 5 s

Beispiel 12

Vajra Āsana - Konzentration *Nāsāgra*, dann Śītalī - 12 Atemzüge

Utthita Pāda Aṅguṣṭa Āsana - 6 Atemzüge, B.K. 5 s, Konzentration *Kaṇṭha*

Jaṭhara Parivṛtti Nr. 2 - 3 Atemzüge

Parvata Āsana oder Vajra Āsana - Arme über den Kopf gehoben, 6 Atemzüge, dann die Vorbeuge - 6 Atemzüge

Sarvānga Āsana - 12 Atemzüge

Śīrṣa Āsana - 12 Atemzüge oder Viparīta Karaṇi - 8 Atemzüge

Varianten von Sarvānga Āsana:

- Ardha Padma Ākuñcana Āsana - 2-mal
- Ākuñcana Āsana Parivṛtti - 2-mal
- Pārśva Eka Pāda Sarvānga Āsana - 2-mal

Dhanura Āsana - 3 Atemzüge

Maha Mudrā - 6 Atemzüge, A.K. 5 s und B.K. 5 s, Konzentration *Kaṇṭha*

Nāḍi Śodhana - 6 Runden

Beispiel 13

Baddha Koṇa Āsana (Rücken an der Wand) - 12 Atemzüge Śītalī

Tāḍa Āsana - 3 Atemzüge, dann Utthāna Āsana - 6 Atemzüge

Ardha Setu Bandha Āsana - 4-mal, dann 4 Atemzüge

Bhujanga Āsana, Variante - 3-mal

Sarvānga Āsana - 12 Atemzüge

Śīrṣa Āsana - 12 Atemzüge oder Taṭāka Mudrā - 12 Atemzüge, B.K. 5 s, Konzentration *Kaṇṭha*

Eka Pāda Śalabha Āsana - 3-mal im Wechsel

Danḍa Āsana, Arme über den Kopf gehoben - 3 Atemzüge, dann Paścimatāna Āsana - 4-mal vorbeugen, dann Paścimatāna Āsana - 6 Atemzüge, dann Pūrvatāna Āsana - 3-mal

Konzentration *Nāsāgra*, etwa 1 Minute, dann Nāḍi Śodhana - 6 Runden, Konzentration *Kaṇṭha*

Beispiel 14

Bastri - 30 Runden oder mehr, dann Śītalī - 12 Atemzüge, A.K. 5 s

Utthita Trikoṇa Āsana Nr. 2 - 3 Atemzüge

Dhanura Āsana, Variante - 3-mal

Sarvānga Āsana - 12 Atemzüge

Śīrṣa Āsana - 12 Atemzüge oder Viparīta Karaṇi - 8 Atemzüge, B.K. 3 s

Varianten von Sarvānga Āsana:

- Dvi Pāda Ākuñcana Āsana - 2-mal
- Prasārita Sarvānga Āsana - 3-mal
- Ākuñcana Āsana Parivṛtti - 2-mal
- Ardha Padma Ākuñcana Āsana - 3-mal oder 3 Atemzüge

Śalabha Āsana - 3-mal

Upaviṣṭa Koṇa Āsana - 6 Atemzüge, dann Pūrvatāna Āsana in Upaviṣṭa Koṇa Āsana - 3-mal

Bastri - 30 Runden, dann Nāḍi Śodhana - 6 Runden, A.K. 5 s, Konzentration *Hṛdaya*

Sitzen bleiben, Konzentration *Tāraka* für etwa 2 Minuten

Beispiel 15

Kapāla Bhāti - 24 oder 32 Atemzüge, dann Ujjāyi Anuloma - 6 Runden, A.K. 5 s

Bhagīratha Āsana - 3 Atemzüge

Ūrdhva Prasuta Pāda Āsana und Ardha Setu Bandha Āsana - 6-mal

Bhujanga Āsana, Variante - 3-mal

Sarvānga Āsana - 12 Atemzüge

Śīrṣa Āsana -12 Atemzüge oder Viparīta Karaṇi - 8 Atemzüge, B.K. 3 s

Varianten von Sarvānga Āsana:

- Eka Pāda Sarvānga Āsana - 2-mal
- Eka Pāda Ākuñcana Āsana - 2-mal
- Dvi Pāda Ākuñcana Āsana - 2-mal
- Ākuñcana Āsana Parivṛtti - 2-mal

Eka Pāda Dhanura Āsana - 3-mal

Upaviṣṭa Koṇa Āsana - 6 Atemzüge, dann Pūrvatāna Āsana in Upaviṣṭa Koṇa Āsana - 3-mal

Bastri - 30 Runden, dann Nāḍi Śodhana - 6 Runden, A.K. 5 s, Konzentration *Hṛdaya*

Sitzen bleiben, Konzentration *Nāsāgra* für etwa 2 Minuten

Beispiel 16

Taṭāka Mudrā - 12 Atemzüge, A.K. 5 s und B.K. 5 s, Konzentration *Lalāṭa*

Tāḍa Āsana - 6 Atemzüge, dann Tāḍa Āsana Parivṛtti - 3-mal

Adho Mukha Śvāna Āsana - 3 Atemzüge

Sarvānga Āsana - 12 Atemzüge

Śīrṣa Āsana - 12 Atemzüge oder Viparīta Karaṇi - 6 Atemzüge

Varianten von Sarvānga Āsana:

- Prasārita Sarvānga Āsana - 3-mal
- Baddha Koṇa Āsana in Sarvānga Āsana - 3-mal und 3 Atemzüge
- Ākuñcana Āsana Parivṛtti - 2-mal
- Pārśva Eka Pāda Sarvānga Āsana - 2-mal

Eka Pāda Śalabha Āsana - 3-mal im Wechsel

Parvata Āsana, Vorbeuge - 3-mal

Kapāla Bhāti - 12 Atemzüge, dann Ujjāyi Viloma - 6 Runden, die Ausatmung länger als die Einatmung

Beispiel 17

Taṭāka Mudrā - 12 Atemzüge, A.K. 5 s und B.K. 5 s

Utthita Trikoṇa Āsana Nr. 2 - 3 Atemzüge

Ardha Nāva Āsana - 3 Atemzüge

Śvāna Āsana - 3-mal

Sarvānga Āsana - 12 Atemzüge

Śīrṣa Āsana - 12 Atemzüge

Sarvānga Āsana - 12 Atemzüge

Śalabha Āsana - 3-mal

Upaviṣṭa Koṇa Āsana komplett - 3 Atemzüge

Kapāla Bhāti - 12 Atemzüge, dann Ujjāyi Viloma - 6 Runden, die Ausatmung länger als die Einatmung

Beispiel 18

Kapāla Bhāti - 16 oder 24 Atemzüge, dann Ujjāyi Anuloma - 6 Runden, A.K. 5 s

Ardha Utkaṭa Āsana - 4-mal, dann Utthāna Āsana - 3 Atemzüge

Ardha Padma Apāna Āsana - 3 Atemzüge

Śvāna Āsana - 3-mal

Śīrṣa Āsana - 12 Atemzüge oder Utthita Pāda Aṅguṣṭa Āsana - 6 Atemzüge, B.K. 5 s, Konzentration *Kaṇṭha*

Varianten von Sarvānga Āsana:

- Eka Pāda Sarvānga Āsana - 2-mal
- Eka Pāda Ākuñcana Āsana - 2-mal
- Dvi Pāda Ākuñcana Āsana - 2-mal
- Prasārita Sarvānga Āsana - 3-mal

Parigha Āsana - 3-mal

Baddha Koṇa Āsana - 6 Atemzüge

Bastri - 30 Runden oder mehr, dann Nāḍi Śodhana - 6 Runden, A.K. 5 s oder 10 s, Konzentration *Hṛdaya*

Sitzen bleiben, Konzentration *Nāsāgra* für etwa 2 Minuten

Beispiel 19

Kapāla Bhāti - 32 Atemzüge, dann Ujjāyi Anuloma - 6 Runden, A. K. 5 s

Utthita Pārśva Utthāna Āsana - 3 Atemzüge

Jaṭhara Parivṛtti Nr. 2 - 3 Atemzüge auf jeder Seite

Eka Pāda Śalabha Āsana - 3-mal im Wechsel

Sarvānga Āsana - 12 Atemzüge

Śīrṣa Āsana - 12 Atemzüge oder Supta Pāda Aṅguṣṭa Āsana - 12 Atemzüge

Sarvānga Āsana - 12 Atemzüge

Dhanura Āsana - 3 Atemzüge

Upaviṣṭa Koṇa Āsana - 6 Atemzüge

Kapāla Bhāti - 32 Atemzüge, dann Ujjāyi Anuloma - 6 Runden

Beispiel 20

Kapāla Bhāti - 24 Atemzüge, dann Ujjāyi Anuloma - 3 Runden - 2-mal

Ūrdhva Mukha Āsana - 4-mal

Supta Pārśva Eka Pāda Aṅguṣṭa Āsana - 3 Atemzüge

Śvāna Āsana - 3-mal

Sarvāṅga Āsana - 12 Atemzüge

Śīrṣa Āsana - 12 Atemzüge oder Supta Pāda Aṅguṣṭa Āsana - 12 Atemzüge, Beine an der Wand

Varianten von Sarvāṅga Āsana:

- Eka Pāda Sarvāṅga Āsana - 2-mal
- Prasārita Sarvāṅga Āsana - 3-mal
- Ākuñcana Āsana Parivṛtti - 2-mal
- Pārśva Eka Pāda Sarvāṅga Āsana - 2-mal

Śalabha Āsana - 3-mal

Vajra Āsana, Varianten – jede 3-mal, dann Uṣṭra Āsana - 3 Atemzüge

Paścimatāna Āsana - 6 Atemzüge

Nāḍi Śodhana - 6 Runden

Beispiel 21

Taṭāka Mudrā - 12 Atemzüge, B.K. 5 s

Vīra Bhadra Āsana - 1 Atemzug, dann Garuḍa Āsana - 1 Atemzug

Bhujanga Āsana, Variante - 3-mal

Sarvāṅga Āsana - 12 Atemzüge

Śīrṣa Āsana - 12 Atemzüge oder Baddha Koṇa Āsana - 8 Atemzüge, Konzentration *Kaṇṭha*

Sarvāṅga Āsana - 12 Atemzüge

Śvāna Āsana - 3-mal

Parvata Āsana oder Vajra Āsana - die 4 Bewegungen je 2-mal

Upaviṣṭa Koṇa Āsana - 6 Atemzüge

Nāḍi Śodhana - 6 Runden

Beispiel 22

Śītalī - 12 Atemzüge

Bhagīratha Āsana - 3 Atemzüge

Ūrdhva Prasuta Pāda Āsana und Ardha Setu Bandha Āsana - 4-mal

Adho Mukha Padma Āsana - 3 Atemzüge

Sarvāṅga Āsana - 12 Atemzüge

Śīrṣa Āsana - 12 Atemzüge oder Baddha Koṇa Āsana - 8 Atemzüge, B.K. 5 s, Konzentration *Nāsāgra*

Varianten von Sarvāṅga Āsana:

- Eka Pāda Ākuñcana Āsana - 2-mal
- Dvi Pāda Ākuñcana Āsana - 2-mal
- Prasārita Sarvāṅga Āsana - 3-mal

Eka Pāda Viparīta Śalabha Āsana - 3-mal im Wechsel

Daṇḍa Āsana, Varianten - je 3-mal, dann Paścimatāna Āsana - 3-mal vorbeugen, dann Paścimatāna Āsana - 6 Atemzüge

Nāḍi Śodhana - 6 Runden

Beispiel 23

Śītalī - 12 Atemzüge

Prasārita Pāda Utthāna Āsana - 6 Atemzüge

Eka Pāda Ūrdhva Prasuta Pāda Āsana - 2-mal im Wechsel, dann Ūrdhva Prasuta Pāda Āsana - 4-mal

Śvāna Āsana - 3-mal

Sarvāṅga Āsana - 12 Atemzüge

Śīrṣa Āsan*a* - 12 Atemzüge oder Utthita Pāda Aṅguṣṭa Āsana - 6 Atemzüge

Varianten von Sarvāṅga Āsana:

- Ākuñcana Āsana Parivṛtti - 2-mal
- Pārśva Eka Pāda Sarvāṅga Āsana - 2-mal
- Ardha Padma Ākuñcana Āsana - 3-mal oder 3 Atemzüge

Rāja Kapota Āsana - 3 Atemzüge

Upaviṣṭa Koṇa Āsana, komplett - 3-mal

Kapāla Bhāti - 24 Atemzüge, dann Ujjāyi Anuloma - 6 Runden

Beispiel 24

Kapāla Bhāti - 32 Atemzüge, dann Ujjāyi Anuloma - 6 Runden

Bhagīratha Āsana - 3 Atemzüge

Supta Parvata Āsana - 6 Atemzüge

Śvāna Āsana - 3-mal

Sarvāṅga Āsana - 12 Atemzüge

Śīrṣa Āsana - 12 Atemzüge oder Utthita Pāda Aṅguṣṭa Āsana - 6 Atemzüge

Varianten von Sarvāṅga Āsana:

- Eka Pāda Sarvāṅga Āsana - 2-mal
- Eka Pāda Ākuñcana Āsana - 2-mal
- Dvi Pāda Ākuñcana Āsana - 2-mal
- Ardha Padma Ākuñcana Āsana - 3-mal oder 3 Atemzüge

Simha Āsana oder Adho Mukha Padma Āsana - 3 Atemzüge

Baddha Koṇa Āsana - 6 Atemzüge

Śītalī, 2. Technik - 12 Atemzüge

Beispiel 25

Śītalī - 12 Atemzüge

Supta Parivṛtta Pārśva Eka Pāda Aṅguṣṭa Āsana - 3 Atemzüge

Dhanura Āsana - 3-mal

Śīrṣa Āsana - 12 Atemzüge oder Viparīta Karaṇi - 12 Atemzüge

Sarvānga Āsana - 12 Atemzüge

Varianten von Sarvānga Āsana:

- Prasārita Sarvānga Āsana - 3-mal
- Pārśva Eka Pāda Sarvānga Āsana - 2-mal

Eka Pāda Dhanura Āsana - 3-mal im Wechsel

Baddha Koṇa Āsana - 6 Atemzüge

Bhāradvāja Āsana - 3 Atemzüge

Maha Mudrā - 6 Atemzüge Śītalī (ohne den Kopf während der Einatmung zu heben)

Ujjāyi Anuloma - 6 Runden, B.K. 5 s

Beispiel 26

Bastri - 30 Runden, dann Śītalī - 12 Atemzüge, B.K. 5 s

Utthita Pārśva Koṇa Āsana - 3 Atemzüge

Matsya Āsana - 3 Atemzüge

Sarvānga Āsana - 12 Atemzüge

Śīrṣa Āsana - 12 Atemzüge oder Utthita Pāda Aṅguṣṭa Āsana - 6 Atemzüge, B.K. 5 s

Hala Āsana - 3 Atemzüge, dann Karṇa Pīḍa Āsana - 3 Atemzüge

Dhanura Āsana, Variante - 3-mal

Marīcya Āsana Nr. 1 - 3 Atemzüge

Kapāla Bhāti - 24 Atemzüge, dann Ujjāyi Anuloma - 6 Runden, Konzentration *Kaṇṭha* während der Einatmung

Beispiel 27

Kapāla Bhāti - 16 Atemzüge, dann Ujjāyi Pratiloma - 4 Runden

Vīra Bhadra Āsana - 1 Atemzug, dann Garuḍa Āsana - 1 Atemzug

Utthāna Pāda Āsana - 3 Atemzüge

Sarvānga Āsana - 12 Atemzüge

Śīrṣa Āsana - 12 Atemzüge oder Viparīta Karaṇi - 8 Atemzüge, B.K. 3 s

Hala Āsana - 3 Atemzüge, dann Karṇa Pīḍa Āsana - 3 Atemzüge

Eka Pāda Viparīta Śalabha Āsana - 3-mal im Wechsel

Vajra Āsana, Varianten - jede 3-mal, dann Uṣṭra Āsana - 3 Atemzüge

Bastri - 30 Runden, dann Nāḍi Śodhana - 6 Runden, Einatmung Konzentration *Mūla* bis Śīrṣa, Ausatmung Konzentration *Hṛdaya*

Sitzen bleiben, Konzentration *Hṛdaya* halten

Beispiel 28

Kapāla Bhāti - 16 Atemzüge, dann Ujjāyi Viloma - 6 Runden, B.K. 5 s

Utthita Pārśva Utthāna Āsana - 3 Atemzüge auf jeder Seite

Ardha Padma Apāna Āsana - 3 Atemzüge

Sarvānga Āsana - 12 Atemzüge, Konzentration *Kaṇṭha*

Śīrṣa Āsana - 12 Atemzüge, Konzentration *Kaṇṭha*; oder Baddha Koṇa Āsana - 8

Atemzüge, B.K. 5 s, Konzentration *Nābhi*

Varianten von Sarvānga Āsana:

- Prasārita Sarvānga Āsana - 3-mal
- Baddha Koṇa Āsana in Sarvānga Āsana - 3-mal

Śalabha Āsana - 3-mal

Ardha Padma Paścimatāna Āsana - 3 Atemzüge

Bastri - 30 Runden, dann Nāḍi Śodhana - 6 Runden, Konzentration *Hṛdaya*

Den mentalen Zustand für etwa 2 Minuten halten.

Beispiel 29

Taṭāka Mudrā - 12 Atemzüge, Einatmung Konzentration *Mūla* bis *Bhrūmadhya*, Ausatmung Konzentration *Kaṇṭha*

Utthita Trikoṇa Āsana Nr. 2 - 2 Atemzüge

Ardha Nāva Āsana - 3 Atemzüge

Eka Pāda Śalabha Āsana - 3-mal im Wechsel

Sarvānga Āsana - 12 Atemzüge

Śīrṣa Āsana - 12 Atemzüge oder Utthita Pāda Aṅguṣṭa Āsana - 6 Atemzüge, B.K. 5 s

Varianten von Sarvānga Āsana:

- Eka Pāda Sarvānga Āsana - 1-mal
- Dvi Pāda Ākuñcana Āsana - 1-mal
- Prasārita Sarvānga Āsana - 1-mal

- Pārśva Eka Pāda Sarvānga Āsana - 1-mal
- Ardha Padma Ākuñcana Āsana - 3-mal

Śvāna Āsana - 3-mal

Vajra Āsana, Varianten - jede 2-mal, dann Uṣṭra Āsana - 3 Atemzüge

Paścimatāna Āsana - 6 Atemzüge, B.K. 5 s, Konzentration *Nābhi*

Bastri - 30 Runden, dann Nāḍi Śodhana - 6 Runden, B.K. 5 s, Konzentration *Hṛdaya*

Sitzen bleiben, Konzentration *Tāraka* für etwa 2 Minuten

Beispiel 30

Kapāla Bhāti - 24 Atemzüge (in Vajra Āsana), dann Ujjāyi Viloma - 6 Runden, B.K. 5 s (in Vajra Āsana)

Ardha Setu Bandha Āsana - 4-mal, dann 4 Atemzüge

Utthita Pāda Aṅguṣṭa Āsana - 6 Atemzüge

Adho Mukha Baddha Koṇa Āsana - 3-mal oder 3 Atemzüge

Sarvānga Āsana - 12 Atemzüge

Śīrṣa Āsana - 12 Atemzüge oder Baddha Koṇa Āsana - 8 Atemzüge, B.K. 5 s, Konzentration *Nābhi*

Varianten von Sarvānga Āsana:

- Prasārita Sarvānga Āsana - 1-mal
- Baddha Koṇa Āsana in Sarvānga Āsana - 3-mal
- Pārśva Eka Pāda Sarvānga Āsana - 2-mal

Hala Āsana - 3 Atemzüge

Dhanura Āsana - 3 Atemzüge

Upaviṣṭa Koṇa Āsana, komplett - 2-mal

Sitzen in Padma Āsana - 6 Atemzüge Ujjāyi, Einatmung Konzentration *Mūla* bis *Bhrūmadhya*, Ausatmung Konzentration *Kaṇṭha*,

dann Bastri - 30 Runden oder mehr, dann

Nāḍi Śodhana (Abhyantara Vṛtti) - 6 Runden, A.K. 5 s oder 10 s, Einatmung Konzentration *Nāsāgra* bis *Hṛdaya*, Ausatmung Konzentration *Hṛdaya*

Sitzen bleiben, Konzentration *Hṛdaya* halten für etwa 2 Minuten

Beispiel 31

Kapāla Bhāti - 24 Atemzüge, dann Ujjāyi Anuloma - 6 Runden, A.K. 5 s

Parigha Āsana - 3 Atemzüge

Utkaṭa Āsana (Rücken an der Wand, Arme über dem Kopf) - 6 Atemzüge

Ūrdhva Mukha Śvāna Āsana - 3 Atemzüge

Sarvānga Āsana - 12 Atemzüge

Śīrṣa Āsana - 12 Atemzüge oder Utthita Pāda Aṅguṣṭa Āsana - 8 Atemzüge

Varianten von Sarvānga Āsana:

- Eka Pāda Sarvānga Āsana - 1-mal
- Eka Pāda Ākuñcana Āsana - 1-mal
- Dvi Pāda Ākuñcana Āsana - 1-mal
- Ardha Padma Ākuñcana Āsana - 3-mal

Adho Mukha Padma Āsana - 3-mal oder 3 Atemzüge oder Adho Mukha Baddha Koṇa Āsana - 3 Atemzüge

Baddha Koṇa Āsana - 6 Atemzüge, B.K. 5 s, Einatmung Konzentration *Mūla* bis *Bhrūmadhya*, Ausatmung Konzentration *Nābhi*

Bastri - 30 Runden, dann Nāḍi Śodhana - 6 Runden, A.K. 5 s und B.K. 5 s, Einatmung Konzentration *Nābhi*, Ausatmung Konzentration *Hṛdaya*

Sitzen bleiben, Konzentration *Hṛdaya* halten für etwa 2 Minuten

Beispiel 32

Kapāla Bhāti - 12 Atemzüge, dann Ujjāyi Viloma - 6 Runden, B.K. 5 s

Bhagīratha Āsana - 3 Atemzüge

Supta Parvata Āsana - 6 Atemzüge oder Matsya Āsana - 3 Atemzüge

Adho Mukha Padma Āsana - 3 Atemzüge oder Adho Mukha Baddha Koṇa Āsana - 3 Atemzüge

Śīrṣa Āsana - 12 Atemzüge oder Taṭāka Mudrā - 12 Atemzüge, B.K. 5 s, Konzentration *Kaṇṭha*

Varianten von Sarvānga Āsana:

- Prasārita Sarvānga Āsana - 1-mal
- Pārśva Eka Pāda Sarvānga Āsana - 1-mal
- Ardha Padma Ākuñcana Āsana - 3-mal

Bheka Āsana - 3 Atemzüge

Ardha Baddha Padma Paścimatāna Āsana

- 3 Atemzüge

Bastri - 30 Runden oder mehr, dann Nāḍi Śodhana 6 Runden, A.K. 5 s oder 8 s und B.K. 5 s oder 8 s, Konzentration *Kaṇṭha Kūpa*

Sitzen bleiben, Konzentration *Tāraka* für etwa 2 Minuten

Beispiel 33

Paścimatāna Āsana - Kapāla Bhāti - 12 Atemzüge, dann Ujjāyi - 4 Atemzüge, B.K. 5 s Konzentration *Nābhi* - 3-mal wiederholen

Prasārita Pāda Utthāna Āsana - 6 Atemzüge

Utthāna Pāda Āsana - 3 Atemzüge

Sarvānga Āsana - 12 Atemzüge

Śīrṣa Āsana - 12 Atemzüge oder Supta Pāda Aṅguṣṭa Āsana - 12 Atemzüge

Varianten von Sarvāṅga Āsana:

- Eka Pāda Sarvāṅga Āsana - 1-mal
- Ardha Padma Ākuñcana Āsana - 3-mal
- Ardha Padma Hala Āsana - 3 Atemzüge

Dhanura Āsana - 3-mal oder 3 Atemzüge

Parivṛtta Paścimatāna Āsana - 3 Atemzüge

Ardha Matsyendra Āsana Nr. 1 - 3 Atemzüge

Bastri - 30 Runden, dann Nāḍi Śodhana - 8 Runden, Konzentration *Hṛdaya*

Sitzen bleiben, Konzentration *Nāsāgra* halten für etwa 2 Minuten

Beispiel 34

Kapāla Bhāti, Variante - 12 Atemzüge, dann Samasthithi - 3 Atemzüge Ujjāyi, B.K. 5 s - 4-mal wiederholen

Ardha Candra Āsana - 3 Atemzüge

Eka Pāda Viparīta Śalabha Āsana - 3-mal im Wechsel

Sarvāṅga Āsana - 12 Atemzüge, Konzentration *Kaṇṭha*

Śīrṣa Āsana - 12 Atemzüge, B.K. 5 s, oder Baddha Koṇa Āsana - 12 Atemzüge, Konzentration *Nābhi*

Hala Āsana - 3 Atemzüge, dann Karṇa Pīḍa Āsana - 3 Atemzüge

Rāja Kapota Āsana - 3 Atemzüge

Marīcya Āsana Nr. 1 - 6 Atemzüge

Bastri - 30 Runden, dann Nāḍi Śodhana - 6 Runden, Einatmung Konzentration *Mūla* bis Śīrṣa, Ausatmung Konzentration *Hṛdaya*

Sitzen bleiben, Konzentration *Hṛdaya* halten für etwa 2 Minuten

Beispiel 35

Vajra Āsana - Konzentration *Nāsāgra*, dann Ujjāyi Viloma 6 Runden

Utthita Pāda Aṅguṣṭa Āsana - 6 Atemzüge, Konzentration *Kaṇṭha*

Matsya Āsana - 3 Atemzüge oder Supta Parvata Āsana - 6 Atemzüge

Sarvāṅga Āsana - 12 Atemzüge

Śīrṣa Āsana - 12 Atemzüge oder Viparīta Karaṇi - 8 Atemzüge

Ūrdhva Mukha Padma Āsana - 3 Atemzüge

Pinḍa Āsana - 3 Atemzüge

Uṣṭra Āsana - 3 Atemzüge

Ākarṇa Dhanura Āsana - 2 Atemzüge

Maha Mudrā - 6 Atemzüge, A.K. 5 s und B.K. 5 s, Konzentration *Kaṇṭha*

Bastri - 30 Runden, dann Nāḍi Śodhana - 6 Runden

Beispiel 36

Taṭāka Mudrā - 12 Atemzüge B.K. 5 s, Einatmung Konzentration *Pāda aṅguṣṭa* bis *Śīrṣa*, Ausatmung Konzentration *Kaṇṭha*

Tāḍa Āsana - 3 Atemzüge, Konzentration *Nāsāgra*

Śvāna Āsana - 3 Atemzüge

Sarvāṅga Āsana - 12 Atemzüge

Śīrṣa Āsana - 12 Atemzüge oder Baddha Koṇa Āsana - 12 Atemzüge (Rücken an der Wand), Konzentration *Nābhi*

Varianten von Sarvāṅga Āsana:

- Eka Pāda Ākuñcana Āsana - 2-mal
- Ākuñcana Āsana Parivṛtti - 2-mal
- Ardha Padma Ākuñcana Āsana - 3-mal oder 3 Atemzüge
- Prasārita Sarvāṅga Āsana - 3-mal
- Baddha Koṇa Āsana in Sarvāṅga Āsana - 3-mal und 3 Atemzüge

Adho Mukha Padma Āsana - 3 Atemzüge oder Simha Āsana (wenn Sie Padma Āsana ausführen können) - 3 Atemzüge

Ardha Baddha Padma Paścimatāna Āsana oder Ardha Padma Paścimatāna Āsana - 3 Atemzüge

Bastri - 30 Runden oder mehr, dann Nāḍi Śodhana - 6 Runden, A.K. 5 s, Konzentration *Kaṇṭha Kūpa*

Sitzen bleiben, Konzentration *Tāraka* für etwa 2 Minuten

Beispiel 37

Kapāla Bhāti - 24 Atemzüge, dann Ujjāyi Anuloma - 6 Runden, A.K. 5 s

Utthita Pāda Aṅguṣṭa Āsana - 6 Atemzüge, B.K. 5 s

Supta Parvata Āsana - 6 Atemzüge, B.K. 5 s

Sarvāṅga Āsana - 12 Atemzüge

Śīrṣa Āsana - 12 Atemzüge, B.K. 3 s, oder Sarvāṅga Āsana - 6 Atemzüge, B.K. 3 s

Dhanura Āsana - 3 Atemzüge oder 3-mal

Upaviṣṭa Koṇa Āsana - 12 Atemzüge, A.K. 5 s

Baddha Koṇa Āsana - 6 Atemzüge, A.K. 5 s

Marīcya Āsana Nr. 2 - 3 Atemzüge

Bastri - 30 Runden, dann Nāḍi Śodhana - 6 Runden, A.K. 8 s oder 10 s

Beispiel 38

Kapāla Bhāti - 24 Atemzüge, dann Ujjāyi Viloma - 6 Runden

Utthita Trikoṇa Āsana Nr. 2 - 2 Atemzüge

Eka Pāda Viparīta Śalabha Āsana - 3-mal im Wechsel

Sarvāṅga Āsana - 12 Atemzüge

Śīrṣa Āsana - 12 Atemzüge oder Supta Pāda Aṅguṣṭa Āsana - 12 Atemzüge, B.K. 5 s

Varianten von Sarvāṅga Āsana:

- Eka Pāda Sarvāṅga Āsana - 2-mal
- Prasārita Sarvāṅga Āsana - 3-mal
- Baddha Koṇa Āsana in Sarvāṅga Āsana - 3-mal und 3 Atemzüge
- Pārśva Eka Pāda Sarvāṅga Āsana - 2-mal
- Ardha Padma Ākuñcana Āsana - 3-mal oder 3 Atemzüge

Śalabha Āsana - 3-mal

Parigha Āsana - 3-mal

Bastri - 30 Runden oder mehr, dann Nāḍi Śodhana - 6 Runden

Beispiel 39

Kapāla Bhāti - 12 Atemzüge, dann Ujjāyi - 3 Atemzüge, A.K. 5 s und B.K. 5 s - 4-mal wiederholen

Vīra Bhadra Āsana - 1 Atemzug, dann Garuḍa Āsana - 1 Atemzug

Matsya Āsana - 3 Atemzüge oder Supta Parvata Āsana - 3 Atemzüge

Sarvāṅga Āsana - 12 Atemzüge

Śīrṣa Āsana - 12 Atemzüge oder Viparīta Karaṇi - 8 Atemzüge

Ūrdhva Mukha Padma Āsana - 3 Atemzüge

Pinḍa Āsana - 3 Atemzüge

Uṣṭra Āsana - 3 Atemzüge

Ardha Baddha Padma Paścimatāna Āsana - 3 Atemzüge oder Ardha Padma Paścimatāna Āsana - 3 Atemzüge

Ardha Matsyendra Āsana Nr. 2 - 3 Atemzüge

Bastri - 30 Runden, dann Nāḍi Śodhana - 6 Runden, Einatmung und Ausatmung gleich lang (Einatmung so lang wie möglich)

Sitzen bleiben, Konzentration *Nāsāgra* für etwa 2 Minuten

Beispiel 40

Paścimatāna Āsana - Kapāla Bhāti - 12 Atemzüge, dann Ujjāyi - 4 Atemzüge, B.K. 5 s - 3-mal wiederholen

Bhagīratha Āsana - 3 Atemzüge

Supta Parvata Āsana - 6 Atemzüge, B.K. 5 s

Sarvāṅga Āsana - 12 Atemzüge

Śīrṣa Āsana - 12 Atemzüge oder Supta Pāda Aṅguṣṭa Āsana - 6 Atemzüge, B.K. 5 s

Dhanura Āsana - 3-mal

Marīcya Āsana Nr. 2 - 3 Atemzüge

Ardha Matsyendra Āsana Nr. 2 - 3 Atemzüge

Bastri - 30 Runden, dann Nāḍi Śodhana - 8 Runden, Konzentration *Hṛdaya*

Sitzen bleiben, Konzentration *Hṛdaya* für etwa 2 Minuten

Beispiel 41

Kapāla Bhāti, Variante - 12 Atemzüge, dann Samasthithi - 3 Atemzüge, B.K. 5 s - 3-mal wiederholen

Ūrdhva Prasuta Pāda Āsana und Ardha Setu Bandha Āsana - 6-mal

Bhujanga Āsana, Variante - 3-mal

Sarvāṅga Āsana - 12 Atemzüge, Konzentration *Kaṇṭha*

Śīrṣa Āsan*a* - 12 Atemzüge, B.K. 5 s, oder Baddha Koṇa Āsana - 12 Atemzüge, Konzentration *Nābhi*

Ūrdhva Mukha Padma Āsana - 3 Atemzüge

Pinḍa Āsana - 3 Atemzüge

Karṇa Pīḍa Āsana - 3 Atemzüge

Dhanura Āsana, Variante - 3 Atemzüge

Marīcya Āsana Nr. 2 - 3 Atemzüge

Bastri - 30 Runden, dann Nāḍi Śodhana - 6 Runden, Einatmung Konzentration *Mūla* bis Śīrṣa, Ausatmung Konzentration *Hṛdaya*

Sitzen bleiben, Konzentration *Hṛdaya* für etwa 2 Minuten

Beispiel 42

Kapāla Bhāti - 16 Atemzüge, dann Ujjāyi Anuloma - 6 Runden

Jaṭhara Parivṛtti Nr. 2 - 3 Atemzüge

Bhujanga Āsana - 3-mal

Sarvāṅga Āsana - 12 Atemzüge

Śīrṣa Āsana - 12 Atemzüge oder Viparīta Karaṇi - 8 Atemzüge

Varianten von Sarvānga Āsana:

- Eka Pāda Ākuñcana Āsana - 1-mal
- Dvi Pāda Ākuñcana Āsana - 1-mal
- Ākuñcana Āsana Parivṛtti - 1-mal
- Prasārita Sarvānga Āsana - 1-mal

Viparīta Śalabha Āsana - 3-mal

Vasiṣṭha Āsana - 1 Atemzug

Sitzen, Konzentration *Tāraka* (etwa 1 Minute)

Bastri - 30 Runden, dann Nāḍi Śodhana - 6 Runden, A.K. 10 s

Beispiel 43

Kapāla Bhāti - 16 Atemzüge, dann Ujjāyi Anuloma - 3 Runden, A.K. 5 s und B.K. 5 s - 2-mal wiederholen

Utthita Pāda Aṅguṣṭa Āsana - 6 Atemzüge

Bhujanga Āsana, Variante - 3-mal

Sarvānga Āsana - 12 Atemzüge

Śīrṣa Āsana - 12 Atemzüge oder Supta Pāda Aṅguṣṭa Āsana - 12 Atemzüge, B.K. 5 s

Varianten von Sarvānga Āsana:

- Eka Pāda Sarvānga Āsana - 1-mal
- Eka Pāda Ākuñcana Āsana - 1-mal
- Dvi Pāda Ākuñcana Āsana - 1-mal
- Ākuñcana Āsana Parivṛtti - 1-mal
- Prasārita Sarvānga Āsana - 1-mal
- Pārśva Eka Pāda Sarvānga Āsana - 1-mal
- Ardha Padma Ākuñcana Āsana - 1 Atemzug

Dhanura Āsana - 3 Atemzüge

Paścimatāna Āsana - 8 Atemzüge, A.K. 5 s, Konzentration *Kaṇṭha*

Sitzen, Konzentration *Lalāṭa* (etwa 1 Minute), dann Bastri - 30 Runden, dann

Nāḍi Śodhana - 6 Runden, B.K. 5 s, Einatmung Konzentration *Kaṇṭha*, Ausatmung Konzentration *Hṛdaya*

Sitzen bleiben, Konzentration *Hṛdaya* für etwa 2 Minuten

Beispiel 44

Sitzen Konzentration *Nāsāgra*

Ujjāyi Viloma - 6 Runden

Supta Pārśva Eka Pāda Aṅguṣṭa Āsana - 3 Atemzüge

Dhanura Āsana - 3-mal

Sarvānga Āsana - 12 Atemzüge

Śīrṣa Āsana - 12 Atemzüge oder Utthita Pāda Aṅguṣṭa Āsana - 6 Atemzüge, B.K. 5 s

Hala Āsana - 3 Atemzüge oder 3-mal, dann Karṇa Pīḍa Āsana - 3 Atemzüge

Rāja Kapota Āsana - 3 Atemzüge

Parvata Āsana oder Vajra Āsana, Varianten – jede 2-mal

Sitzen, Konzentration *Tāraka* (etwa 1 Minute), dann Bastri - 30 Runden, dann

Nāḍi Śodhana - 6 Runden, Konzentration *Hṛdaya*

Sitzen bleiben, Konzentration *Nāsāgra* für etwa 2 Minuten

Beispiel 45

Kapāla Bhāti - 16 oder 24 Atemzüge, dann Ujjāyi Pratiloma - 4 Runden

Utthita Pārśva Koṇa Āsana - 3 Atemzüge

Supta Pāda Aṅguṣṭa Āsana - 6 Atemzüge

Adho Mukha Padma Āsana oder Adho Mukha Baddha Koṇa Āsana - 3-mal oder 3 Atemzüge

Sarvānga Āsana - 12 Atemzüge

Śīrṣa Āsana - 12 Atemzüge oder Viparīta Karaṇi - 8 Atemzüge, Konzentration *Kaṇṭha*

Dhanura Āsana - 3-mal oder 3 Atemzüge

Bhāradvāja Āsana - 3 Atemzüge

Marīcya Āsana Nr. 2 - 3 Atemzüge

Sitzen Konzentration *Hṛdaya*

Bastri - 30 Runden, dann Nāḍi Śodhana - 2 Runden, A.K. 5 s oder 10 s, Konzentration *Hṛdaya* - 3-mal wiederholen

Sitzen bleiben, Konzentration *Hṛdaya* für etwa 2 Minuten

Beispiel 46

Bastri - 30 Runden oder mehr, dann Śītalī - 12 Atemzüge, B.K. 5 s

oder Kapāla Bhāti - 24 Atemzüge, dann Ujjāyi Anuloma - 6 Runden, A.K. 5 s

Nāva Āsana - 3 Atemzüge

Simha Āsana oder Adho Mukha Padma Āsana - 3 Atemzüge

Sarvānga Āsana - 12 Atemzüge

Śīrṣa Āsana - 12 Atemzüge oder Utthita Pāda Aṅguṣṭa Āsana - 6 Atemzüge, B.K. 5 s

Varianten von Sarvānga Āsana:

- Eka Pāda Sarvānga Āsana - 1-mal
- Eka Pāda Ākuñcana Āsana - 1-mal

- Dvi Pāda Ākuñcana Āsana - 1-mal
- Prasārita Sarvānga Āsana - 1-mal

Upaviṣṭa Koṇa Āsana komplett - 2 Atemzüge über jedem Bein

Vimāna Āsana - 1 Atemzug

Bastri - 30 Runden, dann Nāḍi Śodhana - 6 Runden, A.K. 5 s, Konzentration *Hṛdaya*

Sitzen bleiben, Konzentration *Nāsāgra* für etwa 2 Minuten

Beispiel 47

Ujjāyi Pratiloma - 4 Runden

Jaṭhara Parivṛtti Nr. 2 - 3 Atemzüge

Sarvānga Āsana - 12 Atemzüge

Śīrṣa Āsana - 12 Atemzüge oder Viparīta Karaṇi - 8 Atemzüge

Ardha Padma Hala Āsana - 3 Atemzüge, dann Karṇa Pīḍa Āsana - 3 Atemzüge

Adho Mukha Padma Āsana oder Adho Mukha Baddha Koṇa Āsana - 3 Atemzüge

Vajra Āsana, Varianten - 3 Atemzüge, dann Uṣṭra Āsana - 3 Atemzüge

Ardha Matsyendra Āsana Nr. 2 - 6 Atemzüge

Bastri - 30 Runden, dann Nāḍi Śodhana - 6 Runden, Einatmung Konzentration *Mūla* bis *Kaṇṭha*, Ausatmung Konzentration *Nābhi*

Sitzen bleiben, Konzentration *Nābhi* für etwa 2 Minuten

Beispiel 48

Kapāla Bhāti - 24 Atemzüge, dann Ujjāyi Anuloma - 6 Runden, A.K. 5 s

Utthita Pāda Aṅguṣṭa Āsana - 6 Atemzüge, B.K. 5 s, Konzentration *Bhrūmadhya*

Ūrdhva Mukha Śvāna Āsana - 3 Atemzüge, Konzentration *Kaṇṭha*

Sarvānga Āsana - 12 Atemzüge, Konzentration *Kaṇṭha*

Śīrṣa Āsana - 12 Atemzüge oder Taṭāka Mudrā - 12 Atemzüge, B.K. 5 s, Einatmung

Konzentration *Mūla* bis *Śīrṣa*, Ausatmung Konzentration *Kaṇṭha*

Sarvānga Āsana - 12 Atemzüge, Konzentration *Kaṇṭha*

Baddha Koṇa Āsana - 12 Atemzüge, Einatmung Konzentration *Mūla* bis *Kaṇṭha*, Ausatmung Konzentration *Mūla*

Upaviṣṭa Koṇa Āsana - 6 Atemzüge, Konzentration *Nābhi*

Bastri - 30 Runden, dann Nāḍi Śodhana - 2 Runden (Sūrya Bhedana) Einatmung 5 s oder 8 s, Konzentration *Lalāṭa*, A.K. 10 s oder 16 s, Konzentration *Kaṇṭha*, Ausatmung 10 s oder 16 s, Konzentration *Hṛdaya* - 3-mal wiederholen

Sitzen bleiben, Konzentration *Hṛdaya* für etwa 2 Minuten

Beispiel 49

In Ananta Āsana, Kapāla Bhāti - 24 Atemzüge, dann Ujjāyi Viloma - 6 Runden, B.K. 5 s

Vīra Bhadra Āsana – 1 Atemzug, dann Garuḍa Āsana - 1 Atemzug

Dhanura Āsana - 3-mal

Sarvānga Āsana - 12 Atemzüge

Śīrṣa Āsana - 12 Atemzüge oder Utthita Pāda Aṅguṣṭa Āsana - 6 Atemzüge

Varianten von Sarvānga Āsana:
- Baddha Koṇa Āsana in Sarvānga Āsana - 3-mal
- Pārśva Eka Pāda Sarvānga Āsana - 2-mal
- Ardha Padma Ākuñcana Āsana - 3-mal

Viparīta Śalabha Āsana - 3-mal

Ardha Matsyendra Āsana Nr. 2 - 3 Atemzüge

Bastri - 30 Runden, dann Nāḍi Śodhana - 6 Runden, A.K. 5 s, Konzentration *Hṛdaya*

Beispiel 50

Kapāla Bhāti - 24 Atemzüge, dann Ujjāyi Anuloma - 6 Runden, A.K. 5 s

Utthita Parshva Koṇa Āsana - 3 Atemzüge

Eka Pāda Dhanura Āsana - 3-mal

Sarvānga Āsana - 12 Atemzüge

Śīrṣa Āsana - 12 Atemzüge oder Utthita Pāda Aṅguṣṭa Āsana - 6 Atemzüge, B.K. 5 s

Varianten von Sarvānga Āsana:
- Dvi Pāda Ākuñcana Āsana - 1-mal
- Ākuñcana Āsana Parivṛtti - 1-mal
- Ardha Padma Ākuñcana Āsana - 3-mal

Bheka Āsana - 3-mal

Ākarṇa Dhanura Āsana - 3 Atemzüge

Bastri - 30 Runden oder mehr, dann Nāḍī Śodhana - 6 Runden, B.K. 5 s, Konzentration *Lalāṭa*

Sitzen bleiben, Konzentration *Lalāṭa* für etwa 2 Minuten

Beispiel 51

Kapāla Bhāti - 24 Atemzüge, dann Ujjāyi Pratiloma - 4 Runden

Utthita Pārśva Utthāna Āsana - 3 Atemzüge

Utthāna Pāda Āsana - 3 Atemzüge

Sarvānga Āsana - 12 Atemzüge

Śīrṣa Āsana - 12 Atemzüge oder Utthita Pāda Aṅguṣṭa Āsana - 8 Atemzüge, B.K. 5 s

Varianten von Sarvānga Āsana:

- Eka Pāda Sarvānga Āsana - 1-mal
- Eka Pāda Ākuñcana Āsana - 1-mal
- Dvi Pāda Ākuñcana Āsana - 1-mal
- Ākuñcana Āsana Parivṛtti - 1-mal
- Prasārita Sarvānga Āsana - 1-mal

Bheka Āsana - 3 Atemzüge

Parivṛtta Paścimatāna Āsana - 3 Atemzüge jede Seite

Bastri - 30 Runden oder mehr, dann Nāḍī Śodhana - 6 Runden, B.K. 5 s, Konzentration *Hṛdaya*

Beispiel 52

Ujjāyi Viloma - 6 Runden, B.K. 5 s, Einatmung Konzentration *Kaṇṭha*, Ausatmung Konzentration *Nābhi*

Utthita Pāda Aṅguṣṭa Āsana - 6 Atemzüge, B.K. 5 s, Konzentration *Bhrūmadhya*

Dhanura Āsana - 3 Atemzüge

Sarvānga Āsana - 12 Atemzüge, Konzentration *Kaṇṭha*

Śīrṣa Āsana - 12 Atemzüge, Konzentration *Kaṇṭha* oder Supta Pāda Aṅguṣṭa Āsana

- 6 Atemzüge, B.K. 5 s

Baddha Koṇa Āsana - 8 Atemzüge, B.K. 5 s, Einatmung Konzentration *Mūla* bis *Śīrṣa*,

Ausatmung Konzentration *Nābhi*

Ardha Matsyendra Āsana Nr. 2 - 3 Atemzüge

Bastri - 30 Runden, dann Nāḍi Śodhana (Abhyantara Vṛtti) - 6 Runden, Einatmung 8 oder 10 s, Konzentration *Nāsāgra* bis *Hṛdaya*, Ausatmung

16 oder 20 s, Konzentration *Hṛdaya*

Sitzen bleiben, Konzentration *Hṛdaya* für etwa 2 Minuten

Beispiel 53

Kapāla Bhāti - 24 Atemzüge, dann Ujjāyi Anuloma - 6 Runden, A.K. 5 s

Baddha Koṇa Āsana - 6 Atemzüge, B.K. 5 s

Eka Pāda Śalabha Āsana - 3-mal im Wechsel

Sarvānga Āsana - 12 Atemzüge

Śīrṣa Āsana - 12 Atemzüge, B.K. 5 s oder Viparīta Karaṇi - 8 Atemzüge

Varianten von Sarvānga Āsana:

- Alle - jeweils 1-mal

Adho Mukha Padma Āsana - 3 Atemzüge oder Adho Mukha Baddha Koṇa Āsana - 3 Atemzüge

Marīcya Āsana Nr. 3 - 3 Atemzüge

Bastri - 30 Runden, dann Nāḍi Śodhana - 6 Runden (die Ausatmung länger als die Einatmung)

Sitzen bleiben, Konzentration *Tāraka* für etwa 2 Minuten

Beispiel 54

Kapāla Bhāti - 24 Atemzüge, dann Ujjāyi Anuloma - 6 Runden, A.K. 5 s

Matsya Āsana - 3 Atemzüge oder Supta Parvata Āsana - 6 Atemzüge

Eka Pāda Dhanura Āsana - 2-mal mit dem gleichen Bein

Sarvānga Āsana - 12 Atemzüge

Śīrṣa Āsana - 12 Atemzüge oder Supta Pāda Aṅguṣṭa Āsana 6 Atemzüge, B.K. 5 s

Varianten von Sarvānga Āsana:

- Eka Pāda Ākuñcana Āsana - 1-mal
- Dvi Pāda Ākuñcana Āsana - 1-mal
- Ākuñcana Āsana Parivṛtti - 1-mal
- Baddha Koṇa Āsana in Sarvānga Āsana - 3-mal und 3 Atemzüge
- Pārśva Eka Pāda Sarvānga Āsana - 1-mal

Marīcya Āsana Nr. 3 - 3 Atemzüge

Bastri - 30 Runden, dann Nāḍi Śodhana (Abhyantara Vṛtti) - 6 Runden, Einatmung Konzentration *Nāsāgra* bis *Hṛdaya*, Ausatmung Konzentration *Hṛdaya*

Sitzen bleiben, Konzentration *Hṛdaya* für etwa 2 Minuten

Beispiel 55

Taṭāka Mudrā - 12 Atemzüge, Einatmung Konzentration *Pāda aṅguṣṭa* bis *Śīrṣa*, Ausatmung Konzentration *Kaṇṭha*

Supta Parvata Āsana - 6 Atemzüge, B.K. 5 s, Konzentration *Kaṇṭha*

Sarvānga Āsana - 12 Atemzüge, Konzentration *Kaṇṭha*

Śīrṣa Āsana - 12 Atemzüge oder Maha Mudrā - 6 Atemzüge, Konzentration *Nābhi*

Sarvānga Āsana - 12 Atemzüge, Konzentration *Kaṇṭha*

Simha Āsana - 3 Atemzüge oder Adho Mukha Padma Āsana - 3 Atemzüge, Konzentration *Bhrūmadhya*

Bhāradvāja Āsana - 3 Atemzüge, Konzentration *Nāsāgra*

Ardha Matsyendra Āsana Nr. 2 - 3 Atemzüge, Konzentration *Kaṇṭha*

Bastri - 30 Runden, dann Nāḍi Śodhana (Abhyantara Vṛtti) - 6 Runden, Einatmung Konzentration *Nāsāgra* bis *Hṛdaya*, Ausatmung Konzentration *Hṛdaya*

Sitzen bleiben, Konzentration *Hṛdaya* für etwa 2 Minuten

Beispiel 56

In Ananta Āsana, Kapāla Bhāti - 16 Atemzüge, dann Ujjāyi - 4 Atemzüge, Einatmung so lang wie möglich - 3-mal

Vīra Bhadra Āsana - 1 Atemzug, dann Garuḍa Āsana - 1 Atemzug

Śalabha Āsana - 3-mal

Śīrṣa Āsana - 12 Atemzüge oder Supta Pāda Aṅguṣṭa Āsana - 12 Atemzüge, Konzentration *Kaṇṭha*

Varianten von Sarvānga Āsana:

- Eka Pāda Sarvānga Āsana - 1-mal
- Eka Pāda Ākuñcana Āsana - 1-mal
- Dvi Pāda Ākuñcana Āsana - 1-mal
- Ākuñcana Āsana Parivṛtti - 1-mal
- Pārśva Eka Pāda Sarvānga Āsana - 1-mal
- Ardha Padma Ākuñcana Āsana - 3-mal

Parivṛtta Paścimatāna Āsana - 3 Atemzüge

Ākarṇa Dhanura Āsana - 3 Atemzüge

Bastri - 30 Runden oder mehr, dann Nāḍi Śodhana - 6 Runden, B.K. 5 s oder 10 s, Konzentration *Hṛdaya*

Sitzen bleiben, Konzentration *Tāraka* für etwa 2 Minuten

Beispiel 57

Kapāla Bhāti - 24 Atemzüge, dann Ujjāyi Pratiloma - 4 Runden

Supta Parivṛtta Pārśva Eka Pāda Aṅguṣṭa Āsana - 3 Atemzüge

Sarvānga Āsana - 12 Atemzüge

Śīrṣa Āsana - 12 Atemzüge oder Utthita Pāda Aṅguṣṭa Āsana - 8 Atemzüge, B.K. 5 s

Varianten von Sarvānga Āsana:

- Dvi Pāda Ākuñcana Āsana - 1-mal
- Ākuñcana Āsana Parivṛtti - 1-mal
- Prasārita Sarvānga Āsana - 1-mal
- Pārśva Eka Pāda Sarvānga Āsana - 1-mal
- Ardha Padma Ākuñcana Āsana - 3-mal

Vasiṣṭha Āsana - 2 Atemzüge

Ardha Matsyendra Āsana Nr. 2 - 6 Atemzüge

Bastri - 30 Runden oder mehr, dann Nāḍi Śodhana (Abhyantara Vṛtti) - 6 Runden, Einatmung Konzentration *Nāsāgra* bis *Hṛdaya*, A.K. 5 s oder 10 s, Ausatmung Konzentration *Hṛdaya*

Sitzen bleiben, Konzentration *Hṛdaya* für etwa 2 Minuten

Beispiel 58

In Paścimatāna Āsana, Kapāla Bhāti - 12 Atemzüge, dann Ujjāyi - 4 Atemzüge, B.K. 5 s, Konzentration *Nābhi* - 3-mal

Prasārita Pāda Utthāna Āsana - 6 Atemzüge

Sarvānga Āsana - 12 Atemzüge

Śīrṣa Āsana - 12 Atemzüge oder Supta Pāda Aṅguṣṭa Āsana - 12 Atemzüge, B.K. 5 s

Sarvānga Āsana - 12 Atemzüge

Uṣṭra Āsana - 3 Atemzüge

Ardha Matsyendra Āsana Nr. 2 - 3 Atemzüge

Parivṛtta Paścimatāna Āsana - 3 Atemzüge

Bastri - 30 Runden, dann Nāḍi Śodhana - 8 Runden, Konzentration *Hṛdaya*

Sitzen bleiben, Konzentration *Hṛdaya* für etwa 2 Minuten

Kapitel 8
„Life Saving Sessions“

Für die Hindus ist der Begriff der Seele immer mit Gott verbunden. Seine Seele zu retten bedeutet, sie aus der Knechtschaft zu befreien und als Konsequenz daraus die Befreiung aus dem Zyklus der Wiedergeburten zu erlangen (*mokṣa*). Mein Vater war sich nicht sicher, ob die Menschen aus dem Abendland dieselbe Vorstellung von der Seele haben. Er wusste, dass ihnen viel mehr daran gelegen ist, ihr Leben zu retten als ihre Seele. Obwohl die Angst vor dem Tod bei den Hindus existiert, mildert die Sorge um die Befreiung ihrer Seele diese Angst.

Obwohl mein Vater niemals seinen Schülern seine religiösen Überzeugungen aufdrängte, hatte er die Gabe, sie anzuregen, dem Höchsten entgegenzustreben. Um seine abendländischen Schüler zu ermutigen, ihren spirituellen Weg zu entdecken und fortzusetzen, nannte er einige seiner praktischen Reihen **„Life Saving Sessions“**. Für seine hinduistischen Schüler nannte er sie *Atma Shuddi Krama*, da sie die Bedeutung dieses Sanskrit-Ausdrucks kannten.

Das Praktizieren dieser Reihen erlaubt es den Menschen aus dem Abendland, die Vorstellung von der Seele zu erwecken und zu entwickeln.

Beispiel 1

In Ananta Āsana, Konzentration *Nāsāgra*, dann Ujjāyi Anuloma - 6 Runden

Baddha Koṇa Āsana - 6 Atemzüge, Konzentration *Kaṇṭha*

Bhujanga Āsana - 3-mal

Sarvānga Āsana - 12 Atemzüge

Utthita Pāda Aṅguṣṭa Āsana - 6 Atemzüge, Konzentration *Kaṇṭha*

Sarvānga Āsana - 6 Atemzüge

Paścimatāna Āsana - 6 Atemzüge, Konzentration *Kaṇṭha*

Ujjāyi Viloma - 6 Runden

Beispiel 2

Ujjāyi Viloma - 6 Runden

Sitzen, Konzentration *Nāsāgra*, normale Atmung

Taṭāka Mudrā - 8 Atemzüge, Konzentration *Kaṇṭha*

Bhujanga Āsana - 3 Atemzüge

Sarvānga Āsana - 12 Atemzüge

Baddha Koṇa Āsana - 8 Atemzüge, A.K. 5 s, Konzentration *Nāsāgra*

Sarvānga Āsana - 8 Atemzüge

Paścimatāna Āsana - 8 Atemzüge, Konzentration *Kaṇṭha*

Sitzen, Konzentration *Tāraka* (etwa eine Minute)

Nāḍi Śodhana - 6 Runden

Beispiel 3

Śītalī 2. Technik - 12 Atemzüge, B.K. 5 s

Maha Mudrā - 6 Atemzüge, B.K. 5 s, Konzentration *Kaṇṭha*

Bhujanga Āsana - 3 Atemzüge

Sarvānga Āsana - 12 Atemzüge

Śīrṣa Āsana - 12 Atemzüge oder Utthita Pāda Aṅguṣṭa Āsana - 6 Atemzüge, B.K. 5 s

Sarvānga Āsana - 12 Atemzüge

Bhujanga Āsana - 3 Atemzüge, Konzentration *Bhrūmadhya*

Baddha Koṇa Āsana - 6 Atemzüge, Konzentration *Nābhi*

Nāḍi Śodhana - 6 Runden, Einatmung so lang wie möglich, Konzentration *Nābhi*

Sitzen bleiben, Konzentration *Nābhi* für etwa

1 Minute

Beispiel 4

Kapāla Bhāti - 24 Atemzüge, dann Ujjāyi Anuloma - 6 Runden

Matsya Āsana - 3 Atemzüge oder Supta Parvata Āsana
6 Atemzüge, B.K. 5 s

Bhujanga Āsana - 3 Atemzüge, Konzentration *Tāraka*

Sarvānga Āsana - 12 Atemzüge

Śīrṣa Āsana - 6 oder 12 Atemzüge oder Baddha Koṇa Āsana - 12 Atemzüge, Einatmung Konzentration *Kaṇṭha*, Ausatmung Konzentration *Nābhi*

Sarvānga Āsana - 8 Atemzüge

Maha Mudrā - 6 Atemzüge, Konzentration *Kaṇṭha*

Paścimatāna Āsana - 8 Atemzüge, Konzentration *Nābhi*

Khecharī Mudrā - 6 Atemzüge

Nāḍi Śodhana - 6 Runden, A.K. 5 s, Konzentration *Hṛdaya*

Sitzen bleiben, Konzentration *Nābhi* für etwa 1 Minute

Beispiel 5

Kapāla Bhāti - 16 oder 24 Atemzüge, dann Ujjāyi Anuloma - 8 Runden

Matsya Āsana - 3 Atemzüge oder Supta Parvata Āsana - 6 Atemzüge, B.K. 5 s

Bhujangi Mudrā - 3 Atemzüge, Konzentration *Bhrūmadhya*

Sarvānga Āsana - 12 Atemzüge, Konzentration *Kaṇṭha*

Śīrṣa Āsana - 12 Atemzüge, Konzentration *Kaṇṭha* oder Utthita Pada Aṅguṣṭa Āsana - 8 Atemzüge, B.K. 5 s, Konzentration *Bhrūmadhya*

Sarvānga Āsana - 8 Atemzüge, A. K. 3 s, Konzentration *Kaṇṭha*

Khecari Mudrā - 6 Atemzüge

Bastri - 30 Runden oder mehr, dann Nāḍi Śodhana - 6 Runden, A. K. 5 s, Konzentration *Hṛdaya*

Sitzen bleiben, Konzentration *Hṛdaya* für etwa

1 Minute

Beispiel 6

Bastri - 30 Runden oder mehr, dann Śītalī, 2. Technik - 6 Runden

Taṭāka Mudrā - 12 Atemzüge, Einatmung Konzentration *Pāda aṅguṣṭa* bis *Śīrṣa*, Ausatmung Konzentration *Kaṇṭha*

Maha Mudrā - 6 Atemzüge, B.K. 5 s, Konzentration *Kaṇṭha*

Bhujangi Mudrā - 3 Atemzüge, Konzentration *Bhrūmadhya*

Sarvānga Āsana - 12 Atemzüge

Śīrṣa Āsana - 12 Atemzüge oder Utthita Pāda Aṅguṣṭa Āsana - 6 Atemzüge, B.K. 5 s

Sarvānga Āsana - 12 Atemzüge

Bhujanga Āsana - 3 Atemzüge, Konzentration *Kaṇṭha*

Paścimatāna Āsana - 6 Atemzüge, Einatmung Konzentration *Mūla* bis *Śīrṣa*, Ausatmung Konzentration *Kaṇṭha*

Nāḍi Śodhana - 6 Runden, Einatmung so lang wie möglich, Konzentration *Hṛdaya*

Sitzen bleiben, Konzentration *Hṛdaya* für etwa

1 Minute

Beispiel 7

Bastri - 30 Runden, dann Śītalī, 2. Technik

- 6 Runden, A. K. 5 s

Maha Mudrā - 6 Atemzüge, B. K. 5 s, Konzentration *Nāsāgra*

Śīrṣa Āsana - 12 Atemzüge oder Baddha Koṇa Āsana (Rücken an der Wand) - 12 Atemzüge, Einatmung Konzentration *Mūla* bis *Śīrṣa*, Ausatmung Konzentration *Nābhi*

Sarvānga Āsana - 16 Atemzüge

Bhujangi Mudrā - 3 Atemzüge

Paśсimatāna Āsana - 6 Atemzüge, Konzentration *Kaṇṭha Kūpa*

Khecari Mudrā - 6 Atemzüge

Bastri - 30 Runden oder mehr, dann Nāḍi Śodhana - 6 Runden, B.K. 5 s, Konzentration *Hṛdaya*

Sitzen bleiben und den mentalen Zustand halten

Beispiel 8

Kapāla Bhāti - 24 Atemzüge, dann Ujjāyi Anuloma - 6 Runden, A.K. 5 s, Konzentration *Kaṇṭha*

Maha Mudrā - 6 Atemzüge, B.K. 5 s, Konzentration *Kaṇṭha*

Bhujanga Āsana - 3 Atemzüge

Sarvānga Āsana - 12 Atemzüge

Śīrṣa Āsana - 12 Atemzüge oder Utthita Pāda Aṅguṣṭa Āsana - 6 Atemzüge, B.K. 5 s

Sarvānga Āsana - 12 Atemzüge

Bhujanga Āsana - 3 Atemzüge, Konzentration *Kaṇṭha*

Paśсimatāna Āsana - 6 Atemzüge, Einatmung Konzentration *Mūla* bis *Śīrṣa*, Ausatmung Konzentration *Kaṇṭha*

Khecari Mudrā - 6 Atemzüge

Sūrya Bhedana (1. Technik) - 6 Runden, Einatmung Konzentration *Hṛdaya*, Ausatmung Konzentration *Nābhi*

Sitzen bleiben, Konzentration *Nābhi* für etwa

1 Minute

Beispiel 9

Aśvinī Mudrā (1. Technik)

Maha Mudrā - 6 Atemzüge, B. K. 5 s, Konzentration *Nāsāgra*

Śīrṣa Āsana - 12 Atemzüge oder Baddha Koṇa Āsana (Rücken an der Wand) – 12 Atemzüge, Einatmung Konzentration *Mūla* bis *Śīrṣa*, Ausatmung Konzentration *Nābhi*

Sarvānga Āsana - 16 Atemzüge

Bhujangi Mudrā - 3 Atemzüge

Paśсimatāna Āsana - 6 Atemzüge, A.K. 5 s, Konzentration *Kaṇṭha Kūpa*

Bastri - 30 Runden oder mehr, dann Nāḍī Śodhana - 6 Runden, B.K. 5 s, Konzentration *Hṛdaya*

Sitzen bleiben und den mentalen Zustand halten

Beispiel 10

Maha Bandha - 24 Atemzüge, dann Ujjāyi Anuloma - 6 Runden, A.K. 5 s (in Baddha Koṇa Āsana)

Paśсimatāna Āsana - 6 Atemzüge, A.K. 5 s, Konzentration *Nābhi*

Bhujangi Mudrā - 3 Atemzüge

Sarvānga Āsana - 12 Atemzüge

Śīrṣa Āsana - 12 Atemzüge oder Baddha Koṇa Āsana - 12 Atemzüge, Konzentration *Nābhi*

Hala Āsana - 3 Atemzüge

Maha Mudrā - 8 Atemzüge, Konzentration *Nābhi*

Sitzen bleiben in Ananta Āsana, Konzentration *Lalāṭa* (etwa 1 Minute)

Bastri - 30 Runden, dann Sūrya Bhedana (2. Technik) - 3 Runden

Bastri - 30 Runden, dann Sūrya Bhedana (2. Technik) - 3 Runden

Sitzen bleiben, Konzentration *Lalāṭa* für etwa

1 Minute

Beispiel 11

Kapāla Bhāti - 24 Atemzüge, dann Ujjāyi Anuloma - 3 Runden, A.K. 5 s, Konzentration *Kaṇṭha*

Kapāla Bhāti - 24 Atemzüge, dann Ujjāyi Anuloma - 3 Runden, A.K. 5 s, Konzentration *Kaṇṭha*

Aśvinī Mudrā (2. Technik)

Bhujanga Āsana - 3 Atemzüge

Sarvānga Āsana - 12 Atemzüge

Śīrṣa Āsana - 12 Atemzüge oder Baddha Koṇa Āsana - 12 Atemzüge, Konzentration *Nābhi*

Hala Āsana - 3 Atemzüge

Maha Mudrā - 8 Atemzüge, Konzentration *Bhrūmadhya*

Khecari Mudrā - 6 Atemzüge

Bastri - 30 Runden, dann Sama Vṛtti (Nāḍi Śodhana) - 3 Runden

Bastri - 30 Runden, dann Sama Vṛtti (Nāḍi Śodhana) - 3 Runden

Sitzen bleiben, Konzentration *Hṛdaya* für etwa 2 Minuten

Kapitel 9
Beispiele für Prāṇāyāma Praxisreihen

Beispiel 1

Taṭāka Mudrā - 12 Atemzüge, Konzentration *Kaṇṭha*

Ujjāyi Anuloma - 6 Runden, Einatmung Konzentration *Kaṇṭha*

Ujjāyi Viloma - 6 Runden, Ausatmung Konzentration *Kaṇṭha*

Ujjāyi Viloma - 6 Runden, Konzentration *Nābhi*

Nāḍi Śodhana - 6 Runden, Konzentration *Nābhi*

Sitzen bleiben, Konzentration *Nābhi* für etwa 1 Minute

Beispiel 2

Taṭāka Mudrā - 12 Atemzüge

Śītalī, 2. Technik - 6 Runden

Kapāla Bhāti - 24 Atemzüge, dann Ujjāyi Anuloma - 6 Runden, A.K. 3 s

Kapāla Bhāti - 24 Atemzüge, dann Ujjāyi Viloma - 6 Runden, B.K. 3 s

Nāḍi Śodhana - 6 Runden (wenn möglich 8 Runden)

Sitzen bleiben, Konzentration *Kaṇṭha* für etwa 2 Minuten

Beispiel 3

Vajra Āsana - 12 Atemzüge, Konzentration *Nāsāgra*

Taṭāka Mudrā - 12 Atemzüge, Konzentration *Kaṇṭha*

Kapāla Bhāti - 12 Atemzüge, dann Ujjāyi Viloma - 6 Runden, Einatmung Konzentration *Kaṇṭha*, Ausatmung Konzentration *Nāsāgra*

Baddha Koṇa Āsana - 12 Atemzüge, B.K. 5 s, Einatmung Konzentration *Bhrūmadhya*, Ausatmung Konzentration *Nābhi*

In Padma Āsana, Konzentration *Nāsāgra* etwa 2 Minuten, dann

Nāḍi Śodhana - 6 Runden

Sitzen bleiben für etwa 2 Minuten und den mentalen Zustand halten

Beispiel 4

Vajra Āsana oder Padma Āsana - 6 Atemzüge, Konzentration *Nāsāgra*

Taṭāka Mudrā - 12 Atemzüge, Einatmung Konzentration *Mūla* bis *Kaṇṭha*, Ausatmung

Konzentration *Kaṇṭha*

Kapāla Bhāti - 32 Atemzüge, dann Ujjāyi Anuloma - 6 Runden, Einatmung Konzentration *Kaṇṭha*, Ausatmung Konzentration *Nābhi*

Vajra Āsana oder Baddha Koṇa Āsana

- 12 Atemzüge, B.K. 5 s, Einatmung Konzentration *Mūla* bis *Kaṇṭha*, Ausatmung Konzentration *Nābhi*

In Padma Āsana, Konzentration *Tāraka*

Nāḍi Śodhana - 6 Runden, Einatmung Konzentration *Nābhi* bis *Kaṇṭha*, Ausatmung Konzentration *Hṛdaya*

Nāḍi Śodhana - 6 Runden, Konzentration *Hṛdaya*

Sitzen bleiben, Konzentration *Hṛdaya* für etwa 2 Minuten

Beispiel 5

Kapāla Bhāti - 24 Atemzüge, dann Ujjāyi Anuloma - 6 Runden, A.K. 5 s

In Ananta Āsana, Kapāla Bhāti - 16 Atemzüge, dann Ujjāyi Viloma - 6 Runden, B.K. 5 s

Baddha Koṇa Āsana - 6 Atemzüge, Konzentration *Kaṇṭha*

In Vajra Āsana oder Padma Āsana, Konzentration *Nāsāgra* - 12 Atemzüge Ujjāyi

Nāḍi Śodhana - 6 Runden

In Padma Āsana, Konzentration *Bhrūmadhya* - 6 Atemzüge Ujjāyi

Nāḍi Śodhana - 6 Runden, Konzentration *Lalāṭa*

Sitzen bleiben für etwa 2 Minuten

Beispiel 6

Taṭāka Mudrā - 12 Atemzüge, B.K. 5 s, Einatmung Konzentration *Mūla* bis *Śīrṣa*, Ausatmung Konzentration *Kaṇṭha*

Śītalī, 2. Technik - 12 Atemzüge

Kapāla Bhāti - 24 Atemzüge, dann Ujjāyi Anuloma - 6 Runden, A.K. 5 s

Kapāla Bhāti - 24 Atemzüge, dann Ujjāyi Viloma - 6 Runden, B.K. 5 s, Einatmung Konzentration *Mūla* bis *Śīrṣa*, Ausatmung Konzentration *Kaṇṭha*

Nāḍi Śodhana - 6 Runden, Einatmung Konzentration *Mūla* bis *Śīrṣa*, Ausatmung, Konzentration *Hṛdaya*

Sitzen bleiben, Konzentration *Hṛdaya* für etwa 2 Minuten

Beispiel 7

Taṭāka Mudrā - 12 Atemzüge, Einatmung Konzentration *Kaṇṭha*, Ausatmung Konzentration *Nābhi*

In Padma Āsana oder Vajra Āsana, Konzentration *Nāsāgra*

Kapāla Bhāti - 16 Atemzüge, dann Ujjāyi Viloma - 6 Runden, Einatmung Konzentration *Bhrūmadhya*, Ausatmung Konzentration *Kaṇṭha*

Kapāla Bhāti - 12 Atemzüge, dann Ujjāyi - 4 Atemzüge, Einatmung so lang wie möglich, Konzentration *Kaṇṭha*

Kapāla Bhāti - 12 Atemzüge, dann Ujjāyi - 8 Atemzüge, Einatmung so lang wie möglich, Konzentration *Kaṇṭha Kūpa*

In Padma Āsana, Konzentration *Lalāṭa*, dann Bastri - 30 Runden, dann

Nāḍi Śodhana - 6 Runden, Konzentration *Hṛdaya*

Sitzen bleiben, Konzentration *Kaṇṭha* für etwa 2 Minuten

Beispiel 8

Taṭāka Mudrā - 12 Atemzüge, B.K. 5 s, Einatmung Konzentration *Mūla* bis *Śīrṣa*, Ausatmung Konzentration *Kaṇṭha*

Kapāla Bhāti - 24 Atemzüge, dann Ujjāyi Anuloma - 6 Runden, A.K. 5 s

Kapāla Bhāti - 24 Atemzüge, dann Ujjāyi Viloma - 6 Runden, B.K. 5 s, Einatmung Konzentration *Mūla* bis *Śīrṣa*, Ausatmung Konzentration *Kaṇṭha*

Nāḍi Śodhana (Abhyantara Vṛtti) - 6 Runden, Einatmung Konzentration *Nāsāgra* bis *Hṛdaya*, Ausatmung Konzentration *Hṛdaya*

Sitzen bleiben, Konzentration *Hṛdaya* für etwa 1 Minute

Beispiel 9

Taṭāka Mudrā - 12 Atemzüge, B.K. 5 s, Einatmung Konzentration *Mūla* bis *Bhrūmadhya*, Ausatmung Konzentration *Kaṇṭha*

Kapāla Bhāti - 24 Atemzüge, dann Ujjāyi Anuloma - 8 Runden, A.K. 5 s (erhöhen Sie jede Woche A.K. um 1 s, bis auf 10 s)

In Ananta Āsana, Kapāla Bhāti - 16 Atemzüge, dann Ujjāyi Viloma - 8 Runden, B.K. 5 s

Bastri - 30 Runden oder mehr, dann Nāḍi Śodhana (Abhyantara Vṛtti) - 6 Runden, A.K. 5 s, Einatmung Konzentration Nasagra bis *Hṛdaya* und Ausatmung Konzentration *Hṛdaya*

Sitzen bleiben, Konzentration *Hṛdaya* für etwa 2 Minuten

Beispiel 10

In Ananta Āsana oder Padma Āsana, Konzentration *Nāsāgra* - 12 Atemzüge

Kapāla Bhāti - 32 oder 64 Atemzüge, dann Ujjāyi Anuloma - 8 Runden, A.K. 5 s, Einatmung Konzentration *Kaṇṭha*, Ausatmung Konzentration *Kaṇṭha Kūpa*

Ujjāyi Pratiloma - 4 Runden

Bastri - 30 oder 60 Runden, dann Nāḍī Śodhana - 8 Runden, A.K. 5 s oder 10 s

Bastri - 30 oder 60 Runden, dann Nāḍī Śodhana (Sūrya Bhedana) - 6 Runden, Ausatmung doppelt so lang wie Einatmung, Konzentration *Hṛdaya*

Nāḍi Śodhana - 6 Runden

Sitzen bleiben, Konzentration *Hṛdaya* für etwa 2 Minuten

Beispiel 11

Kapāla Bhāti - 16 oder 24 Atemzüge, dann Ujjāyi Anuloma - 6 Runden, B.K. 5 s

Taṭāka Mudrā - 12 Atemzüge, B.K. 5 s, Einatmung Konzentration *Pāda aṅguṣṭa* bis *Śīrṣa*, Ausatmung Konzentration *Kaṇṭha*

In Ananta Āsana - Ujjāyi 12 Atemzüge, Einatmung Konzentration *Mūla* bis *Śīrṣa*, Ausatmung Konzentration *Nāsāgra*

Sitzen, Konzentration *Nāsāgra* (etwa 1 Minute)

Bastri - 30 Runden, dann Sūrya Bhedana (Nāḍi Śodhana) - 3 Runden, Einatmung 5 s oder 8 s, Konzentration *Kaṇṭha Kūpa*, Ausatmung 10 s oder 16 s, Konzentration *Hṛdaya* - 2-mal wiederholen

Bastri - 30 Runden, dann Nāḍi Śodhana - 6 Runden, Konzentration *Hṛdaya*

Sitzen bleiben, Konzentration *Hṛdaya* für etwa 2 Minuten

Beispiel 12

Bastri - 30 Runden oder mehr, dann Shītali - 12 Atemzüge, B.K. 5 s

Taṭāka Mudrā - 12 Atemzüge, B.K. 5 s, Einatmung Konzentration *Pāda aṅguṣṭa* bis *Śīrṣa*, Ausatmung Konzentration *Kaṇṭha*

In Ananta Āsana - 12 Atemzüge, Einatmung Konzentration *Mūla* bis *Śīrṣa*, Ausatmung Konzentration *Nāsāgra*

Sitzen, Konzentration tāraka (etwa 1 Minute)

Bastri - 30 Runden, dann Sūrya Bhedana (Nāḍi Śodhana) - 3 Runden, Einatmung 5 oder 8 s, Konzentration *Kaṇṭha Kūpa*, Ausatmung 10 s oder 16 s, Konzentration *Hṛdaya* - 2-mal wiederholen

Bastri - 30 Runden, dann Nāḍi Śodhana - 6 Runden, Konzentration *Hṛdaya*

Sitzen bleiben, Konzentration *Hṛdaya* für etwa 2 Minuten

Beispiel 13

Kapāla Bhāti - 16 oder 24 Atemzüge, dann Ujjāyi Viloma - 6 Runden, B.K. 5 s

Taṭāka Mudrā - 12 Atemzüge, B.K. 5 s, Einatmung Konzentration *Pāda aṅguṣṭa* bis *Śīrṣa*, Ausatmung Konzentration *Kaṇṭha*

In Vajra Āsana - 12 Atemzüge, Einatmung Konzentration *Mūla* bis *Śīrṣa*, Ausatmung Konzentration *Nāsāgra*

Sitzen, Konzentration *Tāraka* (1 Minute)

Bastri - 30 Runden, dann Sūrya Bhedana (Nāḍi Śodhana) - 3 Runden, Einatmung 5 s oder 8 s, Konzentration *Kaṇṭha Kūpa*, Ausatmung 10 s oder 16 s, Konzentration *Hṛdaya* - 2-mal wiederholen

Bastri - 30 Runden, dann Nāḍi Śodhana - 6 Runden, Konzentration *Hṛdaya*

Sitzen bleiben, Konzentration *Tāraka* für etwa 2 Minuten

Kapitel 10
Beispiele für Praxisreihen bei Vollmond und bei Neumond

Beispiel 1 (der Tag des Neumondes)

Nach Osten ausgerichtet:
- Bastri - 30 Runden dann
- Nāḍi Śodhana - 6 Runden

Nach Süden ausgerichtet:
- Bastri - 30 Runden dann
- Nāḍi Śodhana - 6 Runden

Nach Osten ausgerichtet:
- Bastri - 30 Runden dann
- Nāḍi Śodhana - 6 Runden, Konzentration *Hṛdaya*

Nach Süden ausgerichtet:
- Stehen und Gebet zu den Ahnen

Beispiel 2 (der Tag des Neumondes)

Nach Osten ausgerichtet:
- Bastri - 30 Runden, dann
- Nāḍi Śodhana - 6 Runden

Nach Süden ausgerichtet:
- Bastri - 30 Runden, dann
- Nāḍi Śodhana - 6 Runden

2-mal wiederholen

Nach Osten ausgerichtet:
- Bastri - 30 Runden, dann
- Nāḍi Śodhana - 6 Runden, Konzentration *Hṛdaya*

Nach Süden ausgerichtet:
- Gebet zu den Ahnen

Beispiel 3 (der Tag des Vollmondes, nach Osten ausgerichtet)

Gebet

Bastri - 30 Runden, dann

Nāḍi Śodhana - 6 Runden, Konzentration *Hṛdaya*

Nāḍī Śodhana - 6 Runden (Sūrya Bhedana 1. Technik), Einatmung 5 s oder 8 s, Konzentration *Nāsāgra*, Ausatmung 10 s oder 16 s, Konzentration *Hṛdaya*

Bastri - 30 Runden, dann

Nāḍi Śodhana - 6 Runden, Konzentration *Hṛdaya*

Bastri - 30 Runden, dann

Nāḍi Śodhana - 6 Runden

Gebet

Beispiel 4 (der Tag des Vollmondes, nach Osten ausgerichtet)

Gebet

Bastri - 30 Runden, dann

Abhyantara Vṛtti - 6 Runden, dann Sama Vṛtti - 6 Runden

Bastri – 30 Runden, dann

Nāḍī Śodhana - 6 Runden Konzentration *Lalāṭa*,

Bastri - 30 Runden, dann Nāḍi Śodhana - 6 Runden, Konzentration *Hṛdaya*

Gebet

Bemerkung: Keine Rückenlage am Ende dieser Reihen einnehmen.

Kapitel 11
Einblick in die Praxisreihen meines Vaters

Kapāla Bhāti - 32 Atemzüge
Ujjāyi Anuloma - 6 Runden, A.K. 5 s, Konzentration *Kaṇṭha*
Utthita Pāda Aṅguṣṭa Āsana - 6 Atemzüge, B.K. 5 s, Konzentration *Bhrūmadhya*
Supta Parvata Āsana - 6 Atemzüge, B.K. 5 s, Einatmung Konzentration *Mūla* bis *Kaṇṭha*, Ausatmung Konzentration *Kaṇṭha*
Bhujanga Āsana - 3 Atemzüge, Konzentration *Bhrūmadhya*
Sarvānga Āsana - 12 Atemzüge, Konzentration *Kaṇṭha*
Śīrṣa Āsana - 12 Atemzüge, Konzentration *Lalāṭa*
Ardha Padma Hala Āsana – 3 Atemzüge
Hala Āsana – 3 Atemzüge
Karṇa Pīḍa Āsana - 3 Atemzüge
Adho Mukha Padma Āsana - 3 Atemzüge, Konzentration *Kaṇṭha*
Ardha Baddha Padma Paścimatāna Āsana - 3 Atemzüge, Einatmung Konzentration *Nābhi*, Ausatmung Konzentration *Kaṇṭha*
Baddha Koṇa Āsana - 12 Atemzüge, Einatmung Konzentration *Mūla* bis *Śīrṣa*, Ausatmung Konzentration *Mūla*
Bastri - 60 Runden
Nāḍi Śodhana - 6 Runden, Abhyantara Vṛtti

Kapāla Bhāti - 32 Atemzüge
Ujjāyi Anuloma - 6 Runden, B.K. 5 s, Konzentration *Nābhi*
Bhagīratha Āsana - 6 Atemzüge, Konzentration *Nāsāgra*
Ardha Padma Apāna Āsana - 3 Atemzüge B.K. 5 s
Eka Pāda Dhanura Āsana - 3-mal
Sarvānga Āsana - 12 Atemzüge, Konzentration *Kaṇṭha*
Śīrṣa Āsana - 12 Atemzüge, Konzentration *Lalāṭa*
Ūrdhva Mukha Padma Āsana – 3 Atemzüge
Piṇḍa Āsana - 3 Atemzüge
Dhanura Āsana - 3 Atemzüge, Konzentration *Kaṇṭha*
Ardha Matsyendra Āsana Nr. 1 - 3 Atemzüge, Konzentration *Nāsāgra*
Ākarṇa Dhanura Āsana - 3 Atemzüge, Konzentration *Tāraka*
Bastri - 60 Runden
Nāḍi Śodhana - 6 Runden, Abhyantara Vṛtti

Kapāla Bhāti - 32 Atemzüge
Ujjāyi Viloma - 6 Runden, B.K. 5 s, Einatmung Konzentration *Nābhi*, Ausatmung Konzentration *Mūla*
Vīra Bhadra Āsana - 3 Atemzüge, Konzentration *Tāraka*
Utthāna Pāda Āsana - 3 Atemzüge, Konzentration *Kaṇṭha*
Śvāna Āsana - 1Atemzug
Sarvānga Āsana - 12 Atemzüge, Konzentration *Kaṇṭha*
Śīrṣa Āsana - 12 Atemzüge, Konzentration *Lalāṭa*
Variationen von Sarvānga Āsana
- Eka Pāda Sarvānga Āsana – 1-mal im Wechsel
- Ardha Padma Ākuñcana Āsana – 1-mal
- Pārśva Eka Pāda Sarvānga Āsana – 1-mal
- Ākuñcana Āsana – 1 Atemzug

Śalabha Āsana - 3 Atemzüge
Marīcya Āsana Nr. 2 - 3 Atemzüge, Konzentration *Nāsāgra*
Bastri - 60 Runden
Nāḍi Śodhana - 6 Runden, Abhyantara Vṛtti

Kapāla Bhāti - 64 Atemzüge
Ujjāyi Anuloma - 6 Runden A.K. 10 s
Bastri - 30 Runden
Nāḍi Śodhana (Sama Vṛtti) - 8 Runden, Konzentration *Hṛdaya*
Bastri - 60 Runden
Sūrya Bhedana (Nāḍi Śodhana) - 6 Runden, Einatmung 1 *Gāyatrī,*[1] A.K. 4 *Gāyatrī*, Ausatmung 2 *Gāyatrī*, Konzentration *Hṛdaya*
Bastri - 60 Runden
Nāḍi Śodhana - 6 Runden, Konzentration *Hṛdaya* (mentale Rezitation des *Viṣṇu Gāyatrī*[2] während Nāḍi Śodhana)

Bastri - 60 Runden
Śītalī 12 Atemzüge
Utthita Trikoṇa Āsana Nr. 2 - 3 Atemzüge
Supta Parivṛtta Pārśva Eka Pāda Āsana - 3 Atemzüge
Bhujanga Āsana (mit gebeugten Beinen) - 3 Atemzüge, Konzentration *Kaṇṭha*
Sarvānga Āsana - 12 Atemzüge, Konzentration *Kaṇṭha*
Śīrṣa Āsana - 12 Atemzüge, Konzentration *Lalāṭa*
Sarvānga Āsana -12 Atemzüge, Konzentration *Kaṇṭha*
Adho Mukha Padma Āsana - 3 Atemzüge, Konzentration *Kaṇṭha*
Uṣṭra Āsana - 3 Atemzüge
Bhāradvāja Āsana - 3 Atemzüge, Konzentration *Kaṇṭha*
Bastri - 60 Runden
Nāḍi Śodhana - 6 Runden, Abhyantara Vṛtti

Kapālabhāti - 64 Atemzüge
Ujjāyi Anuloma - 8 Runden A.K. 5 s
Matsya Āsana - 3 Atemzüge, Konzentration *Kaṇṭha*
Bhujanga Āsana - 3 Atemzüge, Konzentration *Bhrūmadhya*
Sarvānga Āsana - 16 Atemzüge, Konzentration *Kaṇṭha*
Śīrṣa Āsana - 16 Atemzüge B.K. 5 s, Konzentration *Lalāṭa*
Sarvānga Āsana - 16 Atemzüge, Konzentration *Kaṇṭha*
Maha Mudrā - 12 Atemzüge, B.K. 5 s, Konzentration *Bhrūmadhya*
Paścimatāna Āsana - 12 Atemzüge, B.K. 5 s, Einatmung Konzentration *Bhrūmadhya*, Ausatmung Konzentration *Nābhi*
Nāḍi Śodhana - 6 Runden, A. K. 5 s, Abhyantara Vṛtti

---

[1] *Om bhur bhuva swaha, tat savitur varenyam bhargo devasya dhīmahi, dhiyo yo nah prachodayat.*
[2] *Om Nārāyaṇnāya vidmahe vāsudevaya dhīmahi tanno Viṣṇuh prachodayat, Om Namo Nārāyaṇāya.*

Kapitel 12
Die Früchte der Āsanas

Die für die *āsanas* angegebenen „**Früchte**" sind das Ergebnis von Beobachtungen, welche mein Vater von 1936 bis zu seinem Scheiden von dieser Welt im Jahre 1989 in seinem Unterricht festgestellt hat.

Ich erhielt diese Lehre von meinem Vater und benutzte dieselben Angaben, seit ich 1957 zu unterrichten begann; diese Angaben verwende ich auch heute noch. Ich stellte ebenfalls fest, dass meine Schüler durch die Praxis der *āsanas*, sowohl in Indien als auch in Europa in den Genuss derselben „**Früchte**" kamen, die von meinem Vater festgestellt worden waren.

Diese „**Früchte**" sind nicht das Ergebnis einer wissenschaftlichen Untersuchung, sondern sind das Ergebnis langjähriger Erfahrungen, die auf den Indikationen traditioneller in Sanskrit geschriebener Yogawerke basieren und welche die Terminologie der indischen Medizin verwenden.

Ich habe mir erlaubt, einige Modifikationen in diese traditionelle Sprache zu bringen, um das Verständnis zu erleichtern und uns für die Leser des 21. Jahrhunderts verständlich auszudrücken, welche die technischen Begriffe der indischen Sprache nicht kennen.

Im Voraus entschuldige ich mich für eventuell vorkommende Fehler, welche die verwendeten technischen Begriffe betreffen, und erbitte die Nachsicht der Spezialisten.

Die angegebenen „Früchte" sind nicht vollständig. Ich bin überzeugt, dass die dargestellten *āsanas* einen viel größeren Wirkungsradius haben, als er in den Techniken beschrieben wird.

Zum Wohle aller wäre es interessant, wenn eine auf diesen Parametern basierende wissenschaftliche Untersuchung durchgeführt und einer breiteren Öffentlichkeit zugänglich gemacht würde.

Mehrere meiner Schüler waren gerne bereit, ihren Beitrag zu den veröffentlichten Aufnahmen zu leisten. Zur Zeit unserer Aufnahmen litten einige von ihnen aufgrund ihres Gesundheitszustandes oder eines Unfalls an Einschränkungen. Wir möchten so möglichst vielen zeigen, dass diese *āsanas* allen möglich sind – Männern, Frauen, Kindern, Jugendlichen, älteren Menschen, Schwangeren, Menschen mit motorischen Schwierigkeiten…

Wir empfehlen unseren Lesern jedoch dringend, vor der Praxis von Yoga die Meinung ihres behandelnden Arztes einzuholen. Ebenso raten wir von der Praxis der Yogadisziplin ohne die Unterstützung eines ausgebildeten Yogalehrers ab.

Kapitel 13
Steckbriefe der Āsanas

Adho Mukha Baddha Koṇa Āsana

Adha (*adho*) = nach unten, *mukha* = das Gesicht, *baddha* = verbinden, *koṇa* = der Winkel, das Becken.

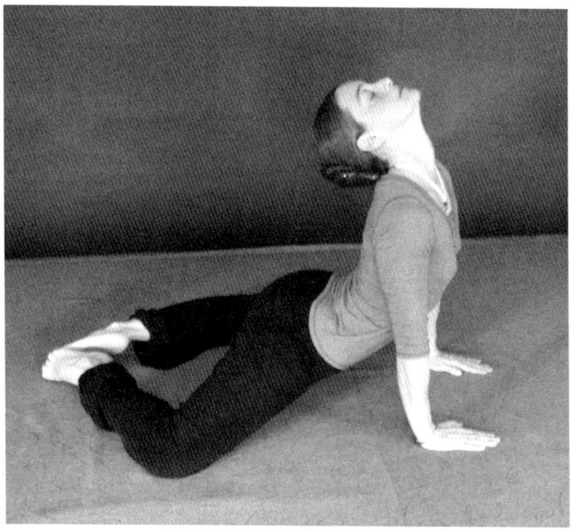

Abb. 35 Adho Mukha Baddha Koṇa Āsana (Estelle)

Technik

Legen Sie sich auf den Bauch, die Stirn auf den Boden. Setzen Sie die Handflächen auf Höhe der unteren Rippen auf den Boden, die Finger in Richtung Kopf. Die Ellbogen sind gebeugt und so dicht wie möglich am Körper, die Beine liegen ausgestreckt nebeneinander, die Augen sind geschlossen. Grätschen Sie die beiden gestreckten Beine weit. Beugen Sie die Beine, und legen Sie die Fußsohlen zusammen. Halten Sie die Füße am Boden oder heben Sie sie leicht an.

Einatmung: Durch Druck auf die Hände strecken Sie die Arme, heben Sie dabei den Kopf, die Schultern, den Oberkörper, das Becken und den oberen Teil der Oberschenkel. Halten Sie die Knie am Boden, und lassen Sie die Oberschenkel sinken. Versuchen Sie, die Füße zum Boden zu bringen.

Halten Sie das Āsana für 3 Atemzüge *Ujjāyi*.

Ausatmung: Beugen Sie die Arme, halten Sie die Ellbogen dicht am Körper, und legen Sie nacheinander Oberschenkel, Becken, Oberkörper, Schultern und zuletzt die Stirn auf den Boden. Strecken Sie die Beine aus, schließen Sie sie, drehen Sie sich auf den Rücken.

Ruhelage.

Früchte

- Macht die Hals- und Brustwirbelsäule geschmeidig, hilft eine Kyphose (Rundrücken) zu korrigieren.
- Macht alle Becken- und die Hüftgelenke geschmeidig, erleichtert die Öffnung des Beckens und die Entbindung.
- Unterstützt das Perineum und tonisiert den Beckenboden.
- Unterstützt und verbessert die Nierenfunktionen.
- Verlängert die Zeit der Einatmung, vergrößert die Atemkapazität und die Dehnbarkeit der Lunge.
- Verbessert den Gasaustausch in den Lungenbläschen.
- Verbessert die Lungenfunktionen.
- Erleichtert die Verdauung, die Absorption im Darm und die Ausscheidung des Darms, bekämpft Verstopfung.

Adho Mukha Padma Āsana

Adha (*adho*) = nach unten, *mukha* = das Gesicht, *padma* = der Lotus.

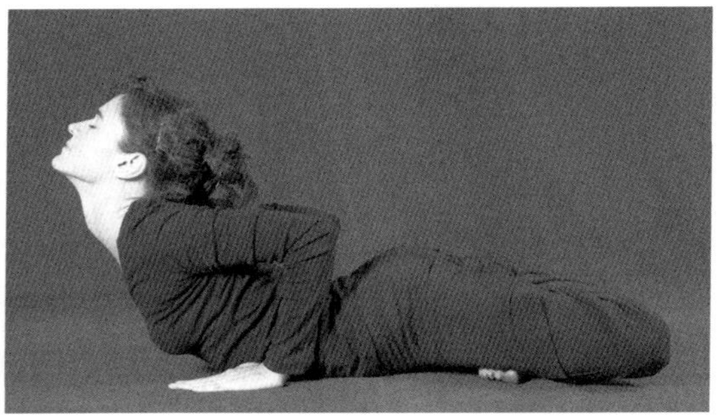

Abb. 36 Adho Mukha Padma Āsana (Stéphanie)

Technik

Sitzen Sie in Padma Āsana. Strecken Sie die Arme nach vorne aus, und beugen Sie den Oberkörper vor, um die Hände etwa 80 cm vor den Knien auf den Boden zu setzen, die Finger zeigen nach vorne. Kommen Sie auf die Knie, und bringen Sie das Becken zum Boden, um sich auf den Bauch zu legen. Legen Sie die Stirn auf den Boden, und setzen Sie die Hände auf Höhe der unteren Rippen auf den Boden.

Einatmung: Durch Druck auf die Hände und ohne die Ellbogen zu spreizen, heben Sie nacheinander Kopf, Schultern und Oberkörper, wobei der Nabel am Boden bleibt, und das Becken zum Boden gedrückt wird.

Ausatmung: Legen Sie nacheinander Oberkörper, Schultern und Stirn zum Boden zurück.

Üben Sie dies 3-mal oder halten Sie das Āsana für 3 Atemzüge *Ujjāyi*.

Durch Druck auf die Hände kommen Sie in die Sitzhaltung zurück. Lösen Sie im Sitzen Padma Āsana auf, oder lösen Sie Padma Āsana in der Bauchlage auf, und legen Sie sich dann auf den Rücken.

Ruhelage.

Konzentration

- *Bhrūmadhya.*

Früchte

- Macht die Hals- und Brustwirbelsäule geschmeidig, hilft eine Kyphose (Rundrücken) zu korrigieren.
- Macht alle Beckengelenke geschmeidig, erleichtert die Entbindung und vermindert die Schmerzempfindung während der Entbindung.
- Bringt die Hormonsekretionen der Hypophyse ins Gleichgewicht.
- Bringt die Hormonsekretionen der Schilddrüse ins Gleichgewicht.
- Stellt die Funktionen der Eierstöcke wieder her.
- Verbessert den Gasaustausch in den Lungenbläschen.
- Erleichtert die Verdauung und die Absorption im Darm.
- Kräftigt den Halt der Bauchorgane und beugt deren Senkung vor.
- Verbessert die arterielle Durchblutung des Herzens und des Gehirns.
- Verbessert die venöse Durchblutung der unteren Gliedmaßen, beugt Krampfadern vor und vermindert diese.
- Fördert die mentale Aufmerksamkeit.

Adho Mukha Padma Āsana, Variante

Adha (*adho*) = nach unten, *mukha* = das Gesicht.

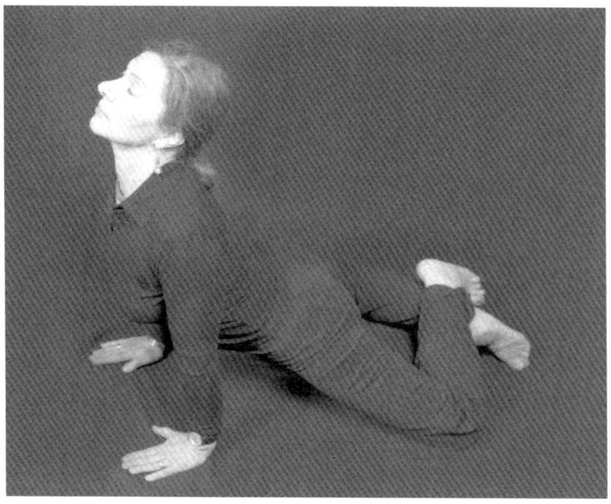

Abb. 37 Adho Mukha Padma Āsana, Variante (Heike)

Technik

Legen Sie sich auf den Bauch, die Stirn auf den Boden. Setzen Sie die Handflächen auf Höhe der unteren Rippen auf den Boden, die Finger in Richtung Kopf. Die Ellbogen sind gebeugt so dicht wie möglich am Körper, die Beine liegen ausgestreckt nebeneinander, die Augen sind geschlossen. Grätschen Sie die beiden ausgestreckten Beine weit, beugen Sie sie dann, und kreuzen Sie die Unterschenkel. Falls möglich bringen Sie die Innenkante der Füße auf den Boden.

Einatmung: Indem Sie Druck auf die Hände geben und die Arme strecken, heben Sie Kopf, Schultern, Oberkörper, Becken und den oberen Teil der Oberschenkel. Halten Sie die Knie am Boden und lassen Sie die Oberschenkel sinken.

Ausatmung: Beugen Sie die Arme, wobei die Ellbogen dicht am Körper bleiben, und legen Sie nacheinander Oberschenkel, Becken, Oberkörper, Schultern und zuletzt die Stirn auf den Boden.

Üben Sie dies 3-mal oder halten Sie das Āsana für 3 Atemzüge *Ujjāyi*.

Lösen Sie die gekreuzte Beinhaltung auf und strecken Sie die Beine aus, um sie nebeneinander zu legen. Drehen Sie sich auf den Rücken.
Ruhelage.

Konzentration

- *Kaṇṭha, Bhrūmadhya.*

Früchte

- Macht die Hals- und Brustwirbelsäule geschmeidig, hilft eine Kyphose (Rundrücken) zu korrigieren.
- Macht alle Beckengelenke geschmeidig, erleichtert die Entbindung und vermindert die Schmerzempfindung während der Entbindung.
- Bringt die Hormonsekretionen der Hypophyse und der Schilddrüse ins Gleichgewicht.
- Stellt die Funktionen der Eierstöcke wieder her.
- Verbessert den Gasaustausch in den Lungenbläschen.
- Erleichtert die Verdauung und die Absorption im Darm.
- Kräftigt den Halt der Bauchorgane und beugt deren Senkung vor.
- Verbessert die arterielle Durchblutung des Herzens und des Gehirns.
- Verbessert die venöse Durchblutung der unteren Gliedmaßen, beugt Krampfadern vor und vermindert diese.
- Fördert die mentale Aufmerksamkeit.

Adho Mukha Śvāna Āsana

Śvāna = der Hund, die Katze, das katzenartige Raubtier, *adha* (*adho*) = unten, irdisch, *mukha* = das Gesicht, der Blick.

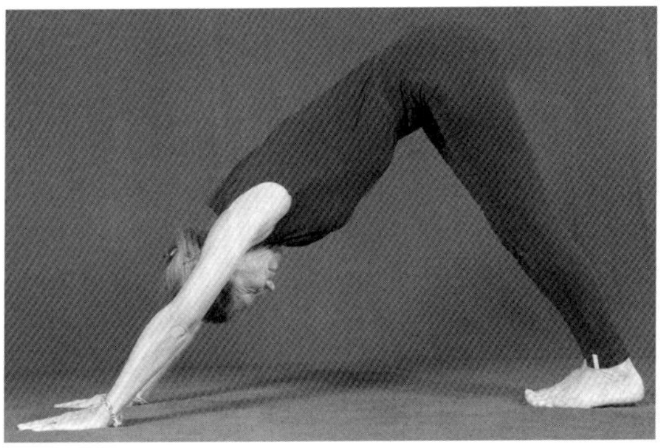

Abb. 38 Adho Mukha Śvāna Āsana (Françoise)

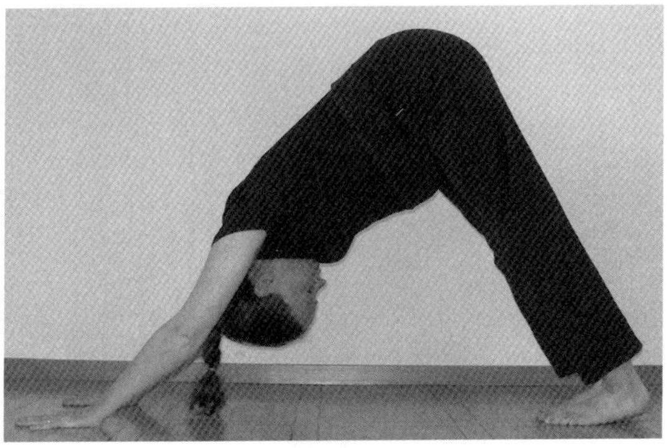

Abb. 39 Adho Mukha Śvāna Āsana (Muriel)

Technik

Legen Sie sich auf den Bauch, die Stirn auf den Boden. Setzen Sie die Handflächen auf Höhe der unteren Rippen auf den Boden, die Finger in Richtung Kopf. Die Ellbogen sind gebeugt so dicht wie möglich am Körper, die Beine liegen ausgestreckt nebeneinander, die Zehen sind aufgestellt, die Augen geschlossen.

Einatmung: Durch Druck auf die Hände strecken Sie die Arme, heben Sie das Becken und das Gesäß nach oben. Beugen Sie den Rumpf in Richtung der ausgestreckten Beine. Bringen Sie den Kopf zwischen die gestreckten Arme, der Nacken ist lang. Halten Sie die Beine gestreckt, und drücken Sie die Fersen zum Boden.

Halten Sie das Āsana für 3 bis 6 Atemzüge *Ujjāyi.*

Ausatmung: Heben Sie den Kopf, bringen Sie den Oberkörper nach vorne, wobei Sie die Arme dicht am Körper halten, die Ellbogen gehen nicht nach außen. Beugen Sie dann die Arme, und bringen Sie den Körper behutsam zum Boden.

Drehen Sie sich auf den Rücken zum Ruhen.

Konzentration

- *Kaṇṭha.*

Früchte

- Korrigiert die Statik der Wirbelsäule, erhält die Zwischenwirbelräume und beugt Bandscheibenvorfällen vor. Stärkt die paravertebrale Muskulatur.
- Macht die Schultergelenke und die gesamte Wirbelsäule geschmeidig.
- Entwickelt das Volumen des Brustkorbs.
- Entwickelt die Muskulatur der Arme und der Beine.
- Harmonisiert die peristaltischen Bewegungen des Verdauungstraktes; verbessert die Darmausscheidung und bekämpft Verstopfung.
- Verbessert den venösen und lymphatischen Kreislauf im gesamten Körper.
- Entwickelt die Atemkapazität.
- Stimuliert die Harnausscheidung.

Ākarṇa Dhanura Āsana

Karṇa = das Ohr. Die Vorsilbe „a" drückt die Nähe aus, *dhanus* = der Bogen. In diesem Āsana ähnelt der Körper einem gespannten Bogen.

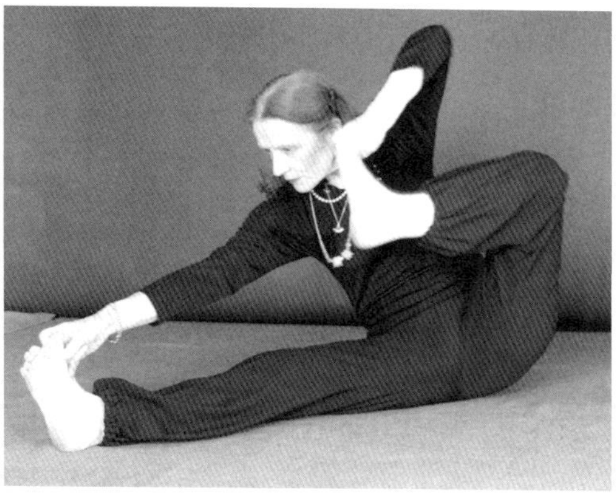

Abb. 40 Ākarṇa Dhanura Āsana (Claire)

Technik

Sitzen Sie in Daṇḍa Āsana. Greifen Sie die großen Zehen mit Daumen, Zeige- und Mittelfinger einer jeden Hand.

Ausatmung: Heben Sie mit Hilfe Ihrer linken Hand den linken Fuß hoch. Ziehen Sie den linken Fuß in Richtung Kopf, bis die linke Ferse nahe am linken Ohr ist. Heben Sie dabei gleichzeitig den linken Ellbogen nach hinten und oben, höher als die linke Schulter. Lassen Sie den rechten großen Zeh nicht los, und halten Sie das rechte Bein gestreckt. Der Kopf ist nach vorne gerichtet, blicken Sie geradeaus nach vorne.

Halten Sie das Āsana für 3 Atemzüge *Ujjāyi.*

Einatmung: Bringen Sie den linken Fuß neben den rechten.

Führen Sie das Āsana in gleicher Weise mit dem rechten Fuß aus.

Ruhelage.

Konzentration

- *Aṅguṣṭa* (der große Zeh des ausgestreckten Beines), *Tāraka.*

Früchte

- Entwickelt die Muskulatur der Arme, der Beine und des unteren Bauchs. Stärkt die Hüftgelenke.
- Gleicht alle Sekretionen des Verdauungstraktes aus.
- Reduziert die Zerstreuung, die von der Hyperaktivität der Wahrnehmungssinne herrührt.
- Verbessert die mentale Konzentration.

Ananta Āsana

Ananta = die Unendlichkeit; der Name der Urschlange Dies ist das vortrefflichste Āsana für das Gebet und die Meditation. Es ist auch das Āsana der vedischen Rituale.

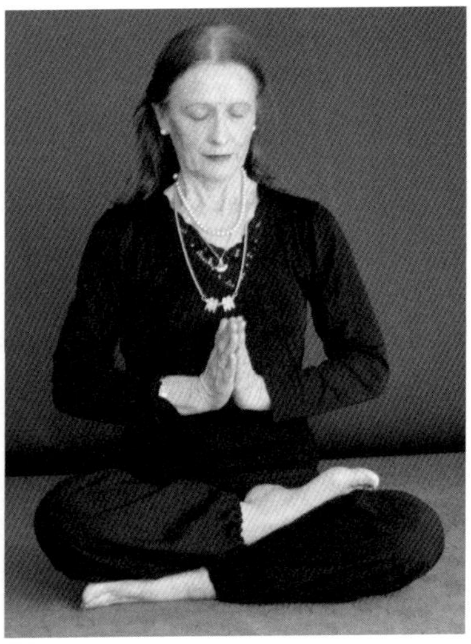

Abb. 41 Ananta Āsana (Claire)

Technik

Sitzen Sie in Daṇḍa Āsana. Beugen Sie das rechte Knie, nehmen Sie den rechten Fuß in die Hände, und legen Sie ihn auf das obere Drittel des linken Oberschenkels. Beugen Sie das linke Knie, nehmen Sie den linken Knöchel in die Hände, und legen Sie den linken Fuß unter den rechten Oberschenkel; die linke Ferse liegt am unteren Ende des rechten Oberschenkels. Legen Sie den rechten Oberschenkel auf die linke Fußsohle. Senken Sie das Kinn und strecken Sie die gesamte Wirbelsäule, damit sie aufgerichtet ist. Beugen Sie die Arme, legen Sie die Handflächen vor dem Brustbein zusammen, die Daumen ans Brustbein, die Finger weisen zum Himmel. Senken Sie die Ellbogen.

Halten Sie das Āsana für 12 Atemzüge *Ujjāyi.*

Lösen Sie die Hände, Strecken Sie die Beine auf dem Boden aus und legen Sie die Füße nebeneinander.

Ruhelage.

Zur Erinnerung: Wenn Sie dieses Āsana zum Gebet oder zur Meditation benutzen, dann legen Sie sich nicht auf den Rücken.

Bemerkung: Es gibt noch eine weitere Variante von Ananta Āsana im Yoga, die hier nicht beschrieben wird.

Konzentration

- *Nāsāgra, Kaṇṭha, Bhrūmadhya, Tāraka, Hṛdaya.*

Früchte

- Das beste Âsana für das Gebet und die Meditation.

Apāna Āsana oder Pavana Muktha Āsana

Apāna = ausscheiden, beseitigen.

In der indischen Medizin, ist *apāna* eine Funktion, die sämtliche Ausscheidungen des Körpers regelt (Nieren, Darm, Talgdrüsen, Entbindung, Tod …). Dieses Āsana fördert somit die verschiedenen Ausscheidungsfunktionen. Es wird auch *Pavana Muktha Āsana* genannt. *Pavana* = der Wind (oder die Gase im Darm), *muktha* = befreit. Dies ist ein Āsana, das die Ausscheidung der Darmgase erleichtert.

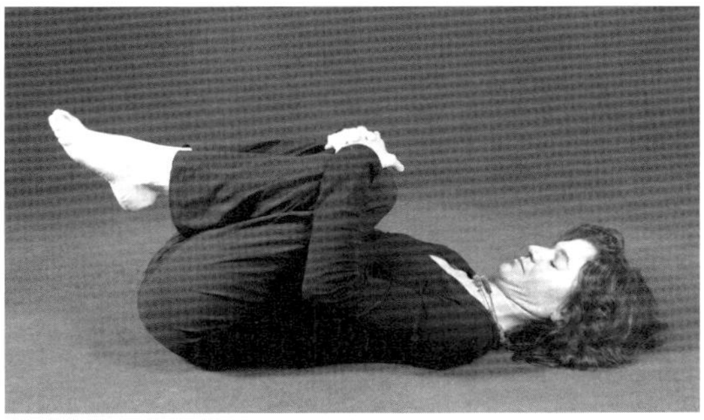

Abb. 42 Apāna Āsana
(Stéphanie)

Technik

Legen Sie sich auf den Rücken, die Beine und Füße nebeneinander, die Arme entlang des Körpers, die Handflächen auf dem Boden, das Kinn gesenkt, und die Augen sind geschlossen. Beugen Sie beide Knie, und bringen Sie diese zum Bauch. Legen Sie die Arme um die Beine, und verschränken Sie die Finger auf den Knien.

Halten Sie das Āsana für 3 oder 6 Atemzüge *Ujjāyi.*

Lösen Sie die Arme, und legen Sie sie neben den Körper, die Handflächen zum Boden. Strecken Sie die Beine auf dem Boden aus, und legen Sie die Füße nebeneinander.

Ruhelage.

Früchte

- Verbessert die Darmausscheidung, bekämpft Verstopfung und reduziert Gasansammlungen im Darm (Meteorismus).

Ardha Baddha Padma Paścimatāna Āsana

Ardha = halb, *baddha* = verbunden, *padma* = der Lotus, *paschima* = der Westen, *utthāna* = strecken, die Ausdehnung. Das ist Paścimatāna Āsana mit einem Bein in Padma Āsana.

Technik

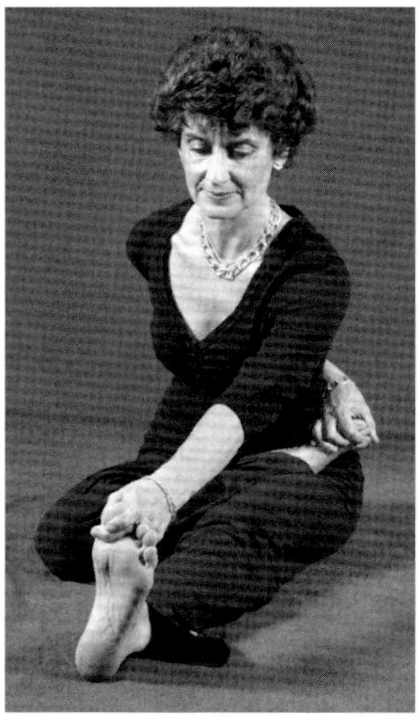

Abb. 43 Ardha Baddha Padma Paścimatāna Āsana (Renée)

Sitzen Sie in Daṇḍa Āsana. Beugen Sie das rechte Knie, nehmen Sie den rechten Fuß in die Hände, und legen Sie ihn auf den oberen Teil des linken Oberschenkels, die Ferse ist nahe beim Nabel. Führen Sie den rechten Arm hinter dem Rücken entlang, um den rechten Fuß mit der rechten Hand zu greifen. Um das Fassen zu erleichtern, drehen Sie den Oberkörper nach rechts, und greifen Sie so den rechten Fuß. Drehen Sie den Oberkörper dann in Richtung linkes Bein zurück. Beugen Sie den Oberkörper nach vorne, und fassen Sie den großen Zeh des linken Fußes mit der linken Hand. Richten Sie den Rücken auf, senken Sie das Kinn und strecken Sie den Nacken.

Halten Sie das Āsana für 3 oder 6 Atemzüge *Ujjāyi.*

Lösen Sie die Hände, strecken Sie das rechte Bein aus. Führen Sie das Āsana dann mit dem linken Bein aus. Lösen Sie die Hände, strecken Sie das linke Bein aus.

Ruhelage.

Konzentration

- *Kaṇṭha, Nāsāgra, Nābhi.*

Früchte

- Stärkt den Halt der Bauchorgane und beugt Organsenkungen vor.
- Verbessert die Absorption im Darm und die Darmausscheidung, bekämpft Verstopfung.
- Stimuliert alle Leberfunktionen.
- Fördert die Ausscheidung von Gallensteinen.
- Bringt die endokrinen Sekretionen der Geschlechtsdrüsen ins Gleichgewicht.
- Bringt die endokrine Sekretion der Bauchspeicheldrüse ins Gleichgewicht.
- Beugt der Prostatavergrößerung vor und reduziert eine solche.
- Hilft dabei, Fibrome in der Gebärmutter zu resorbieren.
- Verbessert den venösen und lymphatischen Kreislauf im Körper.
- Verbessert die Nierenfunktionen. Stimuliert die Harnausscheidung.
- Unterstützt die Funktionen der Milz.
- Unterstützt und stärkt den Herzmuskel.
- Nach der Entbindung: reduziert Wassereinlagerungen im Gewebe und stärkt die Gebärmutterwand.
- Fördert die mentale Aufmerksamkeit.

Ardha Candra Āsana

Ardha = halb, *candra* = der Mond. Ardha Candra Āsana wurde auch benutzt, um den Körper auf lange Rituale vorzubereiten, die körperliche Bewegungslosigkeit erforderten.

Technik

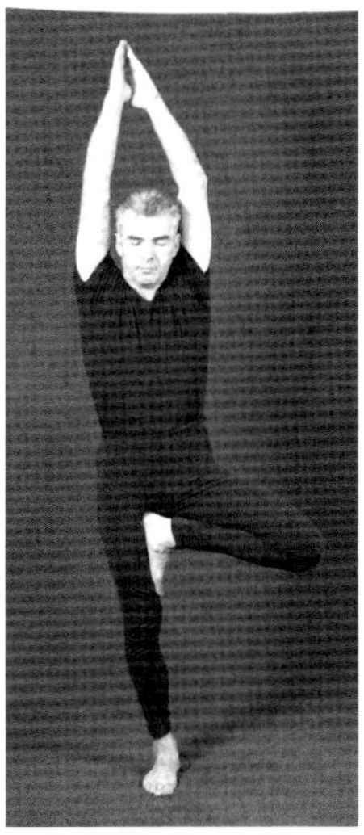

Abb. 44 Ardha Candra Āsana (Pascal)

Stellen Sie sich aufrecht hin. Die Füße sind nebeneinander, die Arme entlang des Körpers. Beugen Sie das linke Knie, und legen Sie die linke Fußsohle so hoch wie möglich an die Innenseite des rechten Oberschenkels. Die Ferse liegt am Perineum (Damm). Heben Sie die Arme seitlich über den Kopf, und legen Sie die Handflächen zusammen. Richten Sie den Blick zu einem Punkt vor Ihnen aus.

Halten Sie das Āsana für 3 Atemzüge *Ujjāyi*.

Senken Sie die Arme und bringen Sie den linken Fuß zum Boden.

Führen Sie das Āsana mit dem rechten Bein aus.

Nehmen Sie die Arme herunter und bringen Sie den rechten Fuß zum Boden.

Ruhelage.

Konzentration

- *Nāsāgra.*

Früchte

- Steigert den Gleichgewichtssinn.
- Fördert die mentale Aufmerksamkeit.

Ardha Matsyendra Āsana Nr. 1

Es ist eines der wichtigsten Āsana im Sitzen. *Ardha* = halb, Matsyendra = Eigenname: *matsya* = der Fisch, Indra = der Name eines Gottes. Matsyendra ist der Vater des **Haṭha Yoga**. Als Gott Shiva seiner Frau Pārvathi das Geheimnis des **Haṭha Yoga** enthüllte, hörte, von ihnen unbemerkt, ein Fisch aufmerksam der Unterweisung Shivas zu. Letzterer geriet in Wut wollte den Fisch verfluchen, doch Pārvathi setzte sich für ihn ein. Shiva segnete alsdann den Fisch und übertrug ihm die Möglichkeit, der Menschheit in seinem nächsten Leben das Geheimnis des **Haṭha Yoga** zu vermitteln. So geschah es, dass in Nepal ein Kind mit einem Loch im Ohr auf die Welt kam, das man Gôraksha Nātha oder Gorakha Nātha nannte. *Go* = die Kuh, das Ohr, *rakha* = gelöchert, *nātha* = den Göttern ergeben. Er lehrte das Geheimnis des **Haṭha Yoga**. Als ein hellsichtiger Yogi dort vorbeikam und seinen Kopf betrachtete, sagte er: „Du bist der Fisch, der Shiva zuhörte“, und er änderte seinen Namen in Matsyendra.

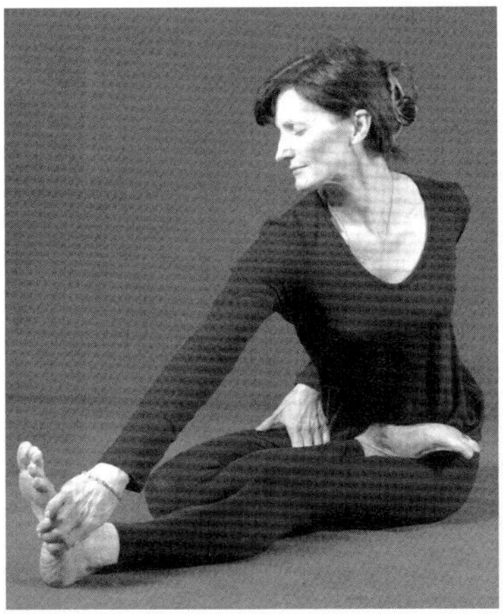

Abb. 45 Ardha Matsyendra Āsana Nr. 1 (Chantal)

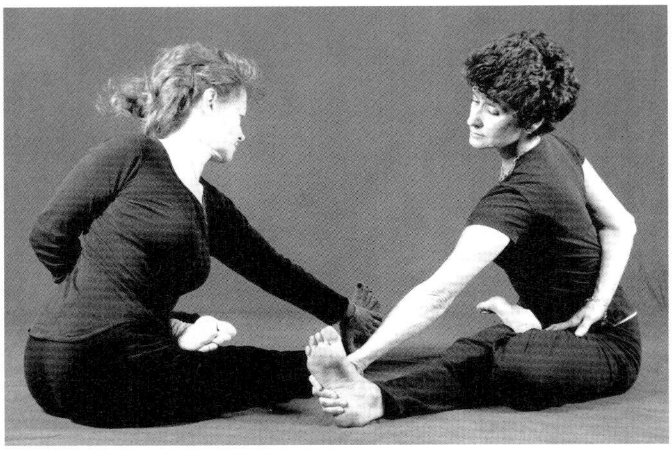

Abb. 46 Ardha Matsyendra Āsana Nr. 1 (Brigitte und Renée)

Technik

Sitzen Sie in **Daṇḍa Āsana**. Beugen Sie das rechte Knie, nehmen Sie den rechten Fuß in die Hände, und legen Sie ihn auf den oberen Teil des linken Oberschenkels, die Ferse ist nah beim Nabel. Drehen Sie den Oberkörper gut nach links, führen Sie den linken Arm hinter dem Rücken vorbei. Greifen Sie den rechten Oberschenkel mit der linken Hand. Halten Sie den Oberkörper nach links gedreht, und beugen Sie ihn nach vorne. Strecken Sie den rechten Arm in Richtung linkes Bein, drehen Sie den Unterarm und das rechte Handgelenk so, dass der Daumen zum Boden weist und der kleine Finger nach oben. Greifen Sie nun die Außenkante des linken Fußes mit der rechten Hand. Drehen Sie den Kopf nach rechts, und richten Sie den Rücken auf.

Halten Sie das Āsana für 3 Atemzüge *Ujjāyi.*

Lösen Sie die Arme, drehen Sie den Oberkörper zurück nach vorn, und strecken Sie das rechte Bein nach vorne aus.

Führen Sie das Āsana zur anderen Seite aus.

Lösen Sie die Arme, drehen Sie den Oberkörper zurück nach vorn, und strecken Sie das linke Bein nach vorne aus.

Ruhelage.

Konzentration

- *Kaṇṭha, Nāsāgra.*

Früchte

- Macht die Schultergelenke geschmeidig.
- Korrigiert eine Kyphose (Rundrücken), Hyperlordose (Hohlkreuz) und Skoliose.
- Stärkt die Hüftgelenke.
- Verbessert die Verdauung, die Absorption im Darm und die Ausscheidung des Darms, bekämpft Verstopfung.
- Stimuliert die gesamten Leberfunktionen.
- Fördert die Ausscheidung von Gallensteinen.
- Verbessert die Atemkapazität und die Lungenfunktionen.
- Reguliert die Funktionen der Eierstöcke, beugt Zysten der Eierstöcke vor und hilft dabei, solche zu reduzieren.
- Beugt den Symptomen der Menopause vor und mildert diese.
- Bringt die Hormonsekretionen der Hypophyse ins Gleichgewicht.
- Bringt die endokrine Sekretion der Bauchspeicheldrüse ins Gleichgewicht.
- Hilft dabei, Fibrome in der Gebärmutter zu resorbieren.
- Nach der Entbindung: reduziert Wassereinlagerungen im Gewebe und stärkt die Gebärmutterwand.
- Unterstützt und stärkt den Herzmuskel.
- Hilft dabei, die verschiedenen Schlafphasen wieder herzustellen.
- Gleicht das vegetative Nervensystem aus.
- Hilft dabei, mentale Verwirrung zu beseitigen, schenkt einen klaren Geist.
- Verbessert die Funktion der Wahrnehmungssinne.

Ardha Matsyendra Āsana Nr. 2

Technik

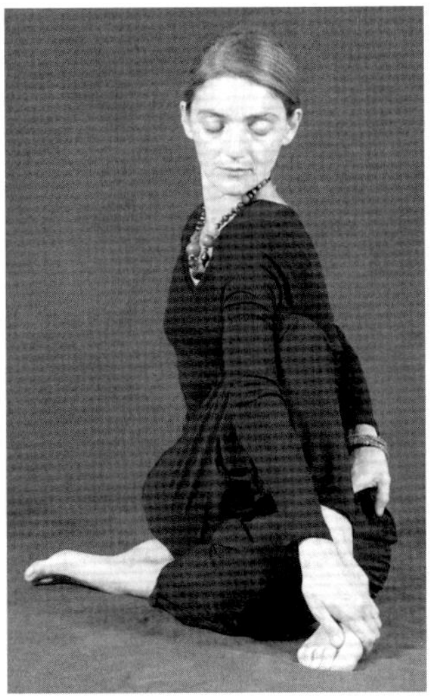

Abb. 47 Ardha Matsyendra Āsana N° 2, rechte Seite (Estelle)

Sitzen Sie in Daṇḍa Āsana. Führen Sie das gebeugte rechte Bein unter dem linken hindurch, das Knie am Boden, um den rechten Fuß außen an die linke Gesäßhälfte zu bringen. Beugen Sie das linke Knie, um die linke Fußsohle rechts neben das rechte Knie zu stellen. Halten Sie den linken Oberschenkel nah beim Oberkörper. Drehen Sie den Oberkörper so weit nach links, dass der Brustkorb komplett am linken Oberschenkel vorbei gedreht ist. Führen Sie den rechten Arm außen am linken Knie vorbei, und fassen Sie die Innenseite des linken Fußes. Halten Sie den Oberkörper nach links gedreht, und richten Sie den Rücken auf. Führen Sie den linken Arm hinter dem Rücken vorbei, und greifen Sie den rechten Oberschenkel. Drehen Sie den Kopf nach rechts, und senken Sie das Kinn.

Halten Sie das Āsana für 3 Atemzüge *Ujjāyi.*

Lösen Sie die Arme, drehen Sie den Oberkörper in die Mitte zurück, und strecken Sie die Beine nach vorne aus.

Führen Sie das Āsana zur anderen Seite aus.

Lösen Sie die Arme, drehen Sie den Oberkörper in die Mitte zurück, und strecken Sie die Beine nach vorne aus.

Ruhelage.

Konzentration

- *Nāsāgra, Bhrūmadhya.*

Früchte

- Bringt alle endokrinen Sekretionen ins Gleichgewicht.
- Unterstützt die Herzfunktionen.
- Verbessert die Assimilation und hilft bei der Konstruktion von Gewebe.
- Hilft dabei, ein befruchtetes Ei in der Gebärmutter zu fixieren.

Ardha Nāva Āsana

Ardha = halb, die Hälfte, *nāva* = das Boot, das Schiff.

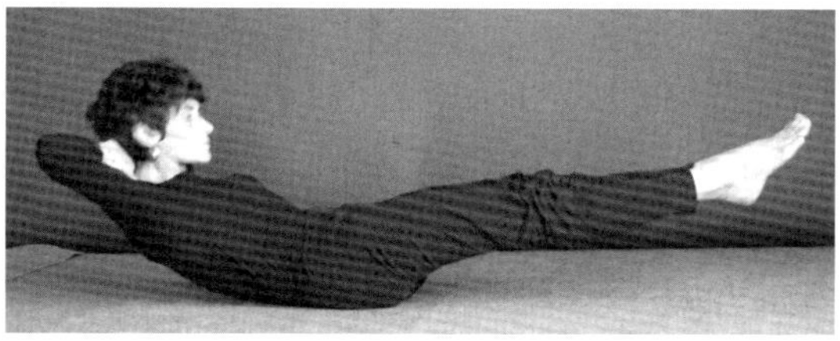

Abb. 48 Ardha Nāva Āsana (Renée)

Technik

Legen Sie sich auf den Rücken, Beine und Füße nebeneinander, die Arme entlang des Körpers, die Handflächen auf den Boden. Das Kinn ist gesenkt und die Augen sind geschlossen. Verschränken Sie die Finger, legen Sie die Hände in den Nacken, und breiten Sie die Ellbogen aus.

Ausatmung: Heben Sie gleichzeitig Kopf, Oberkörper und Beine. Halten Sie das Gleichgewicht auf der Lendenregion. Lassen Sie die Ellbogen hinten.

Üben Sie dies 3-mal oder halten Sie das Āsana für 3 Atemzüge *Ujjāyi*.

Einatmung: Legen Sie gleichzeitig Beine, Oberkörper und Kopf auf den Boden.

Ruhelage.

Früchte

- Korrigiert die Statik der Wirbelsäule, erhält die Zwischenwirbelräume und beugt Bandscheibenvorfällen vor.
- Stärkt und entwickelt die Bauchmuskeln und Muskeln des Unterleibs.
- Verbessert den Halt der Bauchorgane und beugt Organsenkungen vor.
- Verbessert die Verdauung und die Ausscheidung des Darms, bekämpft Verstopfung, reduziert Gasansammlungen im Darm.
- Beugt Zysten der Eierstöcke vor und hilft, solche zu verringern.
- Unterstützt den venösen Kreislauf.

Ardha Padma Apāna Āsana

Ardha = halb, *padma* = der Lotus.

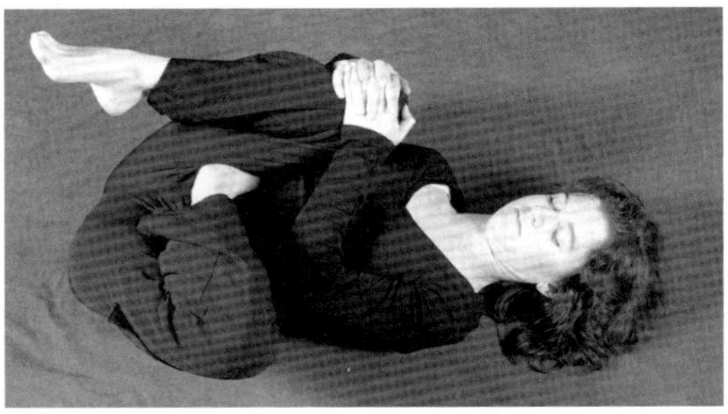

Abb. 49 Ardha Padma Apāna Āsana, linke Seite (Stéphanie)

Technik

Legen Sie sich auf den Rücken, Beine und Füße nebeneinander, die Arme entlang des Körpers, die Handflächen auf den Boden. Das Kinn ist gesenkt und die Augen sind geschlossen. Beugen Sie das rechte Knie, nehmen Sie den rechten Fuß in die Hände, und legen Sie ihn auf den oberen Teil des linken Oberschenkels, die Ferse ist nah beim Bauchnabel. Beugen Sie das linke Knie, und ziehen Sie den Oberschenkel zum Bauch. Umfassen Sie das linke Bein. Verschränken Sie dazu die Finger auf dem linken Bein oder auf dem linken Knie, und halten Sie es.

Halten Sie das Āsana für 3 Atemzüge *Ujjāyi.*

Lösen Sie die Finger, legen Sie die Arme entlang des Körpers auf den Boden. Strecken Sie die Beine auf dem Boden aus und legen Sie die Füße nebeneinander.

Führen Sie das Āsana auf der anderen Seite aus.

Lösen Sie die Finger, legen Sie die Arme entlang des Körpers auf den Boden. Strecken Sie die Beine auf dem Boden aus und legen Sie die Füße nebeneinander.

Ruhelage.

Früchte

- Bringt alle Sekretionen des Verdauungstraktes ins Gleichgewicht.
- Vermindert Gasansammlungen im Darm (Meteorismus). Reduziert Darmkrämpfe stressbedingter Darmentzündung (Kolitis).
- Stimuliert die Harnausscheidung.
- Verbessert den Lymphabfluss der Gliedmaßen.
- Kräftigt den Herzmuskel.
- Reguliert die Funktionen der Eierstöcke.
- Stärkt die Gebärmutterwand.

Ardha Padma Hala Āsana

Hala = der Pflug. Es ist auch der Name eines Schlangengiftes, das die Götter Krishna und Shiva tranken, um Menschen und Tiere vor dem Tod zu bewahren.

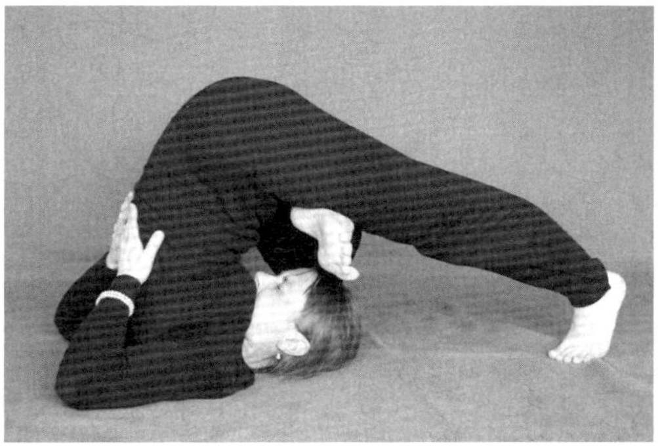

Abb. 50 Ardha Padma Hala Āsana (Cornelia)

Technik

Führen Sie Sarvānga Āsana aus. Beugen Sie das rechte Knie und legen Sie den rechten Fuß in die linke Leiste. Der rechte Fuß weist etwas über den linken Oberschenkel hinaus.

Ausatmung: Senken Sie das linke gestreckte Bein, und bringen Sie den linken Fuß hinter dem Kopf zum Boden. Halten Sie das rechte Knie gut angehoben.

Einatmung: Heben Sie das gestreckte linke Bein wieder nach oben.

Führen Sie dies 3-mal aus oder halten Sie das Āsana für 3 Atemzüge *Ujjāyi*.

Strecken Sie das rechte Bein und heben Sie es zurück neben das linke.

Führen Sie das Āsana zur anderen Seite aus.

Kommen Sie aus Sarvānga Āsana zurück.

Ruhelage.

Früchte

- Verbessert die Absorption im Darm.
- Verbessert die Dehnbarkeit der Lunge und die Lungenfunktionen.
- Verbessert die Nierenfunktionen.
- Gleicht die Hormonsekretionen der Schilddrüse aus.

Ardha Padma Paścimatāna Āsana

Ardha = halb, *padma* = der Lotus, *paschima* = der Westen, *utthāna* = ausstrecken, die Ausdehnung.

Technik

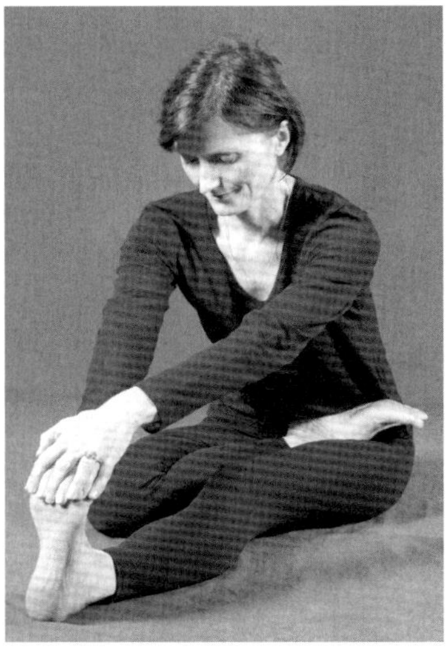

Abb. 51 Ardha Padma Paścimatāna Āsana (Chantal)

Sitzen Sie in Daṇḍa Āsana. Beugen Sie das rechte Knie, nehmen Sie den rechten Fuß in die Hände, und legen Sie ihn auf den oberen Teil des linken Oberschenkels, die Ferse ist nah beim Bauchnabel. Verschränken Sie die Finger, drehen Sie die Handflächen nach außen, die Daumen liegen innen.

Einatmung: Heben Sie die gestreckten Arme über den Kopf. Senken Sie das Kinn, strecken Sie den Nacken, und schließen Sie die Augen.

Ausatmung: Beugen Sie den Rumpf nach vorne, senken Sie die Arme, und lösen Sie die Finger, um den linken Fuß mit beiden Händen zu fassen. Ziehen Sie mit den gestreckten Armen, um die gesamte Wirbelsäule aufzurichten (besonders den unteren Rücken), ohne die Schultern und das Kinn zu heben.

Halten Sie das Āsana für 3 oder 6 Atemzüge *Ujjāyi.*

Einatmung: Verschränken Sie die Finger, drehen Sie die Handflächen nach außen, die Daumen liegen innen. Heben Sie die gestreckten Arme über den Kopf, und richten Sie den Rumpf in die Vertikale auf.

Ausatmung: Senken Sie die Arme, drehen Sie die Hände zurück und lösen Sie die Finger.

Strecken Sie das rechte Bein und legen Sie es neben das linke.

Führen Sie das Āsana zur anderen Seite aus.

Strecken Sie das linke Bein und legen Sie es neben das rechte.

Ruhelage.

Konzentration

- *Kaṇṭha.*

Früchte

- Macht alle Beckengelenke geschmeidig.
- Korrigiert die Statik der Wirbelsäule, erhält die Zwischenwirbelräume und beugt Bandscheibenvorfällen vor.
- Verbessert die Absorption im Darm und die Darmausscheidung, bekämpft Verstopfung.
- Fördert die Ausscheidung von Gallensteinen.
- Stimuliert die Harnausscheidung.
- Gleicht die Funktion der Prostata aus.
- Stärkt die Gebärmutterwand.
- Verringert Ödeme und stärkt die Gebärmutterwand nach der Entbindung.
- Verbessert den venösen und lymphatischen Kreislauf im Körper.
- Verbessert die mentale Konzentration.

Ardha Setu Bandha Āsana

Ardha = halb, die Hälfte, *setu* = die Brücke, *bandha* = verbunden. Verbundene halbe Brücke.

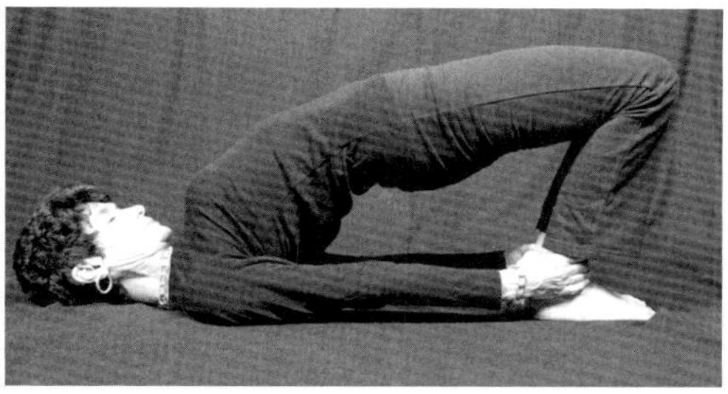

Abb. 52 Ardha Setu Bandha Āsana (Renée)

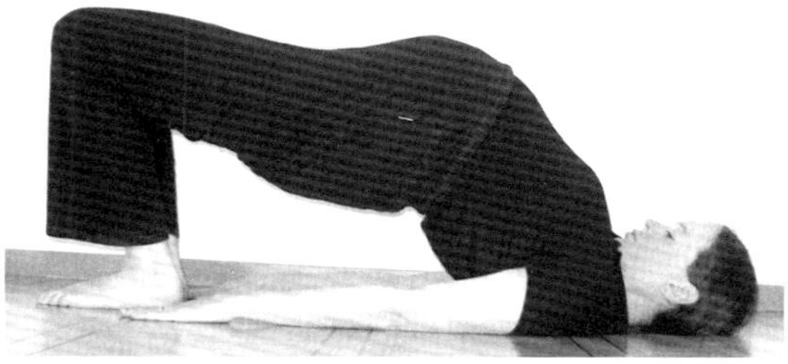

Abb. 53 Ardha Setu Bandha Āsana (Muriel)

Technik

Legen Sie sich auf den Rücken, die Beine und Füße nebeneinander, die Arme entlang des Körpers, die Handflächen auf den Boden. Das Kinn ist gesenkt und die Augen sind geschlossen. Beugen Sie beide Knie, stellen Sie die Füße auf den Boden, die Fersen nah ans Gesäß, und wenn möglich fassen Sie die Knöchel.

Wenn Sie die Knöchel nicht fassen können, so öffnen Sie Beine und Füße hüftbreit und fassen dann die Knöchel.

Einatmung: Heben Sie Gesäß und Rücken so hoch wie möglich, ohne die Schultern zu heben und ohne dass die Knie auseinander gehen.

Halten Sie das Āsana für 6 Atemzüge *Ujjāyi.*

Ausatmung: Bringen Sie Rücken und Gesäß zum Boden zurück. Strecken Sie die Beine auf dem Boden aus und legen Sie Beine und Füße nebeneinander.

Ruhelage.

Früchte

- Macht die Brustwirbelsäule geschmeidig sowie die Lenden- und Kreuzbeinregion.
- Stärkt die Kniegelenke.
- Macht die Hüftgelenke geschmeidig, erleichtert die Öffnung des Beckens und die Entbindung. Korrigiert die Beckenposition.
- Stärkt den Herzmuskel.
- Verbessert die Darmausscheidung, bekämpft Verstopfung.
- Reduziert die Symptome des prämenstruellen Syndroms.

Ardha Utkaṭa Āsana

Ardha = halb, *utkaṭa* = der Stuhl.

Technik

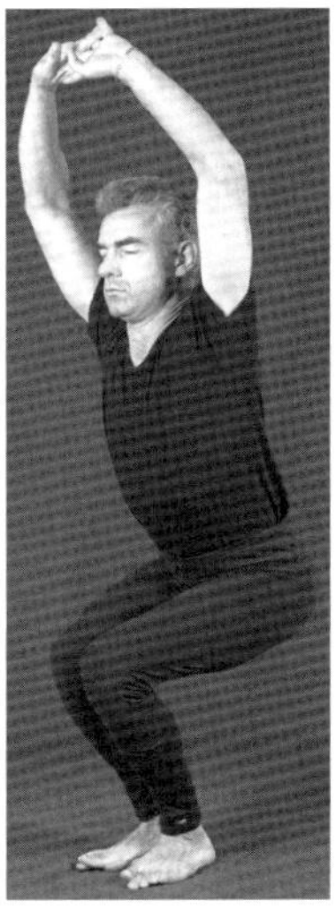

Abb. 54
Ardha Utkaṭa
Āsana
(Pascal)

Stehen Sie aufrecht, die Füße sind nebeneinander, die Arme entlang des Körpers.

Einatmung: Verschränken Sie die Finger, drehen Sie die Handflächen nach außen. Heben Sie die gestreckten Arme über den Kopf.

Ausatmung: Gehen Sie, ohne die Fersen zu heben, in die Hocke bis die Oberschenkel parallel zum Boden verlaufen. Richten Sie den Oberkörper auf, halten Sie den Rücken gerade und den Kopf nach vorne.

Einatmung: Erheben Sie sich wieder mit den gestreckten, über den Kopf gehobenen Armen.

Wiederholen Sie diese Bewegung 3- bis 6-mal oder halten Sie das Āsana für 3 Atemzüge Ujjāyi.

Ausatmung: Senken Sie die Arme und lösen Sie die Hände.

Ruhelage.

Früchte

- Korrigiert die Statik der Wirbelsäule und erhält die Zwischenwirbelräume. Stärkt die paravertebrale Muskulatur, hauptsächlich die der Lendenregion. Macht alle Gelenke des Beckens geschmeidig, ganz besonders die Hüftgelenke und die Schultern. Stärkt die Kniegelenke.
- Entwickelt die Bauchmuskulatur, die Muskulatur unterhalb des Bauchnabels und die der Beine.
- Verbessert den Halt der Bauchorgane und beugt deren Senkung vor.
- Steigert den Gleichgewichtssinn.
- Verbessert die Verdauung, die Absorption im Darm, die Darmausscheidung und bekämpft Verstopfung. Reduziert die unerwünschten Wirkungen chronischer Aerophagie, Blähsucht im Darm und Darmkrämpfe stressbedingter Kolitis.
- Verbessert die venöse und lymphatische Zirkulation im gesamten Körper.
- Entwickelt die Atemkapazität.
- Stimuliert die Harnausscheidung.

Baddha Koṇa Āsana

Baddha = verbunden, *koṇa* = der Winkel; in der indischen Medizin: das Becken oder die Schultern. Das Becken verbinden. Kann ein *mudrā* werden: Mahā Bandha. Kann zum Üben der *prāṇāyāmas* benutzt werden.

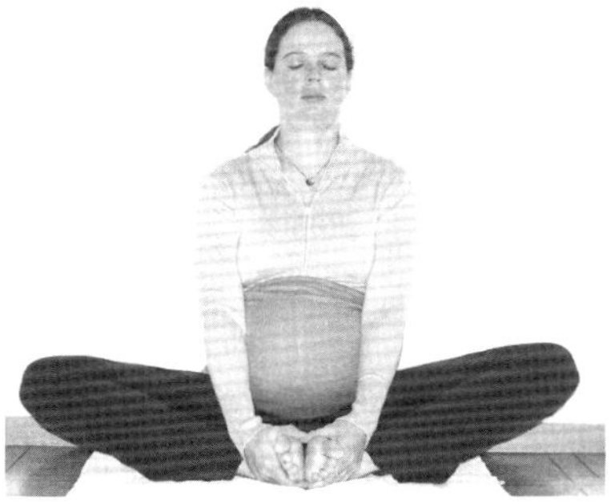

Abb. 55 Baddha Koṇa Āsana (Muriel)

Technik

Sitzen Sie in Daṇḍa Āsana. Bringen Sie die Fußsohlen zusammen und die Fersen so nahe wie möglich zum Damm (Perineum), die Oberschenkel zum Boden. Fassen Sie die Zehen, die Füße oder die Knöchel. Richten Sie den gesamten Rücken auf. Senken Sie das Kinn und schließen Sie die Augen.

Halten Sie das Āsana für 6 oder 12 Atemzüge *Ujjāyi.*

Lösen Sie die Hände, strecken Sie die Beine nach vorne aus, und legen Sie die Füße nebeneinander.

Ruhelage.

Konzentration

- *Kaṇṭha, Nābhi.*

Früchte

- Verbessert die Verdauung und die Darmausscheidung, bekämpft Verstopfung.
- Fördert die Ableitung von Galle.
- Reduziert unerwünschte Anzeichen chronischer Aerophagie (Luftschlucken).
- Stimuliert die Produktion der Magensekrete.
- Stimuliert alle Leberfunktionen.
- Verbessert den venösen und lymphatischen Kreislauf im Körper.
- Verbessert den arteriellen Kreislauf des Herzens.
- Beugt Zysten der Eierstöcke vor und hilft, sie zu reduzieren.
- Stellt den Zyklus des Eisprungs wieder her und reduziert die Symptome des prämenstruellen Syndroms.
- Reduziert die Symptome der Menopause.
- Hilft dabei, Fibrome in der Gebärmutter zu resorbieren.
- Beugt der Prostatavergrößerung vor und reduziert eine solche.
- Gleicht das vegetative Nervensystem aus.
- Macht die Beckengelenke geschmeidig, erleichtert die Entbindung, vermindert die Schmerzempfindung unter der Geburt, beugt vorzeitigen Kontraktionen der Gebärmutter vor.
- Reduziert die Ablenkung, die von der Hyperaktivität der Wahrnehmungssinne herrührt, und fördert die mentale Aufmerksamkeit.

Bhagīratha Āsana

Bhagīrātha = der Name eines Prinzen. Bhagīrathi ist ein anderer Name des Ganges.

Technik

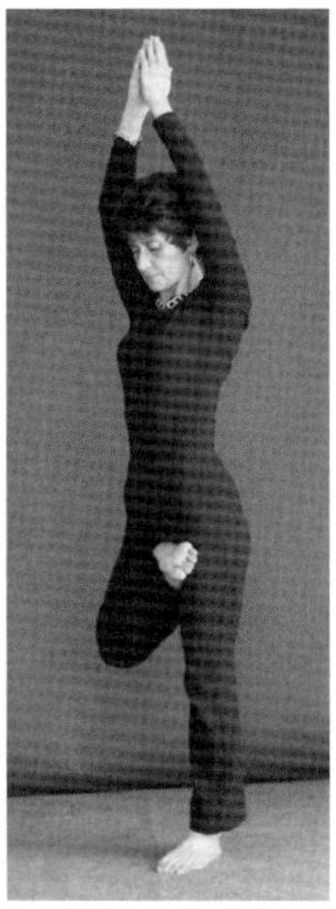

Abb. 56
Bhagīratha
Āsana
(Renée)

Stehen Sie in Samastithi. Beugen Sie das rechte Knie und legen Sie den rechten Fuß in die linke Leiste. Dabei weist der rechte Fuß etwas über den linken Oberschenkel hinaus.

Einatmung: Heben Sie die gestreckten Arme seitlich, und führen Sie die Handflächen über dem Kopf zusammen. Richten Sie den Blick auf einen Punkt vor Ihnen.

Halten Sie das Āsana für 3 bis 6 Atemzüge *Ujjāyi*.

Ausatmung: Senken Sie die Arme und bringen Sie den rechten Fuß zum Boden.

Führen Sie das Āsana mit dem linken Bein aus.

Ausatmung: Senken Sie die Arme und bringen Sie den linken Fuß zum Boden.

Legen Sie sich auf den Rücken.

Ruhelage.

Konzentration

- *Nāsāgra, Tāraka und Bhrūmadhya.*

Früchte

- Korrigiert die Statik der Wirbelsäule.
- Macht alle Beckengelenke geschmeidig.
- Fördert die Ausscheidung von Gallensteinen.
- Verbessert die Absorption im Darm.
- Verbessert den Halt der Bauchorgane und beugt deren Senkung vor.
- Verbessert den venösen Kreislauf in den unteren Gliedmaßen.
- Verbessert die Nierenfunktionen.
- Reguliert die Funktionen der Eierstöcke.
- Stabilisiert den mentalen Zustand.

Bhāradvāja Āsana

Bhāradvāja ist der Name eines bedeutenden Meisters der indischen Arzneimittelkunde, der für sein Wissen über die Wirkung der Pflanzen berühmt war.

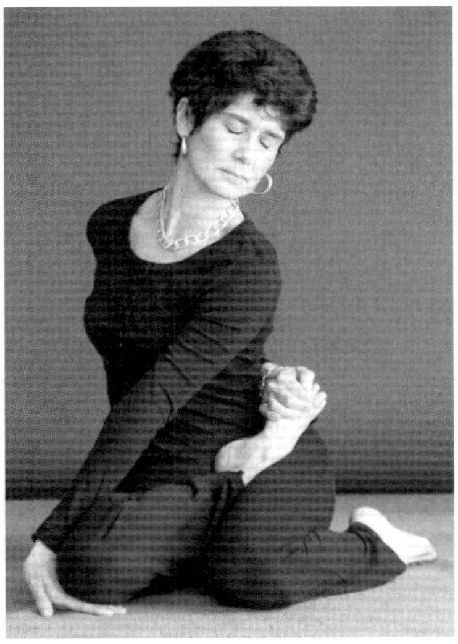

Abb. 57 Bhāradvāja Āsana (Renée)

Technik

Sitzen Sie in Daṇḍa Āsana. Beugen Sie das linke Knie, und legen Sie den linken Fußrücken außen an die linke Gesäßhälfte. Beugen Sie das rechte Knie, nehmen Sie den rechten Fuß in die Hände, und legen Sie ihn in die linke Leiste, die Ferse nah zum Bauchnabel. Bringen Sie die Knie näher zusammen. Führen Sie den rechten Arm hinter dem Rücken entlang, um mit der rechten Hand den rechten Fuß zu greifen. Das Greifen wird erleichtert, wenn Sie den Oberkörper nach rechts drehen, um den rechten Fuß zu fassen. Drehen Sie den Oberkörper dann zum linken Bein zurück. Führen Sie die linke Hand nach vorne und legen Sie sie unter das rechte Knie (die Handfläche auf dem Boden und die Finger nach links gerichtet). Drehen Sie nun den Kopf nach links. Schließen Sie die Augen.

Halten Sie das Āsana für 3 Atemzüge *Ujjāyi*.

Lösen Sie die Hände, strecken Sie die Beine auf dem Boden aus, und legen Sie die Füße nebeneinander. Führen Sie das Āsana zur anderen Seite aus.

Lösen Sie die Hände, strecken Sie die Beine auf dem Boden aus und legen Sie die Füße nebeneinander.

Ruhelage.

Anmerkung: Falls Sie den Fuß nicht mit der Hand des hinter dem Rücken entlang geführten Armes fassen können: dann verschränken Sie mit dieser Beinposition die Finger, drehen Sie die Handflächen nach außen, die Daumen liegen innen. Heben Sie die Arme über den Kopf. Senken Sie das Kinn und schließen Sie die Augen.

Ausatmung: Beugen Sie den Oberkörper nach vorne, bringen Sie die Hände zum Boden.

Einatmung: Richten Sie den Oberkörper in die Vertikale auf, und bringen Sie die Arme über den Kopf. Führen Sie dies 3-mal aus. Führen Sie das Āsana auf der anderen Seite aus.

Ausatmung: Senken Sie die Arme, und lösen Sie die Hände.

Strecken Sie die Beine auf dem Boden aus, und legen Sie die Füße nebeneinander.

Ruhelage.

Konzentration

- *Nāsāgra.*

Früchte

- Korrigiert die Statik der Wirbelsäule.
- Bringt alle Sekretionen des Verdauungstraktes ins Gleichgewich
- Erleichtert die Ausscheidung von Gallensteinen.
- Verbessert die Darmausscheidung, bekämpft Verstopfung.
- Entwickelt die Atemkapazität.

- Unterstützt die Funktionen der Milz. Verbessert die Nierenfunktionen.
- Bringt die exokrinen und endokrinen Sekretionen der Bauchspeicheldrüse und sämtliche Sekretionen der Nebennieren ins Gleichgewicht.
- Bringt die endokrinen Sekretionen der Geschlechtsdrüsen (Gonaden) ins Gleichgewicht.
- Beugt der Prostatavergrößerung vor und reduziert eine solche.
- Hilft dabei, Fibrome in der Gebärmutter zu resorbieren.
- Hilft dabei, ein befruchtetes Ei in der Gebärmutter zu fixieren.

Bheka Āsana

Bheka = der Frosch. In diesem Āsana nimmt der Körper die Form eines Frosches an.

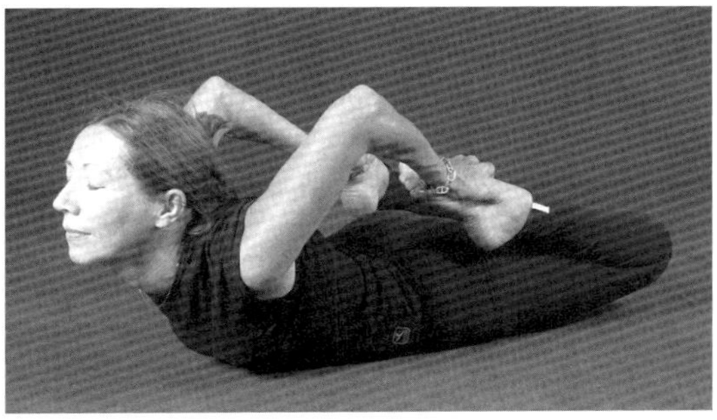

Abb. 58 Bheka Āsana (Françoise)

Technik

Legen Sie sich auf den Bauch, die Stirn auf den Boden, die Arme entlang des Körpers, die Handrücken auf den Boden, die gestreckten Beine nebeneinander. Die Augen sind geschlossen. Beugen Sie die Knie, und bringen Sie die Füße dann etwas auseinander. Legen Sie die Hände auf die Fußrücken, die Finger zu den Knöcheln ausgerichtet. Halten Sie die Ellbogen nach oben gebeugt und die Füße stets nach außen.

Einatmung: Durch Beugen der Handgelenke und der Ellbogen bringen Sie die Füße in Richtung Boden, um Kopf und Oberkörper nach hinten zu beugen. Die Zugkraft der Füße hilft den Kopf und den Oberkörper zu heben.

Ausatmung: Bringen Sie Oberkörper und Stirn zum Boden zurück, indem Sie den Druck auf die Füße lösen.

Führen Sie dies 3-mal aus oder halten Sie das Āsana für 3 Atemzüge *Ujjāyi*.

Lassen Sie die Füße los, bringen Sie die Arme mit den Handrücken zum Boden, Strecken Sie die Beine auf dem Boden aus und legen Sie die Füße nebeneinander.

Drehen Sie sich auf den Rücken.

Ruhelage.

Konzentration

- *Bhrūmadhya.*

Früchte

- Korrigiert die Kyphose der Brustwirbelsäule, und entwickelt das Volumen des Brustkorbs.
- Macht alle Beckengelenke geschmeidig, und stärkt die Hüftgelenke.
- Unterstützt das Perineum und tonisiert den Beckenboden.
- Verbessert den Halt der Bauchorgane und beugt deren Senkung vor.
- Stimuliert alle Leberfunktionen.
- Bringt alle Sekretionen des Verdauungstraktes ins Gleichgewicht.
- Verbessert die Nierenfunktionen.
- Unterstützt die Funktionen der Milz.
- Gleicht das vegetative Nervensystem aus.
- Stärkt den Herzmuskel.
- Verbessert die Dehnbarkeit der Lunge und die Lungenfunktionen.
- Fördert die Praxis von Bāhya Kumbhaka.
- Bringt alle endokrinen Sekretionen des Körpers ins Gleichgewicht.
- Beugt den Symptomen der Menopause vor und mildert diese.
- Hilft dabei, Fibrome in der Gebärmutter zu resorbieren.
- Reduziert Ödeme in den Geweben, und stärkt die Gebärmutterwand nach der Entbindung.
- Schenkt mentale Aufmerksamkeit und verbessert die mentale Konzentration.
- Hilft dabei, die verschiedenen Schlafphasen wiederherzustellen.

Bhujanga Āsana

Bhuja = die Schulter, *anga* = die Gliedmaße, *bhujanga* = die Schlange. In diesem Āsana nimmt der Körper die Form einer Kobra an.

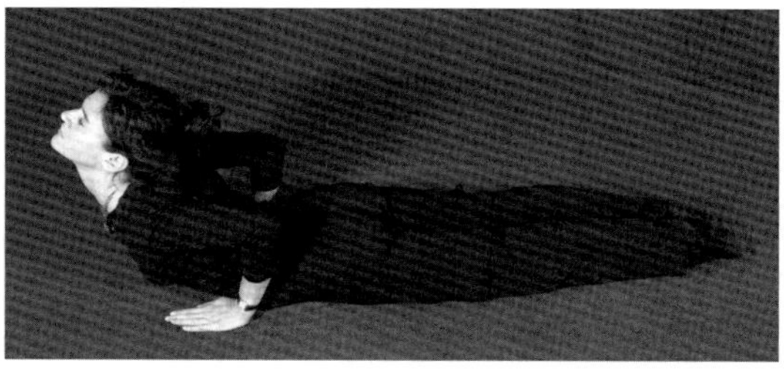

Abb. 59 Bhujanga Āsana (Stéphanie)

Technik

Legen Sie sich auf den Bauch, die Stirn auf den Boden, die Arme entlang des Körpers, die Handrücken auf dem Boden, beide Beine ausgestreckt nebeneinander, die Augen sind geschlossen. Beugen Sie die Arme, indem Sie die Ellbogen heben, und setzen Sie die Hände auf Höhe der unteren Rippen dicht am Körper auf den Boden auf. Die Finger weisen in Richtung Kopf.

Einatmung: Durch Druck auf die Hände heben Sie Kopf, Hals, Schultern, Brustkorb und Magenregion. Halten Sie Bauchnabel und Bauch am Boden. Lösen Sie die Bauchdecke.

Ausatmung: Bringen Sie Magenregion, Brustkorb und Schultern zum Boden zurück. Legen Sie die Stirn auf den Boden.

Führen Sie dies 3-mal aus oder halten Sie das Āsana für 3 Atemzüge *Ujjāyi*.

Strecken Sie die Arme neben dem Körper aus, und legen Sie die Handrücken auf den Boden.

Drehen Sie sich auf den Rücken, um zu ruhen.

Konzentration

- *Bhrūmadhya, Tāraka.*

Früchte

- Korrigiert die Statik der Wirbelsäule. Korrigiert die Kyphose der Brustwirbelsäule und eine Skoliose. Macht die Lenden- und Kreuzbeinregion geschmeidig.
- Stärkt die Zwischenwirbelmuskulatur.
- Verbessert die Atemkapazität und verlängert die Dauer der Einatmung.
- Verbessert die Absorption im Darm.
- Stärkt den Herzmuskel.
- Unterstützt den arteriellen Druck im Falle von niedrigem Blutdruck (Hypotonie).
- Verbessert die mentale Konzentration und reduziert mentale Müdigkeit.
- Entwickelt Selbstvertrauen, schenkt Mut und erhöht die Ausdauer.

Bhujanga Āsana, Variante

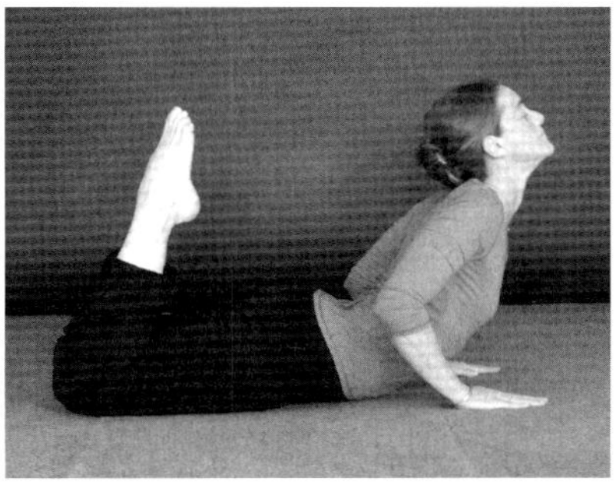

Abb. 60 Bhujanga Āsana, Variante (Estelle)

Technik

Legen Sie sich auf den Bauch, die Stirn auf den Boden, die Arme entlang des Körpers, die Handrücken auf den Boden, die Beine ausgestreckt nebeneinander, die Augen sind geschlossen. Beugen Sie die Arme, indem Sie die Ellbogen heben, und setzen Sie die Hände auf Höhe der unteren Rippen dicht am Körper auf dem Boden auf. Die Finger weisen in Richtung Kopf.

Einatmung: Durch Druck auf die Hände heben Sie Kopf, Hals, Schultern, Brustkorb und Magenregion. Halten Sie Bauchnabel und Bauch am Boden. Lösen Sie die Bauchdecke.

Ausatmung: Beugen Sie die Knie, ohne dass der Brustkorb sinkt, halten Sie die Füße zusammen, und bringen Sie die Fersen in Richtung Gesäß.

Einatmung: Ohne den Brustkorb sinken zu lassen, strecken Sie beide Beine wieder, und legen Sie die Füße zusammen zum Boden zurück.

Führen Sie dies 3-mal aus.

Ausatmung: Bringen Sie Magenregion, Brustkorb und Schultern zum Boden zurück. Legen Sie die Stirn auf den Boden.

Strecken Sie die Arme entlang des Körpers aus und legen Sie die Handrücken auf den Boden.

Drehen Sie sich auf den Rücken, um zu ruhen.

Früchte

- Macht alle Beckengelenke geschmeidig.
- Verbessert die Zirkulation in den Venen und Lymphgefäßen im gesamten Körper.
- Lindert das Syndrom der „unruhigen Beine" (auch „restless legs" genannt).
- Stimuliert den Eisprung.
- Stärkt die Gebärmutterwand und hilft dabei, Fibrome in der Gebärmutter zu resorbieren.
- Verbessert den Halt der Bauchorgane und verhindert deren Senkung.
- Bringt alle Sekretionen der Nebennieren ins Gleichgewicht.
- Verbessert die Lungenfunktionen.
- Fördert die Praxis von Antah Kumbhaka.

Catuśpāda Pīṭam

Dies ist eine Variante von Pūrvatāna Āsana. *Chatush* (wird Tschatush gesprochen) kommt von *chatvāri* = vier, *pāda* = der Fuß, *pīta* = sitzend, der Sitz. Catuśpāda Pīṭam bezeichnet eine kleine, ziemlich breite Bank mit kurzen Beinen, die vor allem bei Ritualen benutzt wird, um den Teilnehmern zu ermöglichen, sich darauf zu setzen.

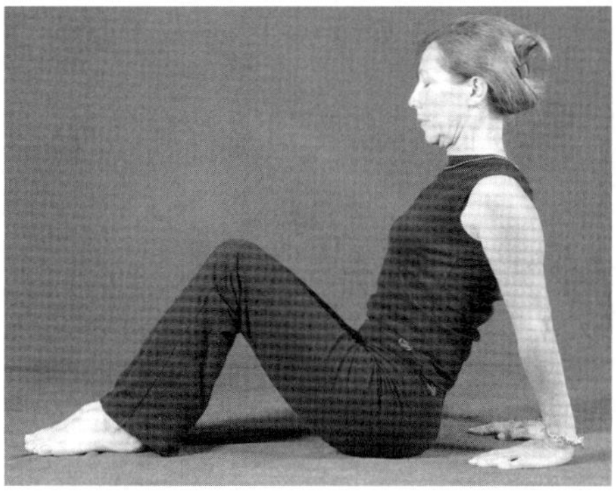

Abb. 61 Catuśpāda Pīṭam 1
(Françoise)

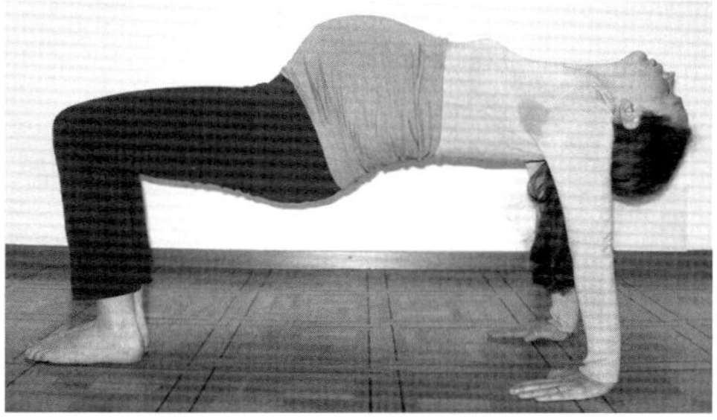

Abb. 62 Catuśpāda Pīṭam 2
(Muriel)

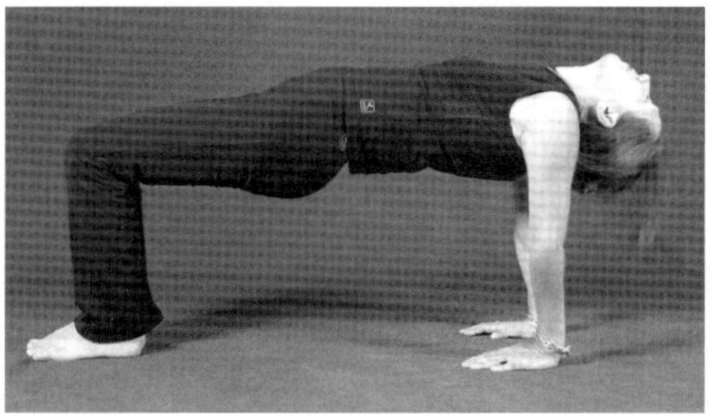

Abb. 63 Catuśpāda Pīṭam 2
(Françoise)

Technik

Sitzen Sie in Daṇḍa Āsana. Setzen Sie die Hände etwa 50 cm hinter dem Gesäß auf dem Boden auf, die Finger weisen in Richtung Gesäß. Beugen Sie die Knie und die Ellbogen und setzen Sie die Füße ebenfalls etwa 50 cm vor dem Gesäß auf dem Boden auf. Richten Sie den Rücken auf, senken Sie den Kopf und schließen Sie die Augen.

Einatmung: Indem Sie sich mit Händen und Füßen abstützen, strecken Sie die Arme und heben Sie das Gesäß so hoch wie möglich. Beugen Sie den Kopf nach hinten.

Ausatmung: Bringen Sie das Gesäß an denselben Platz auf dem Boden zurück, senken Sie das Kinn und richten Sie den Rücken auf.

Führen Sie dies 3- bis 6-mal aus oder halten Sie das Āsana für 3 Atemzüge *Ujjāyi*.

Strecken Sie die Beine auf dem Boden aus, legen Sie die Füße nebeneinander und bringen Sie die Hände nah zum Gesäß.

Ruhelage.

Früchte

- Dieselben wie bei Pūrvatāna Āsana.

Daṇḍa Āsana

Daṇḍa = der Stock, die Wirbelsäule. *Daṇḍa* (der Stock) ist eines der zehn Mittel der Überzeugung. In diesem Āsana bleibt der Brustkorb aufgerichtet wie ein Stock.

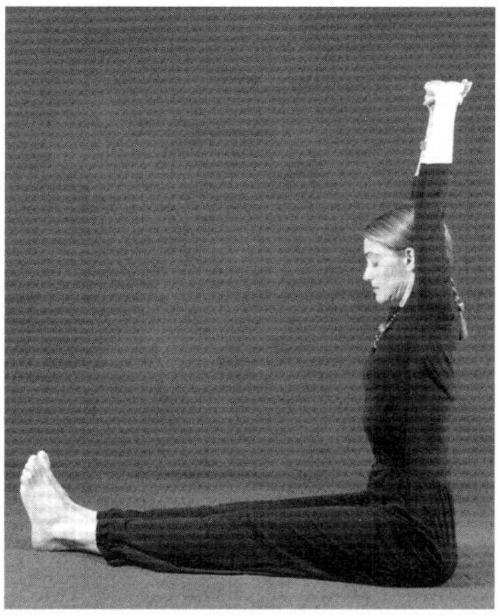

Abb. 64 Daṇḍa Āsana (Estelle)

Technik

Setzen Sie sich mit nach vorne ausgestreckten Beinen auf den Boden. Legen Sie die Beine und Füße nebeneinander. Senken Sie das Kinn, strecken Sie die gesamte Wirbelsäule, um sie gut aufzurichten. Verschränken Sie die Finger, drehen Sie die Handflächen nach außen, die Daumen liegen innen, und schließen Sie die Augen. Heben Sie die gestreckten Arme über den Kopf.

Halten Sie das Āsana für 6 Atemzüge *Ujjāyi*.

Ruhelage.

Konzentration

- *Nāsāgra, Kaṇṭha.*

Früchte

- Korrigiert die Statik der Wirbelsäule, erhält die Zwischenwirbelräume und verhindert Bandscheibenvorfälle.
- Macht die Lenden- und Kreuzbeinregion geschmeidig.
- Verbessert die Verdauung und die Absorption im Darm, bekämpft Verstopfung.
- Verbessert die Ausscheidungsfunktion des Darms während der Schwangerschaft und verhindert Hämorrhoiden.
- Unterstützt das Perineum und verhindert eine Senkung der Organe nach der Entbindung.
- Gleicht das vegetative Nervensystem aus.

Daṇḍa Āsana, Varianten

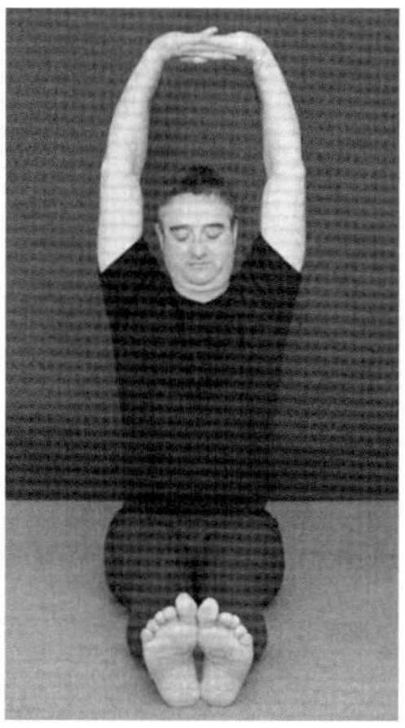

Abb. 65 Daṇḍa Āsana, Variante 1 (Patrice)

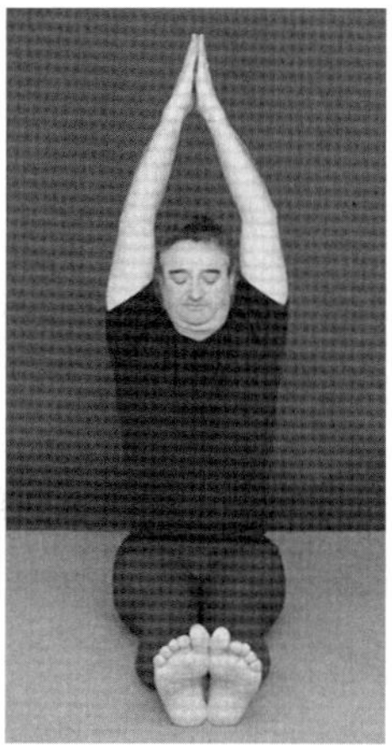

Abb. 66 Daṇḍa Āsana, Variante 2 (Patrice)

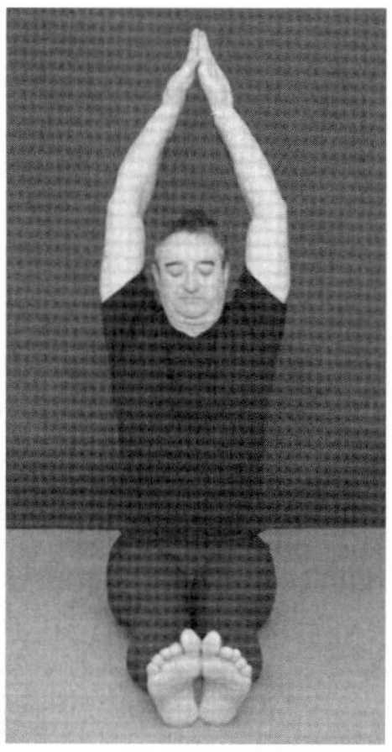

Abb. 67 Daṇḍa Āsana, Variante 2 (Patrice)

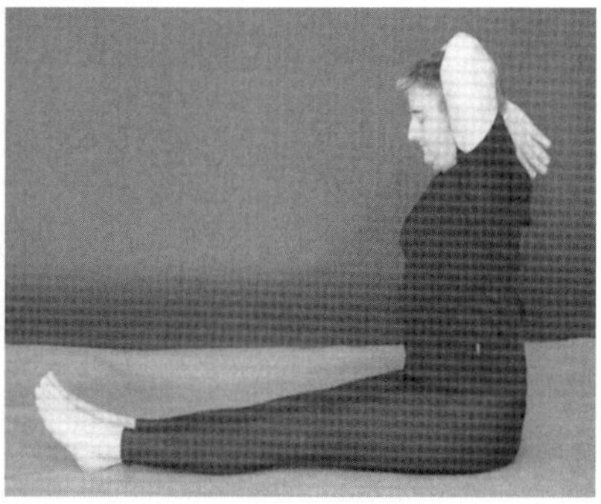

Abb. 68 Daṇḍa Āsana, Variante 2 (Patrice)

Technik

Sitzen Sie in Daṇḍa Āsana. Senken Sie das Kinn, verlängern Sie den Nacken.

1. Bewegung

Verschränken Sie die Finger, drehen Sie die Handflächen nach außen, die Daumen liegen innen.

Einatmung: Heben Sie die gestreckten Arme in die Vertikale über den Kopf.

Ausatmung: Senken Sie die gestreckten Arme, ohne im Rücken einzusinken.

Führen Sie dies 2-mal aus. Lösen Sie die Finger.

2. Bewegung

Halten Sie die gestreckten Arme neben dem Körper, setzen Sie die Hände auf den Boden, die Finger weisen nach vorne.

Einatmung: Während Sie die Arme nach außen drehen, heben Sie die gestreckten Arme seitlich, die Handflächen weisen nach oben, um die Handflächen über dem Kopf zusammenzubringen.

Ausatmung: Während Sie die Arme nach innen drehen, senken Sie die gestreckten Arme, die Handflächen weisen nach unten, ohne im Rücken einzusinken.

Führen Sie dies 2-mal aus.

3. Bewegung

Halten Sie die gestreckten Arme neben dem Körper, setzen Sie die Hände auf den Boden, die Finger weisen nach vorne.

Einatmung: Heben Sie die gestreckten Arme seitlich, die Handflächen weisen nach unten, um die Handrücken über dem Kopf zusammenzubringen.

Ausatmung: Senken Sie die gestreckten Arme, die Handflächen weisen nach unten, ohne im Rücken einzusinken.

Führen Sie dies 2-mal aus.

4. Bewegung

Halten Sie die gestreckten Arme neben dem Körper, setzen Sie die Hände auf den Boden, die Finger weisen nach vorne.

Einatmung: Während Sie die Arme nach außen drehen, heben Sie die gestreckten Arme seitlich, um die Handflächen über dem Kopf zusammenzubringen.

Ausatmung: Ohne im Rücken einzusinken, beugen Sie die Ellbogen, Sie führen die Unterarme nach hinten, die Hände hinter den Kopf, die Daumen zum Nacken. Strecken Sie die Ellbogen, und versuchen Sie sie vom Kopf zu lösen.

Einatmung: Heben Sie die Hände, und strecken Sie die Arme.

Führen Sie dies 2-mal aus.

Ausatmung: Während Sie die Arme nach innen drehen, senken Sie die gestreckten Arme seitlich, die Handflächen weisen nach unten.

Ruhelage.

Früchte

- Unterstützt die Herzfunktionen.
- Korrigiert die Statik der Wirbelsäule, erhält die Zwischenwirbelräume und verhindert Bandscheibenvorfälle.
- Macht die Lenden- und Kreuzbeinregion geschmeidig.
- Verbessert die Verdauung und die Absorption im Darm, bekämpft Verstopfung.
- Verbessert die Ausscheidungsfunktion des Darms während der Schwangerschaft und verhindert Hämorrhoiden.
- Unterstützt das Perineum, und verhindert eine Senkung der Organe nach der Entbindung.
- Gleicht das vegetative Nervensystem aus.

Dhanura Āsana

Dhanus = der Bogen. In diesem Āsana nimmt der Körper die Form eines Bogens an.

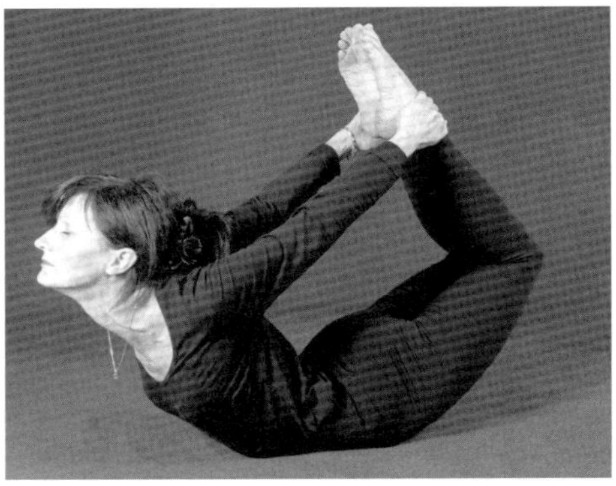

Abb. 69 Dhanura Āsana (Chantal)

Technik

Legen Sie sich auf den Bauch, die Stirn auf den Boden, die Arme entlang des Körpers, die Handrücken auf den Boden, die Beine ausgestreckt nebeneinander, die Augen sind geschlossen. Beugen Sie die nebeneinander liegenden Knie, greifen Sie die Knöchel, und strecken Sie die Füße.

Einatmung: Heben Sie gleichzeitig Kopf, Brustkorb und auch die nebeneinander liegenden Oberschenkel, ohne die Ellbogen zu beugen. Bleiben Sie auf der Nabelregion.

Ausatmung: Bringen Sie Oberschenkel, Brustkorb und Stirn zum Boden.

Führen Sie dies 3-mal aus oder halten Sie das Āsana für 3 Atemzüge *Ujjāyi.*

Lassen Sie die Knöchel los, strecken Sie die Beine aus, legen Sie die Füße auf den Boden und die Arme entlang des Körpers.

Drehen Sie sich auf den Rücken, um zu ruhen.

Konzentration

- *Kaṇṭha.*

Früchte

- Macht die Halswirbelsäule und die Brustwirbelsäule geschmeidig.
- Stärkt die Hüftgelenke.
- Verbessert den Halt der Bauchorgane und verhindert deren Senkung.
- Verbessert die Verdauung. Reduziert die unerwünschten Wirkungen chronischer Aerophagie (Luftschlucken).
- Bringt alle Sekretionen des Verdauungstraktes ins Gleichgewicht. Fördert die Ausscheidung von Gallensteinen und die Ableitung von Galle.
- Entwickelt die Atemkapazität.
- Erleichtert die Praxis von Antah Kumbhaka und von Bāhya Kumbhaka.
- Unterstützt die Herzfunktionen.
- Stimuliert den Eisprung.
- Bringt alle Sekretionen der Nebennieren ins Gleichgewicht.
- Bringt die Hormonsekretionen der Hypophyse ins Gleichgewicht.
- Gleicht das vegetative Nervensystem aus.
- Hilft dabei, mentale Verwirrung aufzulösen, schenkt einen klaren Geist und verbessert die mentale Konzentration.

Dhanura Āsana, Variante

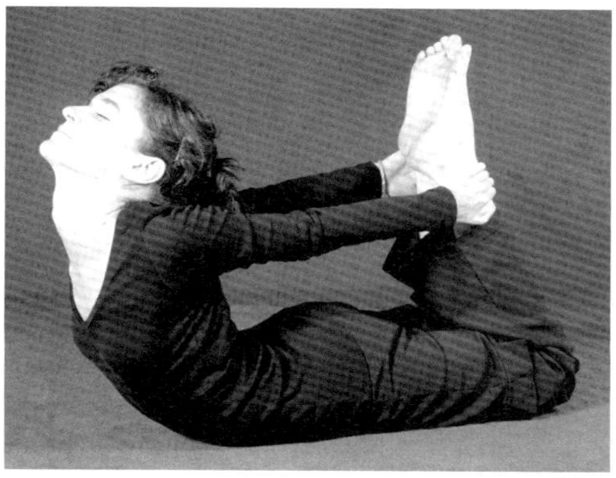

Abb. 70 Dhanura Āsana, Variante (Stéphanie)

Technik

Legen Sie sich auf den Bauch, die Stirn auf den Boden, die Arme entlang des Körpers, die Handrücken auf den Boden, die Beine ausgestreckt nebeneinander, die Augen sind geschlossen. Beugen Sie die nebeneinander liegenden Knie, greifen Sie die Knöchel, und strecken Sie die Füße.

Einatmung: Strecken Sie die Arme, drücken Sie die Oberschenkel zum Boden, ziehen Sie die Füße nach hinten, als wollten Sie sie zum Boden legen, und heben Sie Kopf und Brustkorb.

Ausatmung: Bringen Sie Brustkorb und Stirn zum Boden, und ziehen Sie die Füße zum Gesäß.

Führen Sie dies 3-mal aus oder halten Sie das Āsana für 3 Atemzüge *Ujjāyi.*

Lassen Sie die Knöchel los, strecken Sie die Beine aus, legen Sie die Füße auf den Boden und die Arme entlang des Körpers.

Drehen Sie sich auf den Rücken, um zu ruhen.

Früchte

- Macht die Halswirbelsäule und die Brustwirbelsäule geschmeidig.
- Stärkt die Hüftgelenke.
- Verbessert den Halt der Bauchorgane und verhindert deren Senkung.
- Verbessert die Verdauung. Reduziert die unerwünschten Wirkungen chronischer Aerophagie (Luftschlucken).
- Bringt alle Sekretionen des Verdauungstraktes ins Gleichgewicht. Fördert die Ausscheidung von Gallensteinen und die Ableitung von Galle.
- Entwickelt die Atemkapazität.
- Erleichtert die Praxis von Antah Kumbhaka und von Bāhya Kumbhaka.
- Unterstützt die Herzfunktionen.
- Stimuliert den Eisprung.
- Bringt alle Sekretionen der Nebennieren ins Gleichgewicht.
- Bringt die Hormonsekretionen der Hypophyse ins Gleichgewicht.
- Gleicht das vegetative Nervensystem aus.
- Hilft dabei, mentale Verwirrung aufzulösen, schenkt einen klaren Geist und verbessert die mentale Konzentration.

Eka Pāda Apāna Āsana

Eka = ein, *pāda* = der Fuß oder das Bein, *apāna* = zurückweisen, ausscheiden.

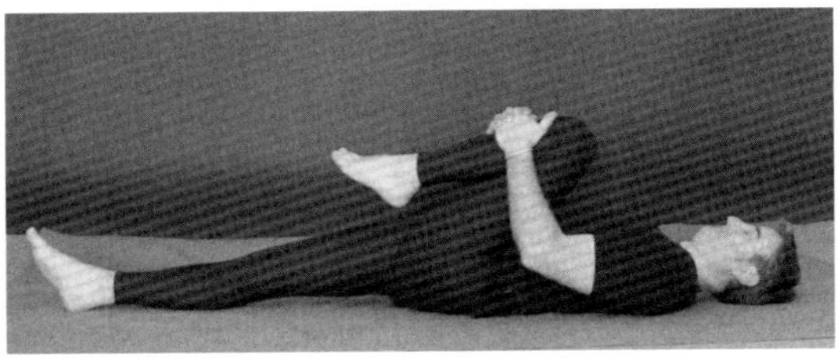

Abb. 71 Eka Pāda Apāna Āsana (Patrice)

Technik

Legen Sie sich auf den Rücken, die Beine und Füße nebeneinander, die Arme entlang des Körpers, die Handflächen auf den Boden. Das Kinn ist gesenkt, und die Augen sind geschlossen. Beugen Sie das linke Knie, und führen Sie den linken Oberschenkel zum Bauch. Verschränken Sie die Finger auf dem linken Bein. Halten Sie das rechte Bein auf dem Boden ausgestreckt.

Halten Sie das Āsana für 3 bis 6 Atemzüge *Ujjāyi*.

Lösen Sie die Finger, und legen Sie die Arme entlang des Körpers ab, legen Sie das linke Bein gestreckt zum Boden.

Führen Sie das Āsana mit dem rechten Bein aus.

Lösen Sie die Finger, und legen Sie die Arme entlang des Körpers ab, legen Sie das rechte Bein gestreckt zum Boden.

Ruhelage.

Früchte

- Beugt Ischiasschmerzen vor und lindert diese.
- Macht die Lendenwirbelsäule geschmeidig.
- Verbessert die Darmausscheidung, bekämpft Verstopfung.
- Reduziert Blähungen und Darmkrämpfe bei stressbedingter Kolitis.
- Stimuliert die Harnausscheidung.

Eka Pāda Dhanura Āsana

Eka = ein, *pāda* = der Fuß oder das Bein, *dhanus* = der Bogen. In diesem Āsana ähnelt der Körper einem Bogen.

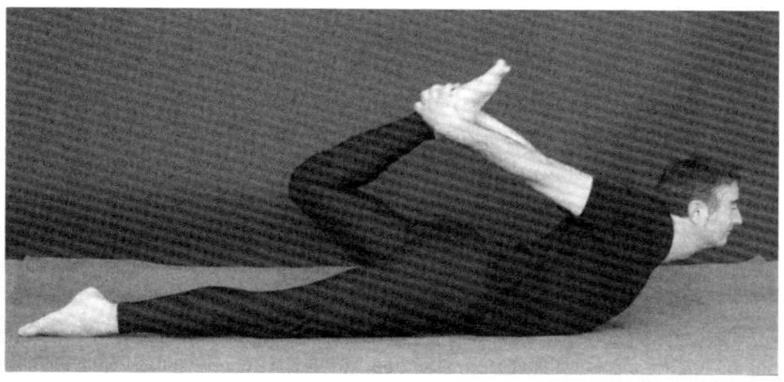

Abb. 72 Eka Pāda Dhanura Āsana (Patrice)

Technik

Legen Sie sich auf den Bauch, die Stirn auf den Boden, die Arme entlang des Körpers, die Handrücken auf den Boden, die Beine ausgestreckt nebeneinander, die Augen sind geschlossen. Beugen Sie das linke Knie, greifen Sie den linken Knöchel mit beiden Händen.

Einatmung: Heben Sie, ohne die Ellbogen zu beugen, gleichzeitig Kopf, Brustkorb und linken Oberschenkel. Bleiben Sie auf der Region des Bauchnabels. Halten Sie dabei das rechte Bein ausgestreckt auf dem Boden.

Ausatmung: Bringen Sie Oberschenkel, Brustkorb und Stirn zum Boden.

Führen Sie dies 3-mal aus oder halten Sie das Āsana für 3 Atemzüge *Ujjāyi*.

Lösen Sie die Hände, strecken Sie das linke Bein aus, legen Sie den Fuß neben den rechten auf den Boden und die Arme entlang des Körpers.

Führen Sie das Āsana mit dem rechten Bein aus.

Lösen Sie die Hände, strecken Sie das rechte Bein aus, legen Sie den Fuß neben den linken auf den Boden und die Arme entlang des Körpers.

Drehen Sie sich auf den Rücken, um zu ruhen.

Früchte

- Macht die Hals- und die Brustwirbelsäule geschmeidig.
- Stärkt die Hüftgelenke.
- Verbessert den Halt der Bauchorgane und verhindert deren Senkung.
- Verbessert die Verdauung. Reduziert die unerwünschten Wirkungen chronischer Aerophagie (Luftschlucken).
- Bringt alle Sekretionen des Verdauungstraktes ins Gleichgewicht. Fördert die Ausscheidung von Gallensteinen und die Ableitung von Galle.
- Entwickelt die Atemkapazität.
- Erleichtert die Praxis von Antah Kumbhaka und von Bāhya Kumbhaka.
- Unterstützt die Herzfunktionen.
- Stimuliert den Eisprung.
- Bringt alle Sekretionen der Nebennieren ins Gleichgewicht.
- Bringt die Hormonsekretionen der Hypophyse ins Gleichgewicht.
- Gleicht das vegetative Nervensystem aus.
- Hilft dabei, mentale Verwirrung aufzulösen, schenkt einen klaren Geist und verbessert die mentale Konzentration.

Eka Pāda Śalabha Āsana

Eka = ein, *pāda* = der Fuß oder das Bein, *śalabha* = die Heuschrecke, die Libelle. In diesem Āsana nimmt der Körper die Form einer Libelle an.

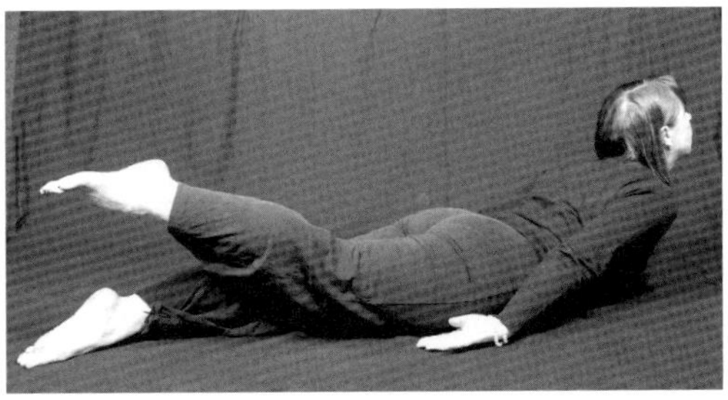

Abb. 73 Eka Pāda Śalabha Āsana (Cornelia)

Technik

Legen Sie sich auf den Bauch, die Stirn auf den Boden, die Arme entlang des Körpers, die Handrücken auf den Boden, die Beine ausgestreckt nebeneinander, die Augen sind geschlossen.

Einatmung: Heben Sie gleichzeitig Kopf, Brustkorb und das gestreckte linke Bein, ohne mit dem Körper nach rechts zu kippen.

Ausatmung: Bringen Sie Brustkorb, linke Bein und Stirn zum Boden.

Führen Sie das Āsana mit dem rechten Bein aus.

Führen Sie dies 3-mal im Wechsel aus, oder halten Sie dieses Āsana für 1 oder 2 Atemzüge *Ujjāyi* auf jeder Seite.

Drehen Sie sich auf den Rücken, um zu ruhen.

Früchte

- Korrigiert die Statik der Wirbelsäule und erhält die Zwischenwirbelräume.
- Stärkt die paravertebrale Muskulatur, insbesondere die der Lendenregion.
- Stärkt die Hüftgelenke.
- Beugt der Senkung der Nieren vor.
- Stimuliert die Harnausscheidung.
- Stellt den Ovarialzyklus wieder her und reguliert die Funktionen der Eierstöcke. Reduziert die Symptome des prämenstruellen Syndroms.
- Hilft dabei, Fibrome in der Gebärmutter zu resorbieren. Unterstützt das Endometrium und fördert die Empfängnis.
- Fördert die Ausscheidung zellulärer Stoffwechselrückstände.
- Nach der Entbindung: reduziert Gewebsödeme und stärkt die Gebärmutterwand.
- Stärkt den Herzmuskel.
- Verbessert die mentale Konzentration.
- Erleichtert die Praxis von Antah Kumbhaka und von Bāhya Kumbhaka.

Eka Pāda Ūrdhva Prasuta Pāda Āsana

Eka = ein, *pāda* = der Fuß oder das Bein, *ūrdhva* = nach oben, zum Himmel, himmlisch, *prasuta* = in die Vertikale bringen oder in der Vertikalen halten.

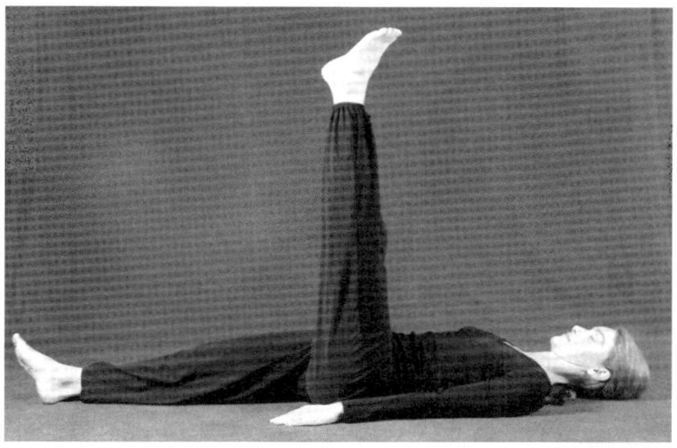

Abb. 74 Eka Pāda Ūrdhva Prasuta Pāda Āsana (Estelle)

Technik

Legen Sie sich auf den Rücken, Beine und Füße nebeneinander, die Arme entlang des Körpers, die Handflächen auf den Boden. Das Kinn ist gesenkt, und die Augen sind geschlossen.

Ausatmung: Heben Sie das gestreckte linke Bein in die Vertikale, ohne das rechte Knie zu beugen.

Einatmung: Legen Sie das linke Bein zum Boden zurück.

Führen Sie das Āsana mit dem rechten Bein aus.

Führen Sie dies 3-mal im Wechsel auf jeder Seite aus.

Ruhelage.

Früchte

- Korrigiert die Statik der Wirbelsäule, erhält die Zwischenwirbelräume und beugt Bandscheibenvorfällen vor.
- Entwickelt die Muskulatur der Beine.
- Verbessert die Zirkulation in den Venen und Lymphgefäßen im gesamten Körper.
- Verbessert die Darmausscheidung, bekämpft Verstopfung.
- Reduziert Blähsucht.

Eka Pāda Viparīta Śalabha Āsana

Eka = ein, *Pāda* = der Fuß, das Bein, *viparīta* = exzentrisch, *śalabha* = die Heuschrecke.

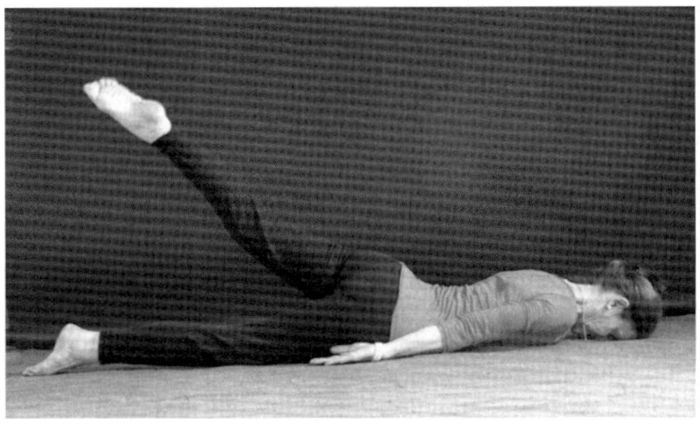

Abb. 75 Eka Pāda Viparīta Śalabha Āsana (Claire)

Technik

Legen Sie sich auf den Bauch, die Stirn auf den Boden, die Arme entlang des Körpers, die Handrücken auf den Boden, die Beine ausgestreckt nebeneinander, die Augen sind geschlossen.

Einatmung: Heben Sie das gestreckte linke Bein so hoch wie möglich, ohne mit dem Körper nach rechts zu kippen. Halten Sie das rechte Bein gestreckt. Heben Sie weder den Kopf noch die Schultern.

Ausatmung: Legen Sie das linke Bein zum Boden zurück.

Führen Sie das Āsana mit dem rechten Bein aus.

Führen Sie dies im Wechsel auf jeder Seite 3-mal aus.

Drehen Sie sich auf den Rücken, um zu ruhen.

Früchte

- Korrigiert die Statik der Wirbelsäule und die Beckenposition. Macht die Lenden- und Kreuzbeinregion geschmeidig und stärkt die Hüftgelenke.
- Verbessert den Halt der Bauchorgane und beugt deren Senkung vor. Unterstützt und tonisiert das Perineum. Tonisiert die Muskulatur unterhalb des Bauchnabels.
- Entwickelt das Volumen des Brustkorbs.
- Stimuliert die Sekretionen des Dünndarms. Bringt die exokrinen Sekretionen der Bauchspeicheldrüse ins Gleichgewicht. Fördert die Drainage der Galle.
- Beugt Hämorrhoiden vor und reduziert diese.
- Verbessert die venöse und lymphatische Zirkulation des Körpers.
- Stärkt den Herzmuskel.
- Verbessert die Lungenfunktionen und die Lungendehnbarkeit. Entwickelt die Atemkapazität. Erleichtert die Praxis von Antah Kumbhaka und Bāhya Kumbhaka.
- Verbessert die Nierenfunktionen.
- Bringt alle endokrinen Sekretionen ins Gleichgewicht.
- Unterstützt die Gebärmutterschleimhaut und fördert die Empfängnis.
- Bringt die Prostatafunktion ins Gleichgewicht. Beugt einer Prostatavergrößerung vor und reduziert diese.
- Gleicht das vegetative Nervensystem aus. Verbessert die nervöse Widerstandskraft auf äußere Reize wie zum Beispiel Stress.
- Verbessert die Funktionen aller Organe des Körpers.
- Schenkt mentale Aufmerksamkeit. Erhöht das Erinnerungsvermögen.
- Entwickelt Selbstvertrauen, schenkt Mut und vermehrt Ausdauer.

Garuḍa Āsana

Garuḍa = der Adler. Dies ist auch der Name des Königs der Vögel. Garuḍa ist das Reittier des Gottes Viṣṇu.

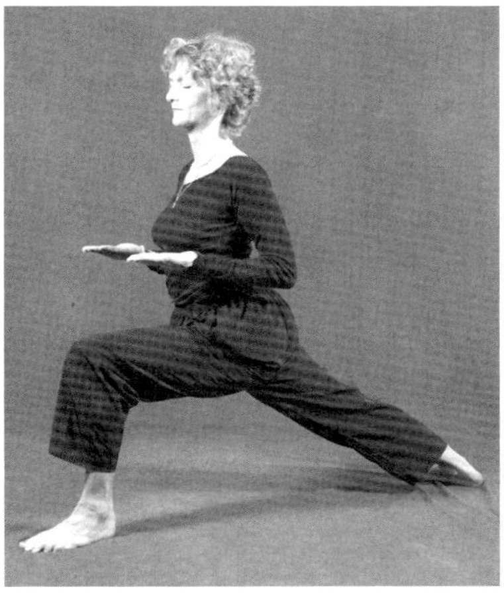

Abb. 76 Garuḍa Āsana 1
(Pascale)

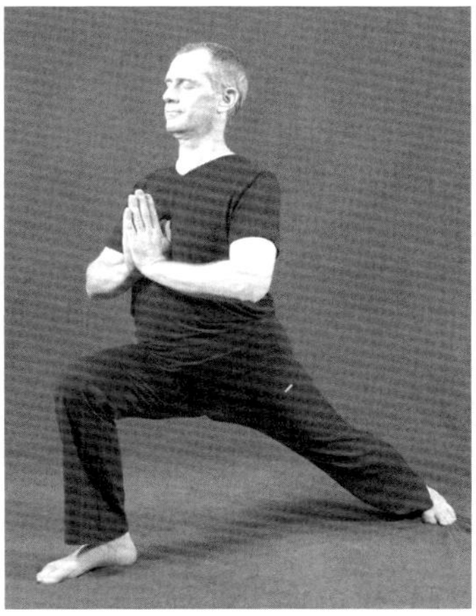

Abb. 77 Garuḍa Āsana 2,
rechte Seite
(Gabriel)

Technik

Stehen Sie in Samastithi. Bringen Sie das rechte Bein wenigstens einen Meter hinter das linke Bein, beide Füße sind auf derselben Linie. Halten Sie den Rumpf in Richtung des linken Beines. Verschränken Sie die Finger, drehen Sie die Handflächen nach außen, die Daumen liegen innen. Heben Sie die gestreckten Arme über den Kopf. Senken Sie das Kinn, und schließen Sie die Augen.

Ausatmung: Ohne den Oberkörper nach vorn zu neigen, beugen Sie das linke Knie so weit, bis der Oberschenkel parallel zum Fußboden verläuft. Halten Sie das rechte Bein gestreckt, der Kopf bleibt gerade. Senken Sie die Arme nach vorne bis auf Schulterhöhe, lösen Sie die Finger, und drehen Sie die Handflächen zum Himmel. Beugen Sie die Ellbogen, und ziehen Sie sie so weit nach hinten, dass die Hände auf Höhe der unteren Rippen ankommen. Halten Sie die Ellbogen dicht am Körper.

Halten Sie das Āsana für 1 Atemzug *Ujjāyi*.

Bringen Sie die Handflächen zusammen, indem Sie die Daumen ans Brustbein legen, die Finger weisen zum Himmel.

Halten Sie das Āsana für 1 Atemzug *Ujjāyi*.

Einatmung: Heben Sie die Arme über den Kopf, wobei Sie die Handflächen zusammenlassen. Strecken Sie das linke Bein wieder, und senken Sie die Arme seitlich. Bringen Sie das rechte Bein neben das linke.

Führen Sie das Āsana auf der anderen Seite aus.

Strecken Sie das rechte Bein wieder, und senken Sie die Arme seitlich. Bringen Sie das linke Bein neben das rechte.

Ruhelage.

Früchte

- Dieselben wie bei Vīra Bhadra Āsana.

Hala Āsana

Hala = der Pflug, das Gift. Dies ist auch der Name des Schlangengiftes; das Gift, welches die Götter Krishna und Shiva tranken, um zu verhindern, dass Menschen und Tiere getötet wurden. In diesem Āsana ähnelt der Körper einem Pflug.

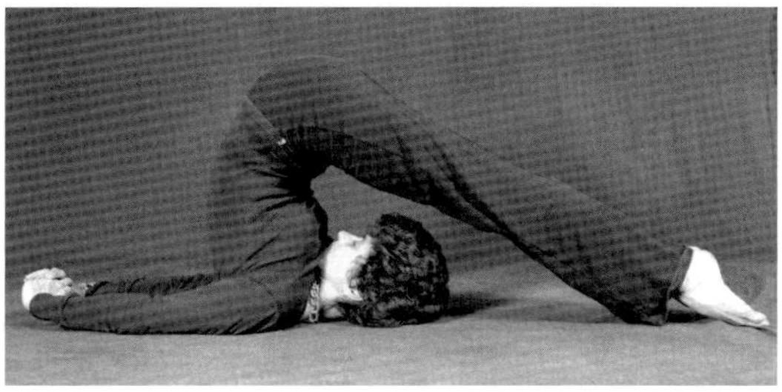

Abb. 78 Hala Āsana 1
(Renée)

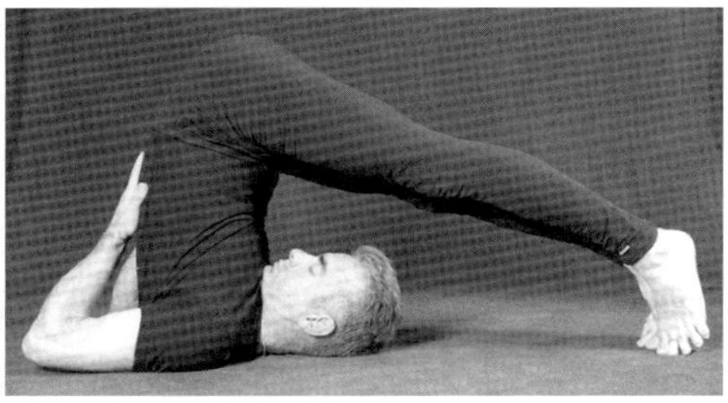

Abb. 79 Hala Āsana 2
(Pascal)

Technik

Führen Sie Sarvānga Āsana aus.

Ausatmung: Lassen Sie mit aufrechtem Rücken beide Beine gestreckt sinken, und bringen Sie die Füße hinter dem Kopf auf den Boden. Legen Sie die Arme auf den Boden, verschränken Sie die Finger, und drehen Sie die Handflächen nach außen.

Halten Sie das Āsana für 3 Atemzüge *Ujjāyi.*

Dann lösen Sie die Hände, beugen Sie die Ellbogen, und legen Sie die Hände auf die hinteren Rippen.

Einatmung: Heben Sie die gestreckten Beine in Sarvānga Āsana zurück.

Ausatmung: Lassen Sie die Beine in den rechten Winkel sinken, dann legen Sie die Arme auf den Boden.

Einatmung: Legen Sie den Rücken und dann die gestreckten Beine zum Boden, ohne Kopf und Schultern zu heben.

Ruhelage.

Früchte

- Korrigiert die Statik der Wirbelsäule.
- Macht die Halswirbelsäule geschmeidig.
- Korrigiert die Hyperlordose der Lendenwirbelsäule.
- Stimuliert die Produktion der Magensekretionen.
- Verbessert die Nierenfunktionen.
- Bringt die Hormonsekretionen der Schilddrüse, der Eierstöcke, der Nebennieren und der Zirbeldrüse (Epiphyse) ins Gleichgewicht.
- Stärkt den Herzmuskel.
- Fördert die Ausscheidung von Rückständen des Zellstoffwechsels.
- Hilft dabei, ein befruchtetes Ei in der Gebärmutter zu fixieren.

Jaṭhara Parivṛtti Nr. 1

Jaṭhara = der Magen, *parivṛtti* = sich herumdrehen.

Technik

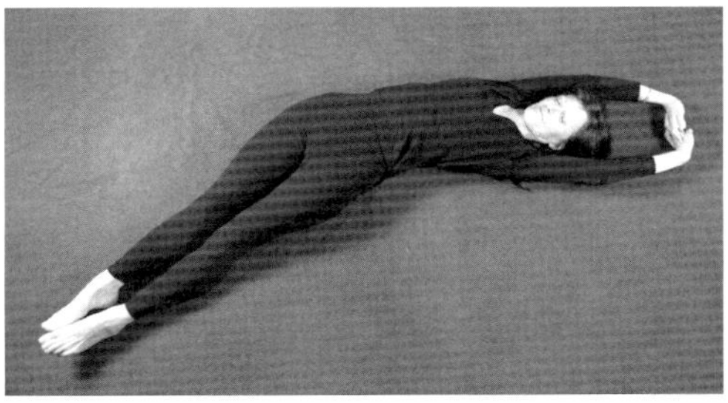

Abb. 80 Jaṭhara Parivṛtti Nr. 1 (Chantal)

Legen Sie sich auf den Rücken, die Beine und Füße nebeneinander, die Arme entlang des Körpers, die Handflächen auf den Boden. Das Kinn ist gesenkt und die Augen sind geschlossen. Verschränken Sie die Finger, drehen Sie die Handflächen nach außen, die Daumen liegen innen. Legen Sie die gestreckten Arme hinter dem Kopf ab. Ohne das Becken zu verlagern, lassen Sie die gestreckten Beine, eins nach dem anderen, Schritt für Schritt nach links gleiten.

Halten Sie das Āsana für 3 Atemzüge Ujjāyi.

Bringen Sie die Beine Schritt für Schritt wieder in die Mitte zurück.

Führen Sie das Āsana zur anderen Seite aus.

Führen Sie 3 Atemzüge Ujjāyi aus.

Bringen Sie die Beine Schritt für Schritt wieder in die Mitte zurück, und senken Sie die Arme. Lösen Sie die Hände, und legen Sie sie entlang des Körpers ab, die Handflächen zeigen zum Boden.

Ruhelage.

Früchte

- Beugt Ischiasschmerzen vor und lindert diese.
- Stärkt die Hüftgelenke, macht die Beckengelenke geschmeidig und erleichtert die Entbindung.
- Stimuliert alle Leberfunktionen.

Jaṭhara Parivṛtti Nr. 2

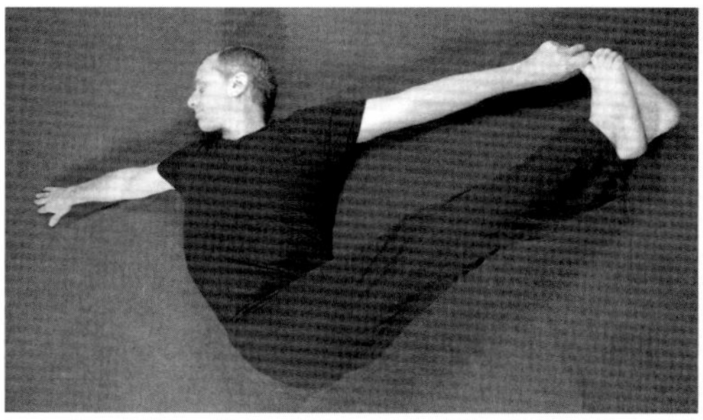

Abb. 81 Jaṭhara Parivṛtti Nr. 2
(Gabriel)

Technik

Legen Sie sich auf den Rücken, die Beine und Füße nebeneinander, die Arme entlang des Körpers, die Handflächen auf den Boden. Das Kinn ist gesenkt, und die Augen sind geschlossen. Breiten Sie die Arme seitlich in Schulterhöhe aus, und legen Sie die Handflächen auf den Boden.

Ausatmung: Heben Sie die gestreckten Beine in die Vertikale, und legen Sie sie nach links auf Höhe der linken Hand zum Boden. Greifen Sie die großen Zehen oder den Knöchel des rechten Fußes mit der linken Hand. Heben Sie den Kopf leicht an, drehen Sie ihn nach rechts, und legen Sie das rechte Ohr auf den Boden. Halten Sie Hals- und Brustwirbelsäule in der gleichen Achse.

Führen Sie 3 Atemzüge *Ujjāyi* aus.

Heben Sie den Kopf wieder leicht an, und legen Sie ihn in die Mitte zurück. Legen Sie die linke Hand auf den Boden.

Einatmung: Heben Sie die gestreckten Beine in die Vertikale.

Ausatmung: Legen Sie die Beine nach rechts auf Höhe der rechten Hand zum Boden. Greifen Sie die großen Zehen oder den Knöchel des linken Fußes mit der rechten Hand. Heben Sie den Kopf leicht an, drehen Sie ihn nach links, und legen Sie das linke Ohr auf den Boden. Halten Sie Hals- und Brustwirbelsäule in der gleichen Achse.

Führen Sie 3 Atemzüge *Ujjāyi* aus.

Heben Sie den Kopf wieder leicht an, und legen Sie ihn in die Mitte zurück. Legen Sie die rechte Hand auf den Boden.

Einatmung: Heben Sie die gestreckten Beine in die Vertikale, dann legen Sie sie in der Achse des Körpers zum Boden zurück. Die Arme ebenfalls zum Körper zurücklegen.

Ruhelage.

Früchte

- Macht die Hals- und Lendenwirbelwirbelsäule geschmeidig.
- Stimuliert die Produktion der Magensekretionen, und verbessert die Verdauung.
- Stimuliert die Harnausscheidung.
- Beugt der Senkung der Nieren vor. Stärkt den Herzmuskel.
- Beugt Zysten in den Eierstöcken vor und hilft diese zu reduzieren.

Karṇa Pīḍa Āsana

Karṇa= das Ohr, *pīda* = die Krankheiten, die Leiden.

Technik

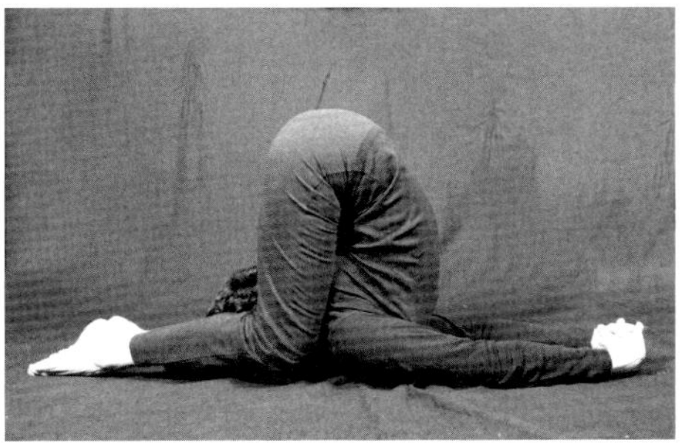

Abb. 82 Karṇa Pīḍa Āsana (Renée)

Führen Sie Sarvānga Āsana aus.

Ausatmung: Senken Sie und beugen Sie beide Beine, spreizen Sie die Knie, und halten Sie die Füße zusammen. Bringen Sie die Fußrücken hinter dem Kopf auf den Boden, die Knie dicht zu den Ohren und Schultern. Legen Sie die gestreckten Arme auf den Boden, verschränken Sie die Finger, und drehen Sie die Handflächen nach außen.

Führen Sie 3 Atemzüge *Ujjāyi* aus.

Einatmung: Lösen Sie die Hände, beugen Sie die Ellbogen, und legen Sie die Hände auf die hinteren Rippen. Heben Sie die Füße, und bringen Sie die Beine in Sarvānga Āsana zurück.

Ausatmung: Lassen Sie die Beine in den rechten Winkel sinken, dann legen Sie die Arme auf den Boden.

Einatmung: Legen Sie den Rücken und dann die gestreckten Beine zum Boden, ohne Kopf und Schultern zu heben.

Ruhelage.

Früchte

- Korrigiert die Statik der Wirbelsäule, erhält die Zwischenwirbelräume und beugt Bandscheibenvorfällen vor.
- Bringt alle Sekretionen des Verdauungstraktes ins Gleichgewicht.
- Reguliert die Funktionen der Eierstöcke. Beugt Zysten in den Eierstöcken vor und hilft dabei, diese zu reduzieren.
- Beugt den Symptomen der Wechseljahre vor und lildert diese.
- Unterstützt das Endometrium (Gebärmutterschleimhaut).
- Bringt die Funktion der Prostata ins Gleichgewicht.
- Verbessert den Halt der Bauchorgane und beugt deren Senkung vor.
- Unterstützt die mentale Konzentration.

Marīcya Āsana Nr. 1

Marīcya (gesprochen Marītschya) ist der Name eines Yogis.

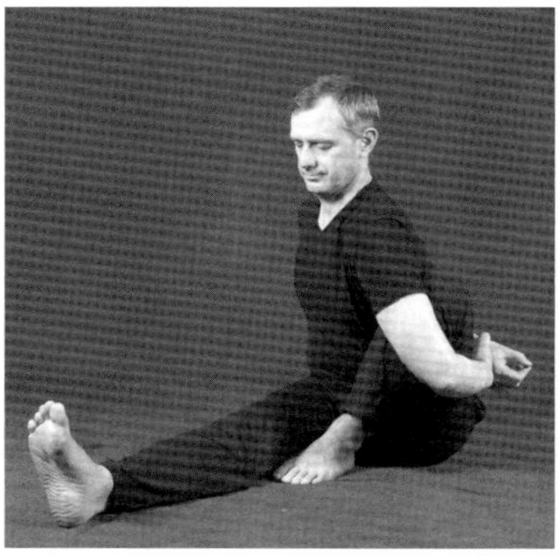

Abb. 83 Marīcya Āsana Nr. 1 (Gabriel)

Technik

Sitzen Sie in Daṇḍa Āsana. Beugen Sie das linke Bein, um den linken Oberschenkel nah zum Brustkorb zu bringen und die Ferse nah zum Gesäß. Führen Sie die linke Schulter so weit nach vorne, bis die linke Achselhöhle das linke Knie berührt. Beugen Sie den linken Ellbogen, und führen Sie den linken Arm und Ellbogen um das Schienbein und den linken Oberschenkel herum. Bringen Sie die linke Hand auf Höhe der Taille hinter den Rücken. Führen Sie dann den rechten Arm von rechts hinter den Rücken, und greifen Sie die linke Hand. Richten Sie den Rücken auf, halten Sie Rumpf und Kopf nach vorn gerichtet, richten Sie den Blick zum großen Zeh des rechten Fußes aus, und schließen Sie dann die Augen.

Führen Sie 3 oder 6 Atemzüge *Ujjāyi* aus.

Lösen Sie die Hände, strecken Sie das linke Bein auf dem Boden aus, und legen Sie die Füße nebeneinander.

Führen Sie das Āsana mit dem rechten Bein aus.

Führen Sie 3 oder 6 Atemzüge *Ujjāyi* aus.

Lösen Sie die Hände, strecken Sie das rechte Bein auf dem Boden aus, und legen Sie die Füße nebeneinander.

Ruhelage.

Konzentration

- *Aṅguṣṭa* (der große Zeh) des ausgestreckten Beines.

Früchte

- Verbessert die Nierenfunktionen.
- Beugt der Bildung von Nierensteinen vor.
- Stellt den Ovarialzyklus wieder her und reguliert die Funktionen der Eierstöcke.
- Unterstützt die Gebärmutterschleimhaut und fördert die Empfängnis.
- Beugt der Prostatavergrößerung vor und reduziert eine solche.

Marīcya Āsana Nr. 2

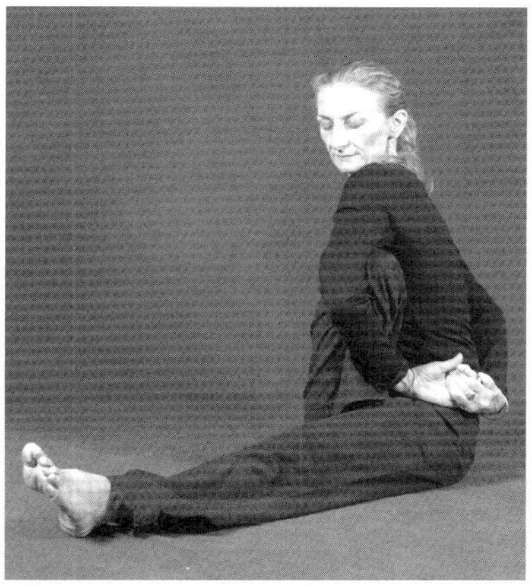

Abb. 84 Marīcya Āsana Nr. 2, rechte Seite (Catherine)

Technik

Sitzen Sie in Daṇḍa Āsana. Beugen Sie das linke Bein, um den linken Oberschenkel nah zum Brustkorb zu bringen und die Ferse nah zum Gesäß. Drehen Sie den Oberkörper so weit nach links, dass die Brust frei wird. Bringen Sie die rechte Schulter über das linke Knie, und legen Sie den rechten Arm davor, indem Sie den Oberkörper noch weiter nach links drehen. Beugen Sie den rechten Ellbogen, und führen Sie den rechten Unterarm und Ellbogen um das linke Knie herum. Bringen Sie die rechte Hand auf Höhe der Taille zum Rücken. Bringen Sie dann die linke Hand hinter den Rücken, und greifen Sie die rechte Hand. Richten Sie den Rücken auf, drehen Sie den Kopf nach rechts, halten Sie das Kinn über der rechten Schulter, und schließen Sie die Augen.

Führen Sie 3 oder 6 Atemzüge *Ujjāyi* aus.

Lösen Sie die Hände, strecken Sie das linke Bein auf dem Boden aus, und legen Sie die Füße nebeneinander.

Führen Sie das Āsana mit dem rechten Bein aus.

Lösen Sie die Hände, strecken Sie das rechte Bein auf dem Boden aus, und legen Sie die Füße nebeneinander.

Ruhelage.

Konzentration

- *Nāsāgra, Kaṇṭha.*

Früchte

- Entwickelt die Atemkapazität.
- Verbessert die Nierenfunktionen. Beugt der Bildung von Nierensteinen vor und erleichtert deren Ausscheidung.
- Bringt alle Sekretionen der Nebennieren ins Gleichgewicht.
- Verbessert die Funktion aller Organe des Körpers.

Marīcya Āsana Nr. 3

Technik

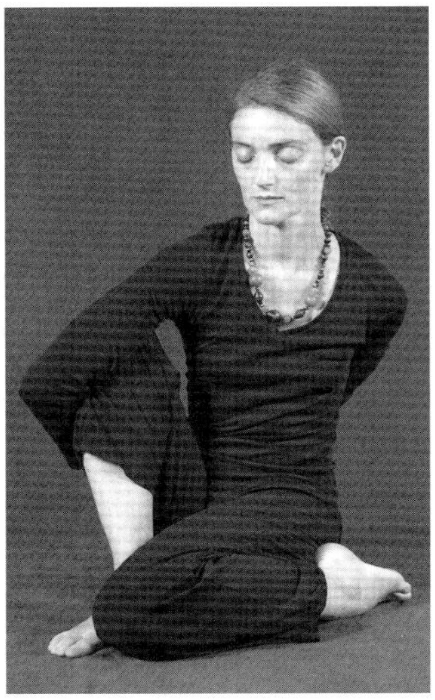

Abb. 85 Marīcya Āsana Nr. 3, rechte Seite (Estelle)

Sitzen Sie in Daṇḍa Āsana. Beugen Sie das rechte Knie und bringen Sie den rechten Fußrücken neben die rechte Gesäßhälfte. Beugen Sie das linke Knie, und bringen Sie den linken Oberschenkel nahe zum Brustkorb, die Ferse nah zum Gesäß. Bringen Sie die linke Schulter nach vorn, bis die Achselhöhle das linke Knie berührt. Umarmen Sie mit dem linken Arm das linke Schienbein und den linken Oberschenkel. Bringen Sie die linke Hand auf Höhe der Taille zum Rücken. Führen Sie dann den rechten Arm von rechts hinter den Rücken, und greifen Sie die linke Hand. Richten Sie den Rücken auf, halten Sie den Oberkörper und den Kopf nach vorne gerichtet, und schließen Sie die Augen.

Führen Sie 3 oder 6 Atemzüge *Ujjāyi* aus.

Lösen Sie die Hände, strecken Sie die Beine auf dem Boden aus und legen Sie die Füße nebeneinander.

Führen Sie das Āsana auf der anderen Seite aus.

Lösen Sie die Hände, strecken Sie die Beine auf dem Boden aus und legen Sie die Füße nebeneinander.

Ruhelage.

Konzentration

- *Nāsāgra, Kaṇṭha.*

Früchte

- Bringt die endokrinen Sekretionen der Geschlechtsdrüsen ins Gleichgewicht.
- Stimuliert den Eisprung und stellt den Ovarialzyklus wieder her.
- Reduziert die Symptome des prämenstruellen Syndroms.
- Bringt alle Sekretionen der Nebennieren ins Gleichgewicht.

Matsya Āsana

Matsya = der Fisch.

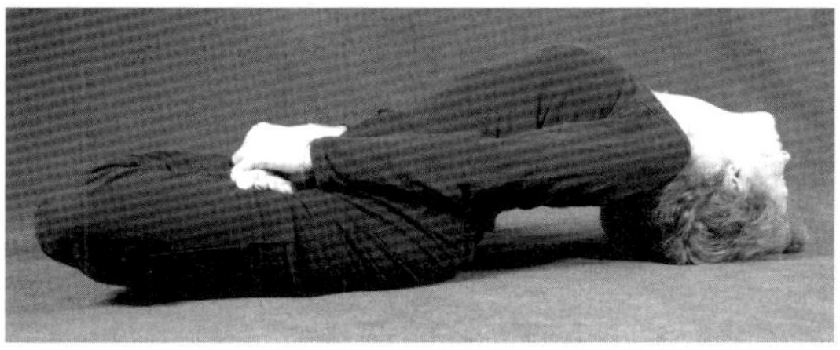

Abb. 86 Matsya Āsana (Brigitte)

Technik

Legen Sie sich auf den Rücken, die Beine und Füße nebeneinander, die Arme entlang des Körpers, die Handflächen auf den Boden. Das Kinn ist gesenkt und die Augen sind geschlossen. Kreuzen Sie die Beine, oder führen Sie Padma Āsana aus. Bringen Sie die Oberschenkel zum Boden. Indem Sie sich auf die Ellbogen abstützen, heben Sie den Kopf und Oberkörper etwas an, dann beugen Sie den Kopf nach hinten, um den Scheitelpunkt auf den Boden zu setzen. Lösen Sie die Ellbogen vom Boden, strecken Sie die Arme und legen Sie die Hände auf die Füße oder Oberschenkel.

Halten Sie das Āsana für 3 Atemzüge *Ujjāyi* oder Shītali.

Bringen Sie die Ellbogen zum Boden. Stützen Sie sich auf den Ellbogen ab, heben Sie Kopf und Oberkörper etwas an, und bringen Sie den Kopf in die Ausgangsposition zurück. Legen Sie dann Kopf und Oberkörper zum Boden zurück, lösen Sie die Arme, und legen Sie sie entlang des Körpers ab. Strecken Sie die Beine auf dem Boden aus, und legen Sie die Füße nebeneinander.

Ruhelage.

Konzentration

- *Bhrūmadhya.*

Früchte

- Macht die Hals- und die Brustwirbelsäule geschmeidig. Korrigiert die Kyphose der Brustwirbelsäule.
- Stärkt den Herzmuskel.
- Stimuliert alle Leberfunktionen.
- Bringt die exokrinen und endokrinen Sekretionen der Bauchspeicheldrüse ins Gleichgewicht.
- Beugt Hämorrhoiden vor und reduziert diese.
- Entwickelt die Atemkapazität.
- Stärkt die arterielle Spannung im Falle von niedrigem Blutdruck.
- Bringt alle endokrinen Sekretionen des Körpers ins Gleichgewicht.
- Schenkt mentale Aufmerksamkeit und verbessert die mentale Konzentration. Reduziert mentale Zerstreuung, hervorgerufen durch die Hyperaktivität der Wahrnehmungssinne.
- Entwickelt Selbstvertrauen, schenkt Mut und steigert die Ausdauer.

Mit Śītalī

- Verbessert die Verdauung.
- Unterstützt die arterielle Spannung im Falle von niedrigem Blutdruck.
- Beugt einer Vergrößerung der Schilddrüse vor und reduziert eine solche.
- Reduziert die Menstruationsblutung.

Nāva Āsana

Nāva = das Boot.

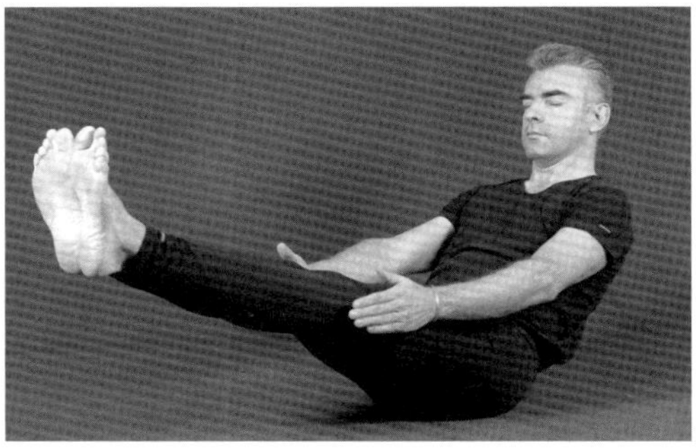

Abb. 87 Nāva Āsana (Pascal)

Technik

Sitzen Sie in Daṇḍa Āsana.

Einatmung: Neigen Sie den Oberkörper nach hinten, und heben Sie gleichzeitig die gestreckten Beine. Halten Sie Füße und Kopf auf gleicher Höhe. Strecken Sie die Arme nach vorne aus, und richten Sie die Handflächen zur Außenseite der Beine. Halten Sie den Rücken gerundet, senken Sie das Kinn leicht, und halten Sie das Gleichgewicht auf der Region der Lenden und des Kreuzbeines. Richten Sie den Blick zu den großen Zehen, und schließen Sie die Augen.

Halten Sie das Āsana für 3 Atemzüge *Ujjāyi.*

Ausatmung: Bringen Sie die Beine zum Boden zurück, den Oberkörper in die Vertikale, senken Sie die Arme, und legen Sie die Handflächen auf den Boden.

Ruhelage.

Konzentration

- *Kaṇṭha.*

Früchte

- Korrigiert die Statik der Wirbelsäule, erhält die Zwischenwirbelräume und beugt Bandscheibenvorfällen vor.
- Stärkt die paravertebrale (die neben den Wirbeln liegende) Muskulatur.
- Stärkt die Bauchmuskeln. Verbessert den Halt der Bauchorgane und beugt deren Senkung vor.
- Verbessert die Verdauung und die Absorption im Darm. Stimuliert die Sekretionen des Dünndarms.
- Stärkt die Gebärmutterwand. Stellt den Ovarialzyklus wieder her.

Padma Āsana

Padma = der Lotus, der Bauchnabel. Padma Āsana ist eines der wichtigsten Āsanas; es ist das bevorzugte Āsana für die Meditation.

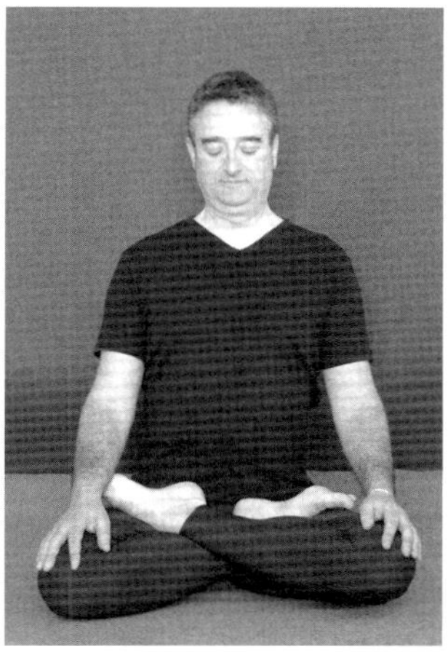

Abb. 88 Padma Āsana (Patrice)

Technik

Sitzen Sie in Daṇḍa Āsana. Beugen Sie das rechte Knie, nehmen Sie den rechten Fuß in die Hände, und legen Sie ihn auf den oberen Teil des linken Oberschenkels, die Ferse nah zum Bauchnabel. Beugen Sie das linke Knie, nehmen Sie den linken Fuß in die Hände, und legen Sie ihn auf den oberen Teil des rechten Oberschenkels, die Ferse nah zum Bauchnabel. Senken Sie das Kinn und richten Sie die gesamte Wirbelsäule gut auf. Strecken Sie die Arme und legen Sie die Handflächen auf die Knie, die Finger weisen zum Boden.

Führen Sie 6 Atemzüge *Ujjāyi* aus.

Strecken Sie die Beine auf dem Boden aus und legen Sie die Füße nebeneinander. Führen Sie das Āsana nun so aus, dass Sie zuerst den linken Fuß auf den rechten Oberschenkel legen.

Führen Sie 6 Atemzüge *Ujjāyi* aus.

Strecken Sie die Beine auf dem Boden aus und legen Sie die Füße nebeneinander.

Ruhelage.

Anmerkung: Falls Sie diese Haltung nicht ausführen können, kreuzen Sie die Beine ganz einfach zum Schneidersitz.

Konzentration

- *Nāsāgra*, *Kaṇṭha*, *Bhrūmadhya*, *Hṛdaya*, *Tāraka.*

Früchte

- Das bevorzugte Asana für die Ausübung der Pranayamas und der Meditation.

Parigha Āsana

Parigha = die Barriere.

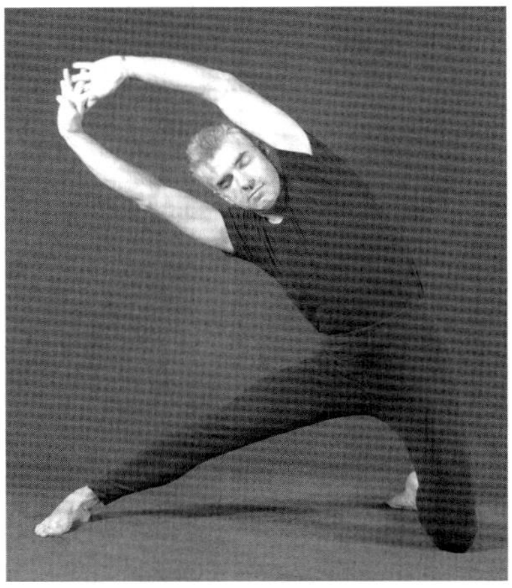

Abb. 89 Parigha Āsana, rechte Seite (Pascal)

Technik

Knien Sie sich hin, wobei die Fußgelenke nebeneinander und die Fußrücken flach auf dem Boden liegen. Strecken Sie das linke Bein auf der Linie, die vom rechten Knie ausgeht, zur linken Seite aus. Drehen Sie den linken Fuß nach vorn.

Einatmung: Verschränken Sie die Finger, drehen Sie die Handflächen nach außen, die Daumen liegen innen. Heben Sie die gestreckten Arme über den Kopf. Senken Sie das Kinn und schließen Sie die Augen.

Ausatmung: Beugen Sie den Rumpf zur linken Seite, halten Sie Kopf und Oberkörper jedoch nach vorn ausgerichtet.

Einatmung: Bringen Sie den Oberkörper wieder in die Vertikale.

Führen Sie dies 3-mal aus.

Ausatmung: Senken Sie die Arme, lösen Sie die Finger, und beugen Sie das linke Bein wieder.

Führen Sie das Āsana mit dem rechten Bein aus.

Ausatmung: Senken Sie die Arme, lösen Sie die Finger, und beugen Sie das rechte Bein wieder.

Setzen Sie sich auf die Fersen.

Ruhelage.

Früchte

- Korrigiert die Statik der Wirbelsäule, erhält die Zwischenwirbelräume. Macht alle Beckengelenke geschmeidig.
- Entwickelt das Volumen des Brustkorbs.
- Verbessert den Halt der Bauchorgane und beugt deren Senkung vor.
- Reduziert unerwünschte Wirkungen chronischer Aerophagie (Luftschlucken).
- Stimuliert die Harnausscheidung.
- Verbessert die Zirkulation in den Venen und Lymphgefäßen im gesamten Körper.
- Beugt Zysten in den Eierstöcken vor und hilft dabei, diese zu reduzieren. Hilft dabei, Fibrome in der Gebärmutter zu resorbieren.
- Beugt der Prostatavergrößerung vor und reduziert eine solche.

Parvata Āsana

Parvata = der Berg. In diesem Āsana nimmt der Körper die Form eines Berges an.

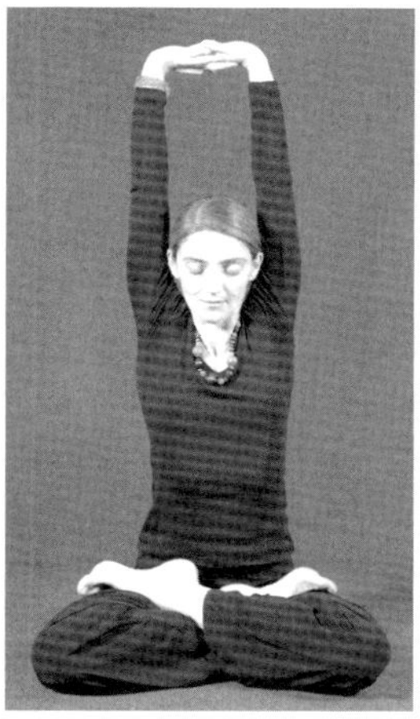

Abb. 90 Parvata Āsana 1 (Estelle)

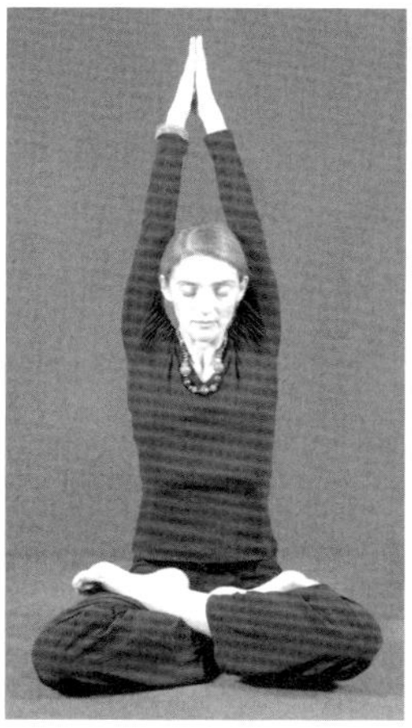

Abb. 91 Parvata Āsana 2 (Estelle)

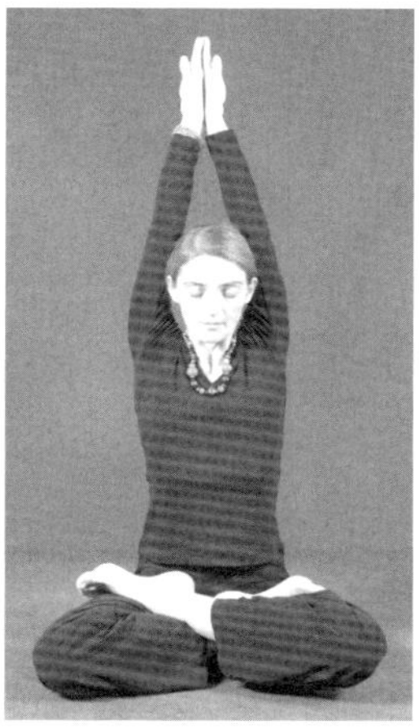

Abb. 92 Parvata Āsana 3 (Estelle)

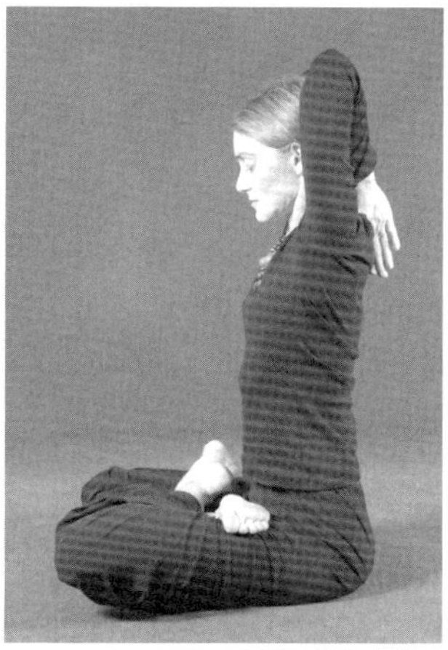

Abb. 93 Parvata Āsana 4 (Estelle)

Technik

Setzen Sie sich in Padma Āsana oder in den Schneidersitz. Senken Sie das Kinn und richten Sie die gesamte Wirbelsäule gut auf. Verschränken Sie die Finger, drehen Sie die Handflächen nach außen, die Daumen liegen innen. Schließen Sie die Augen. Heben Sie die gestreckten Arme über den Kopf.
Halten Sie das Āsana für 6 Atemzüge *Ujjāyi*.

1. Bewegung
Verschränken Sie die Finger, drehen Sie die Handflächen nach außen, die Daumen liegen innen.
Einatmung: Heben Sie die gestreckten Arme in die Vertikale über den Kopf.
Ausatmung: Senken Sie die gestreckten Arme, ohne im Rücken einzusinken.
Führen Sie dies 2-mal aus.
Lösen Sie die Finger.

2. Bewegung
Halten Sie die gestreckten Arme neben dem Körper, setzen Sie die Hände auf den Boden, die Finger weisen nach vorne.
Einatmung: Heben Sie die gestreckten Arme seitlich an, die Handflächen weisen nach oben, legen Sie die Handflächen über dem Kopf zusammen.
Ausatmung: Senken Sie die gestreckten Arme über die Seiten, die Handflächen weisen nach unten, ohne im Rücken einzusinken.
Führen Sie dies 2-mal aus.

3. Bewegung

Halten Sie die gestreckten Arme neben dem Körper, setzen Sie die Hände auf den Boden, die Finger weisen nach vorne.

Einatmung: Heben Sie die gestreckten Arme seitlich an, die Handflächen weisen nach unten, um die Handrücken über dem Kopf zusammenzubringen.

Ausatmung: Senken Sie die gestreckten Arme über die Seiten, die Handflächen weisen nach unten, ohne im Rücken einzusinken.

Führen Sie dies 2-mal aus.

4. Bewegung

Halten Sie die gestreckten Arme neben dem Körper, setzen Sie die Hände auf den Boden, die Finger weisen nach vorne.

Einatmung: Heben Sie die gestreckten Arme seitlich an, die Handflächen weisen nach oben, legen Sie die Handflächen über dem Kopf zusammen.

Ausatmung: Ohne im Rücken einzusinken, beugen Sie die Ellbogen. Führen Sie die Unterarme nach hinten, die Hände hinter den Kopf, die Daumen in den Nacken. Strecken Sie die Ellbogen, und versuchen Sie sie vom Kopf zu lösen.

Einatmung: Heben Sie die Hände, undstrecken Sie dieArme.

Führen Sie dies 2-mal aus.

Ausatmung: Senken Sie die gestreckten Arme über die Seite, die Handflächen weisen nach unten.

Strecken Sie die Beine auf dem Boden aus und legen Sie die Füße nebeneinander.

Ruhelage.

Früchte

- Korrigiert die Statik der Wirbelsäule. Stärkt die paravertebrale Muskulatur.
- Stärkt die Bauchmuskeln.
- Entwickelt die Atemkapazität.
- Gleicht das vegetative Nervensystem aus.
- Reduziert die Symptome des prämenstruellen Syndroms.

Parvata Āsana, Vorbeugen

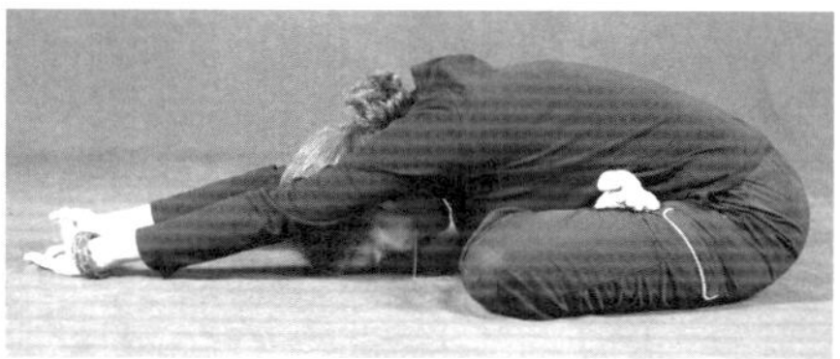

Abb. 94 Parvata Āsana,
Vorbeuge 1
(Dominique)

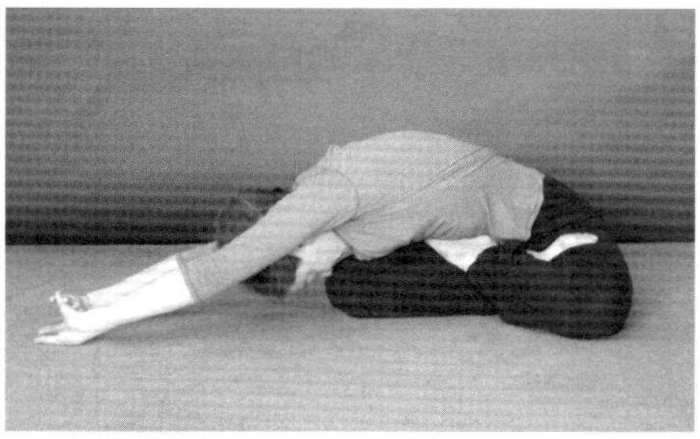

Abb. 95 Parvata Āsana, Vorbeuge 2
(Estelle)

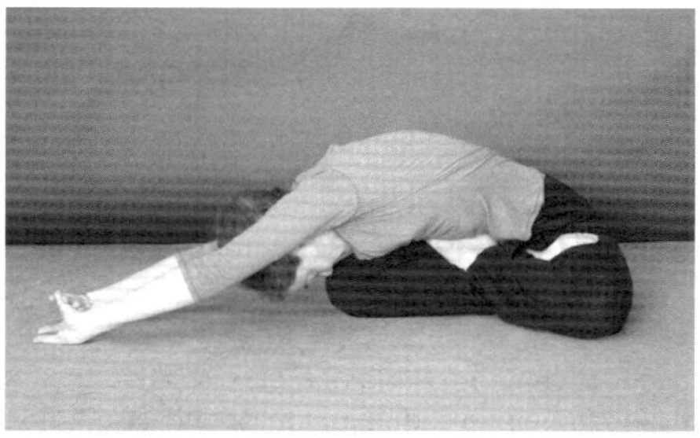

Abb. 96 Parvata Āsana, Vorbeuge 3
(Estelle)

Technik

Sitzen Sie in Padma Āsana oder im Schneidersitz. Senken Sie das Kinn und richten Sie die gesamte Wirbelsäule gut auf. Verschränken Sie die Finger, drehen Sie die Handflächen nach außen, die Daumen liegen innen. Schließen Sie die Augen. Heben Sie die gestreckten Arme über den Kopf.

Ausatmung: Beugen Sie den Oberkörper mit den gestreckten Armen nach vorne, und legen Sie Kopf und Hände auf den Boden, ohne das Gesäß vom Boden zu lösen.

Einatmung: Richten Sie den Oberkörper wieder auf, indem Sie zuerst die Hände vom Boden lösen. Drehen Sie den gesamten Oberkörper nach links, so dass er zum linken Oberschenkel ausgerichtet ist. Halten Sie das Kinn zum Brustbein gesenkt.

Ausatmung: Beugen Sie den Oberkörper über den linken Oberschenkel nach vorne, legen Sie die Hände auf den Boden, ohne das Gesäß vom Boden zu lösen.

Einatmung: Richten Sie den Oberkörper wieder auf, indem Sie zuerst die Hände heben. Drehen Sie den gesamten Oberkörper nach rechts, so dass er zum rechten Oberschenkel ausgerichtet ist. Halten Sie das Kinn zum Brustbein gesenkt.

Ausatmung: Beugen Sie den Oberkörper über den rechten Oberschenkel nach vorne, legen Sie die Hände auf den Boden, ohne das Gesäß vom Boden zu lösen.

Einatmung: Richten Sie den Oberkörper wieder auf, indem Sie zuerst die Hände heben. Drehen Sie den gesamten Oberkörper in die Mitte. Halten Sie das Kinn zum Brustbein gesenkt.

Ausatmung: Beugen Sie den Oberkörper mit den gestreckten Armennach vorne, und legen Sie Kopf und Hände auf den Boden, ohne das Gesäß vom Boden zu lösen.

Einatmung: Richten Sie den Oberkörper wieder auf, indem Sie zuerst die Hände vom Boden lösen.

Wiederholen Sie die drei Vorbeugen je 3-mal.

Ausatmung: Senken Sie die Arme, und lösen Sie die Hände.

Strecken Sie die Beine auf dem Boden aus und legen Sie die Füße nebeneinander.

Ruhelage

.

Früchte

- Korrigiert die Statik der Wirbelsäule. Stärkt die paravertebrale Muskulatur.
- Stärkt die Bauchmuskeln.
- Entwickelt die Atemkapazität.
- Gleicht das vegetative Nervensystem aus.
- Reduziert die Symptome des prämenstruellen Syndroms.

Paśćimatāna Āsana

Paschima = der Westen, die Region des Rückens. *Utthāna* = die Streckung, die Ausdehnung. In diesem Āsana wird die gesamte Region des Rückens gestreckt.

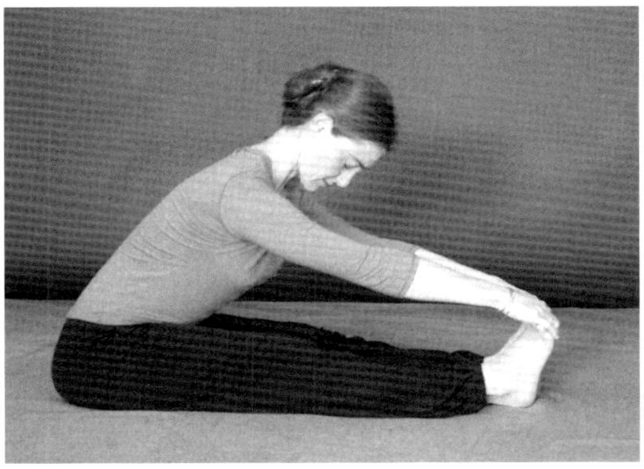

Abb. 97 Paśćimatāna Āsana (Estelle)

Technik

Sitzen Sie in Danḍa Āsana. Verschränken Sie die Finger, drehen Sie die Handflächen nach außen, die Daumen liegen innen, senken Sie das Kinn und schließen Sie die Augen.

Einatmung: Heben Sie die gestreckten Arme über den Kopf.

Ausatmung: Beugen Sie den Oberkörper mit den gehobenen Armen nach vorne, senken Sie die Arme, und greifen Sie die großen Zehen, die Knöchel oder die Schienbeine. Ohne die Hände zu lösen, richten Sie den Rücken auf, indem Sie die Wirbelsäule strecken. Senken Sie die Schultern und das Kinn.

Führen Sie 6 Atemzüge *Ujjāyi* aus.

Einatmung: Verschränken Sie die Finger, drehen Sie die Handflächen nach außen, heben Sie die gestreckten Arme, und richten Sie den Oberkörper wieder in die Vertikale auf.

Ausatmung: Senken Sie die Arme, und lösen Sie die Hände.

Ruhelage.

Konzentration

- Alle Vitalpunkte zwischen *Mūla* und *Śīrṣa*.

Früchte

- Korrigiert die Statik der Wirbelsäule, erhält die Zwischenwirbelräume und beugt Bandscheibenvorfällen vor.
- Verlängert die Dauer der Ausatmung.
- Bringt die endokrinen Sekretionen der Bauchspeicheldrüse ins Gleichgewicht.
- Stimuliert die Produktion der Magensekretionen und verbessert die Verdauung.
- Verbessert die Darmausscheidung, bekämpft Verstopfung.
- Bringt alle endokrinen Sekretionen wieder ins Gleichgewicht.
- Schenkt einen ruhigen Geist und verbessert die mentale Konzentration. Stimuliert Enthusiasmus.

Parivṛtta Paścimatāna Āsana

Parivṛtta = drehen um, *paśima* = der Westen, die Region des Rückens. *Utthāna* = die Streckung, die Ausdehnung.

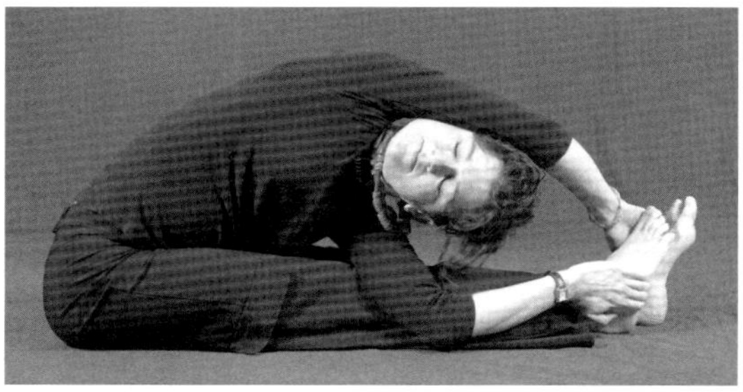

Abb. 98 Parivṛtta Paścimatāna Āsana, rechte Seite (Stéphanie)

Technik

Sitzen Sie in Daṇḍa Āsana.

Einatmung: Heben Sie die Arme seitlich in die Horizontale, die Handflächen weisen zum Boden.

Ausatmung: Drehen Sie den Oberkörper nach links, und beugen Sie den Oberkörper zu den ausgestreckten Beinen. Drehen Sie den rechten Arm nach außen, und indem Sie den Arm beugen, bringen Sie den rechten Ellbogen auf der Außenseite des linken Knies zum Boden und die rechte Handfläche zur Außenkante des linken Fußes. Greifen Sie den linken Fuß. Führen Sie den linken Arm über den Kopf, um mit der linken Handfläche die Außenseite des rechten Fußes zu greifen. Halten Sie den Kopf zwischen den Armen.

Führen Sie 1 bis 3 Atemzüge *Ujjāyi* aus.

Einatmung: Lösen Sie die Hände, bringen Sie die Arme in die Horizontale, führen Sie den Oberkörper nach vorn zurück, und richten Sie den Oberkörper wieder in die Vertikale auf.

Führen Sie das Āsana nach rechts aus.

Einatmung: Lösen Sie die Hände, bringen Sie die Arme in die Horizontale. Drehen Sie den Oberkörper wieder nach vorne, und richten Sie ihn in die Vertikale auf.

Ausatmung: Senken Sie die Arme neben den Körper.

Ruhelage.

Früchte

- Korrigiert die Statik der Wirbelsäule.
- Macht alle Beckengelenke geschmeidig.
- Stärkt die Bauch- und Rückenmuskulatur.
- Verbessert den Halt der Bauchorgane und beugt deren Senkung vor.
- Entwickelt die Atemkapazität.
- Stimuliert die Harnausscheidung.
- Beugt der Senkung der Nieren vor.

Parivṛtta Paścimatāna Āsana, Variante

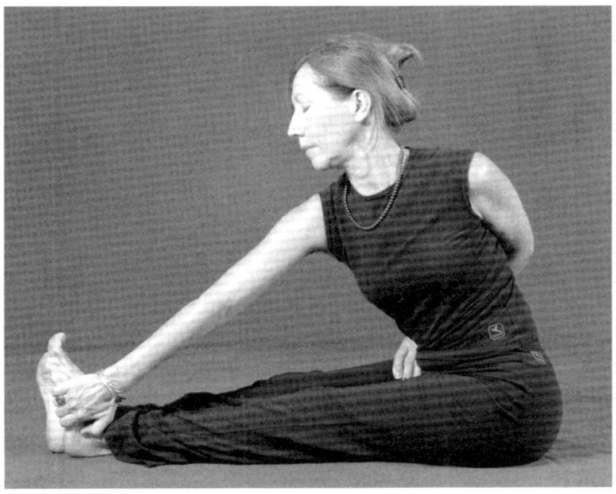

Abb. 99 Parivṛtta Paścimatāna Āsana, Variante (Françoise)

Technik

Sitzen Sie in Daṇḍa Āsana.

Einatmung: Heben Sie die Arme seitlich in die Horizontale, die Handflächen weisen zum Boden.

Ausatmung: Drehen Sie den Oberkörper nach links, und beugen Sie den Oberkörper etwas zu den ausgestreckten Beinen. Greifen Sie mit der rechten Hand die Außenkante des linken Fußes, der rechte Daumen zeigt zum Boden. Führen Sie den linken Arm hinter dem Rücken entlang, und greifen Sie den rechten Oberschenkel. Drehen Sie den Kopf nach rechts. Richten Sie den Rücken auf, und schließen Sie die Augen.

Führen Sie 3 Atemzüge *Ujjāyi* aus.

Einatmung: Lösen Sie die Hände, ohne die Ellbogen zu beugen, bringen Sie sie in die Horizontale zurück, drehen Sie den Oberkörper wieder nach vorn, und richten Sie den Rücken auf.

Führen Sie das Āsana nach rechts aus.

Einatmung: Lösen Sie die Hände, ohne die Ellbogen zu beugen, bringen Sie sie in die Horizontale zurück, drehen Sie den Oberkörper wieder nach vorn, und richten Sie den Rücken auf.

Ausatmung: Senken Sie die Arme neben den Körper.

Ruhelage.

Früchte

- Korrigiert die Statik der Wirbelsäule.
- Macht alle Beckengelenke geschmeidig.
- Stärkt die Bauch- und Rückenmuskulatur.
- Verbessert den Halt der Bauchorgane und beugt deren Senkung vor.
- Entwickelt die Atemkapazität.
- Stimuliert die Harnausscheidung.
- Beugt der Senkung der Nieren vor.

Piṇḍa Āsana

Piṇḍa = das Fleischbällchen, das Opfer für die Ahnen in Form eines Fleischbällchens; der Fötus. In diesem Āsana nimmt der Körper die Haltung des Fötus ein.

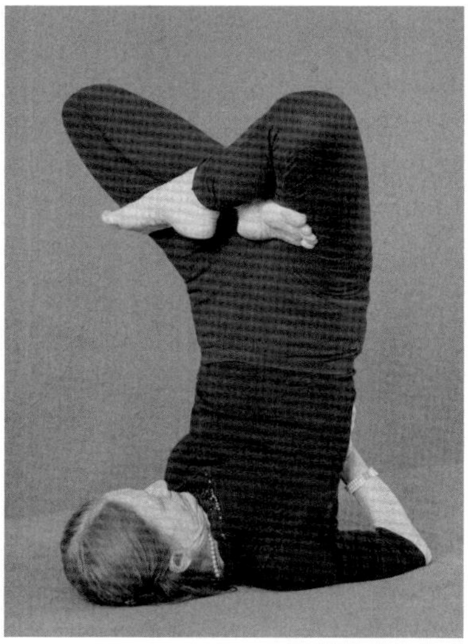

Abb. 100 Ūrdhva Mukha Padma Āsana (Claire)

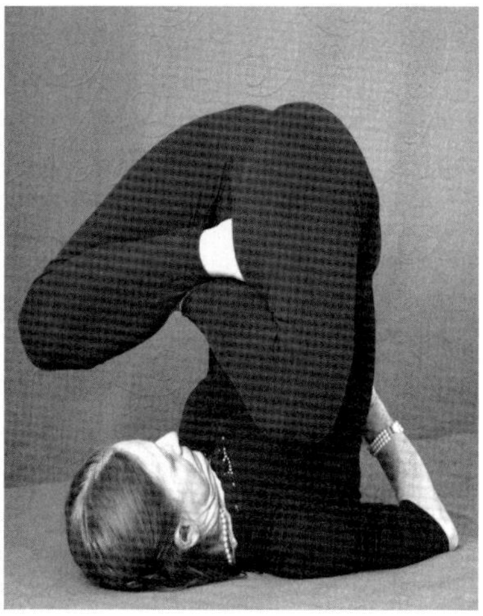

Abb. 101 Piṇḍa Āsana (Claire)

Technik

Nehmen Sie Sarvānga Āsana ein, und bringen Sie die Beine in Padma Āsana. Oder legen Sie sich auf den Rücken, bringen Sie die Beine in Padma Āsana, und führen Sie dann Sarvānga Āsana aus.

Dieses Āsana wird Ūrdhva Mukha Padma Āsana genannt.

Einatmung: Richten Sie die Knie auf.

Ausatmung: Senken Sie die Beine, um die Knie zu den Schultern zu führen. Lösen Sie die Hände. Während Sie das Gleichgewicht auf den Schultern halten, legen Sie die Arme um die Beine. (Siehe Abbildung 15.)

Führen Sie 3 Atemzüge *Ujjāyi* aus.

Dann lösen Sie die Hände, bringen Sie die Arme zum Boden zurück, und legen Sie die Hände wieder an den Rücken.

Einatmung: Heben Sie die Beine zurück in Sarvānga Āsana. Lösen Sie Padma Āsana auf, und strecken Sie die Beine.

Ausatmung: Lassen Sie die Beine in den rechten Winkel sinken, dann legen Sie die Arme auf den Boden zurück.

Einatmung: Legen Sie den Rücken und dann die gestreckten Beine zum Boden ab, ohne den Kopf und die Schultern zu heben.

Ruhelage.

Früchte

- Verbessert die nervöse Widerstandsfähigkeit auf äußere Reize, wie zum Beispiel Stress.

Prasārita Pāda Utthāna Āsana

Prasārita = die Grätsche, *pāda* = der Fuß oder das Bein, *utthāna* = ausbreiten, die Ausdehnung.

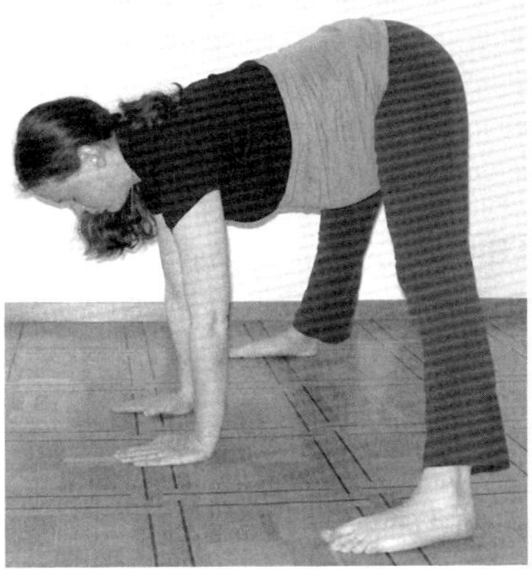

Abb. 102 Prasārita Pāda
Utthāna Āsana 1
(Muriel)

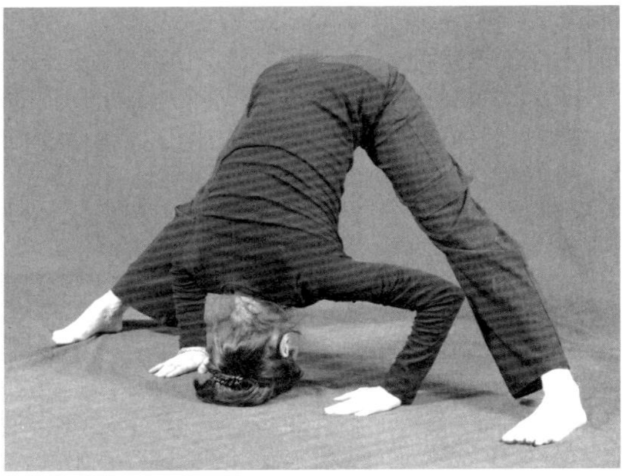

Abb. 103 Prasārita Pāda
Utthāna Āsana 2
(Stéphanie)

Technik

Stehen Sie in Samastithi. Grätschen Sie die beiden Beine wenigstens anderthalb Meter, und halten Sie die Füße parallel.

Einatmung: Heben Sie die Arme mit nach vorn weisenden Handflächen parallel bis über den Kopf.

Ausatmung: Beugen Sie den Oberkörper nach vorn, setzen Sie die Hände in Schulterbreite genau zwischen den Füßen auf den Boden, und grätschen Sie die Beine weiter. Legen Sie den Kopf zwischen den Händen auf den Boden, und lösen Sie die Bauchdecke. Schließen Sie die Augen.

Führen Sie 3 bis 6 Atemzüge *Ujjāyi* aus.

Einatmung: Bringen Sie die Füße etwas näher zusammen, und heben Sie den Oberkörper in die Vertikale, indem Sie die gestreckten Arme über den Kopf führen.

Ausatmung: Senken Sie die Arme, und schließen Sie die Füße wieder.

Ruhelage.

Früchte

- Verbessert den Halt der Bauchorgane und beugt deren Senkung vor.
- Beugt der Senkung der Nieren vor.
- Verbessert die Zirkulation in den Venen und Lymphgefäßen des Körpers.
- Verbessert die arterielle Durchblutung des Herzens und des Gehirns.
- Verbessert die Absorption im Darm.
- Stärkt den Herzmuskel.
- Stimuliert die Harnausscheidung.
- Stärkt die Gebärmutterwand.
- Zu Beginn der Schwangerschaft: unterstützt die Verdauungsfunktionen und die Assimilation. Verhindert vorzeitige Wehen, die aufgrund von Müdigkeit entstehen oder aufgrund einer schlechten Assimilation. Reduziert die Schmerzen bei der Entbindung.

Pūrvatāna Āsana

Purva = der Osten, die Vorderseite des Körpers, *utthāna* = die Ausdehnung. Dieses Āsana wird nach Paśimatāna Āsana praktiziert. In diesem Āsana wird die Vorderseite des Körpers gedehnt.

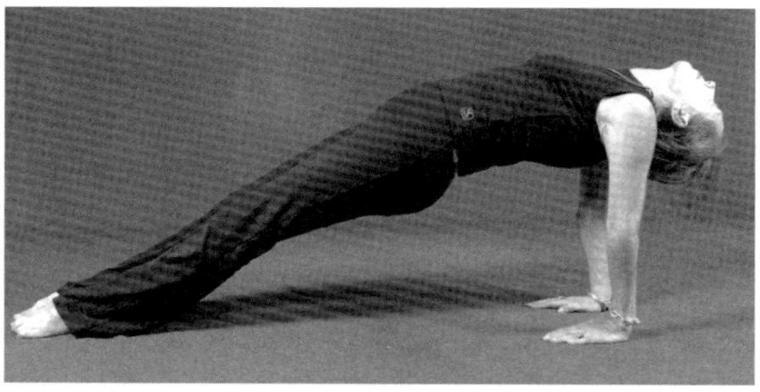

Abb. 104 Pūrvatāna Āsana (Françoise)

Technik

Sitzen Sie in **Daṇḍa Āsana**. Bringen Sie die Hände hinter dem Gesäß auf den Boden, mindestens 50 cm auseinander, die Finger in Richtung Gesäß. Schließen Sie die Augen.

Einatmung: Heben Sie das Becken und den Brustkorb, und bringen Sie den Kopf nach hinten, indem Sie Beine und Arme gestreckt halten und sich auf die Hände und Fersen abstützen. Richten Sie die Füße (die Zehen) zum Boden.

Ausatmung: Bringen Sie das Gesäß an denselben Platz zum Boden zurück, senken Sie den Kopf und richten Sie den Rücken auf.

Führen Sie dies 3-mal aus.

Kommen Sie in **Daṇḍa Āsana** zurück.

Ruhelage.

Früchte

- Korrigiert die Statik der Wirbelsäule, erhält die Zwischenwirbelräume.
- Macht alle Beckengelenke und die Hüftgelenke geschmeidig.
- Lindert das Syndrom der „unruhigen Beine“ (auch „restless legs“ genannt).
- Verbessert den venösen und lymphatischen Kreislauf im Körper.
- Während der Schwangerschaft: verbessert die Darmausscheidung und beugt Hämorrhoiden vor.
- Stärkt das Perineum (den Damm) und verhindert den Vorfall von Organen nach der Entbindung.

Pūrvatāna Āsana in Upaviśṭa Koṇa Āsana

Purva = der Osten, die Vorderseite des Körpers, *utthāna* = ausbreiten, die Ausdehnung, *upaviśṭa koṇa* = der stumpfe Winkel. Dieses Āsana wird nach Upaviśṭa Koṇa Āsana praktiziert.

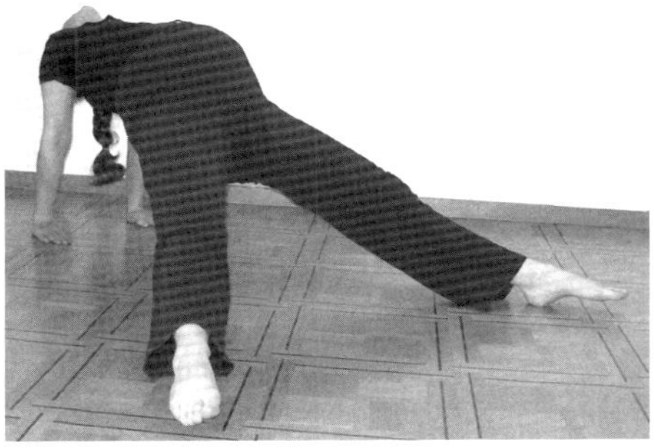

Abb. 105 Pūrvatāna Āsana in Upaviśṭa Koṇa Āsana (Muriel)

Technik

Sitzen Sie in Daṇḍa Āsana. Grätschen Sie die Beine so weit, dass die Füße einen Abstand von mindestens 1,50 Meter haben. Bringen Sie die Hände hinter dem Gesäß zum Boden, mindestens 50 cm auseinander, die Finger in Richtung Gesäß. Schließen Sie die Augen.

Einatmung: Heben Sie das Becken und den Brustkorb, und bringen Sie den Kopf nach hinten, indem Sie Beine und Arme gestreckt halten und sich auf die Hände und Fersen abstützen. Richten Sie die Füße (die Zehen) zum Boden.

Ausatmung: Bringen Sie das Gesäß an denselben Platz zum Boden zurück, senken Sie den Kopf und richten Sie den Rücken auf.

Führen Sie dies 3-mal aus.

Kommen Sie in Daṇḍa Āsana zurück.

Ruhelage.

Früchte

- Korrigiert die Statik der Wirbelsäule, erhält die Zwischenwirbelräume.
- Macht die Beckengelenke und die Hüftgelenke geschmeidig.
- Lindert das Syndrom der „unruhigen Beine" (auch „restless legs" genannt).
- Verbessert den venösen und lymphatischen Kreislauf im Körper.
- Während der Schwangerschaft: verbessert die Darmausscheidung und beugt Hämorrhoiden vor.
- Stärkt das Perineum (den Damm) und verhindert den Vorfall von Organen nach der Entbindung.

Rāja Kapota Āsana

Rāja = der König, *kapota* = die Taube, *rāja kapota* = die Königstaube. In diesem Āsana nimmt der Körper die Form einer Taube an.

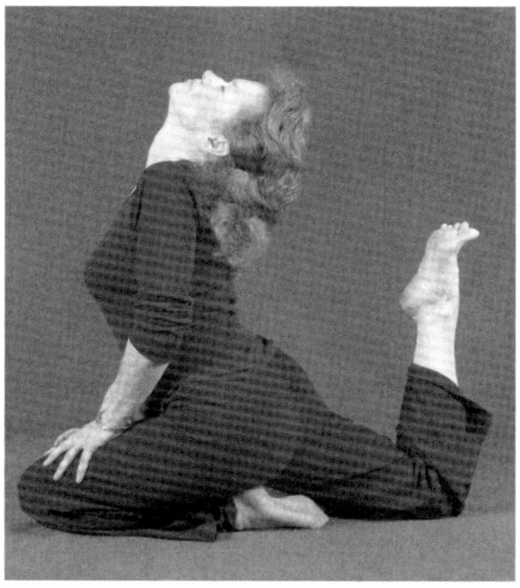

Abb. 106 Rāja Kapota Āsana, rechte Seite (Brigitte)

Technik

Setzen Sie sich auf die Unterschenkel in den Fersensitz. Bringen Sie die Hände neben den Knien zum Boden. Stützen Sie sich mit den Händen ab und strecken Sie das linke Bein nach hinten aus. Drehen Sie den rechten Fuß, so dass der Fußrücken auf dem Boden ist, und setzen Sie sich auf die Fußinnenseite und die Ferse des rechten Fußes. Legen Sie beide Hände auf den rechten Oberschenkel. Richten Sie den Oberkörper auf.

Einatmung: Durch den Druck der Hände auf den rechten Oberschenkel, beugen Sie den Oberkörper und den Kopf nach hinten. Schließen Sie die Augen.

Führen Sie 1 bis 3 Atemzüge *Ujjāyi* aus.

Ausatmung: Ohne den Oberkörper nach vorne zu neigen und das Becken zu heben, beugen Sie das linke Bein und führen den linken Fuß in Richtung Kopf.

Führen Sie 1 bis 3 Atemzüge *Ujjāyi* aus.

Strecken Sie das linke Bein wieder aus, und legen Sie den Fuß zum Boden. Lösen Sie die Rückbeuge auf. Bringen Sie die Hände neben dem rechten Knie zum Boden. Drehen Sie den rechten Fuß zurück, und bringen Sie den Fußrücken zum Boden. Beugen Sie das linke Bein, ziehen Sie es heran, und setzen Sie sich auf beide Fersen.

Führen Sie das Āsana mit dem rechten Bein aus.

Strecken Sie das rechte Bein wieder aus, und legen Sie den Fuß zum Boden. Lösen Sie die Rückbeuge auf. Bringen Sie die Hände neben dem linken Knie zum Boden. Drehen Sie den linken Fuß zurück, und bringen Sie den Fußrücken zum Boden. Beugen Sie das rechte Bein, ziehen Sie es heran, und setzen Sie sich auf beide Fersen.

Strecken Sie die Beine nach vorne aus.

Ruhelage.

Konzentration

- *Kaṇṭha.*

Früchte

- Macht die Hals- und Brustwirbelsäule geschmeidig. Korrigiert einen Rundrücken. Stärkt die Hüftgelenke.
- Verbessert den Halt der Bauchorgane und beugt deren Senkung vor.
- Verbessert die Nierenfunktionen.
- Bringt die gesamten Sekretionen der Nebennieren ins Gleichgewicht.
- Stimuliert die Sekretionen des Dünndarms und verbessert die Absorption im Darm.
- Verbessert die Atemkapazität und die Dehnbarkeit der Lunge.

- Reguliert die Funktionen der Eierstöcke. Reduziert die Symptome des prämenstruellen Syndroms. Beugt den Symptomen der Wechseljahre vor und lildert diese. Unterstützt die Gebärmutterschleimhaut und fördert die Empfängnis.
- Beugt einer Prostatavergrößerung vor und reduziert eine solche.
- Gleicht das vegetative Nervensystem aus.
- Unterstützt die arterielle Spannung im Falle eines niedrigen Blutdrucks.
- Stärkt den Herzmuskel.
- Verbessert die Funktionen der Wahrnehmungssinne. Verbessert die mentale Konzentration.

Samastithi

Sama = gleich, *stithi* = gehalten, stabil.

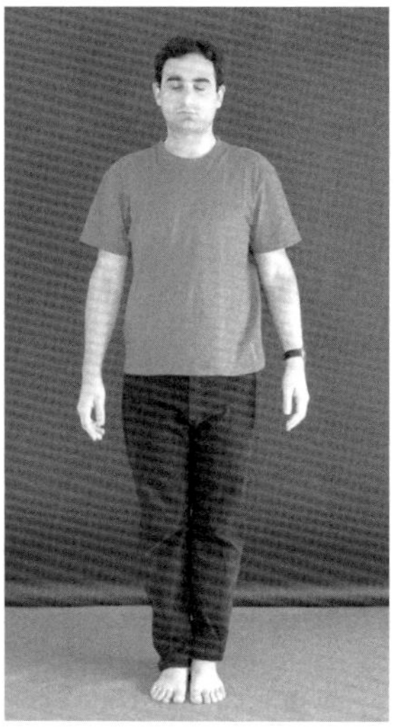

Abb. 107
Samasthithi
(Satya)

Technik

Stellen Sie sich aufrecht hin, die Füße und die großen Zehen nebeneinander. Bringen Sie die Arme entlang des Körpers, die Handflächen in Richtung der Oberschenkel, Senken Sie das Kinn und verlängern Sie den Nacken. Halten Sie den Körper in der Vertikalen, ohne ihn nach vorne, nach hinten oder zu den Seiten zu beugen.

Halten Sie das Āsana für 6 Atemzüge *Ujjāyi*.

Ruhelage.

Konzentration

- *Nāsāgra, Kaṇṭha, Tāraka.*

Früchte

- Steigert den Gleichgewichtssinn.

Sarvānga Āsana

Sarva = alle, *anga* = die Gliedmaße. Dieses Āsana nutzt dem gesamten Körper, daher kommt der Name.

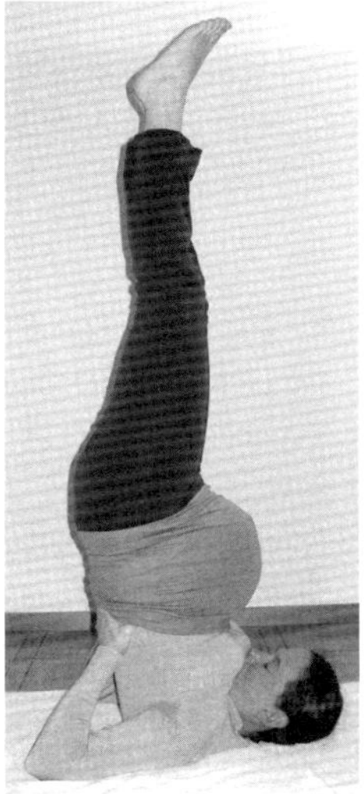

Abb. 108
Sarvānga Āsana
(Muriel)

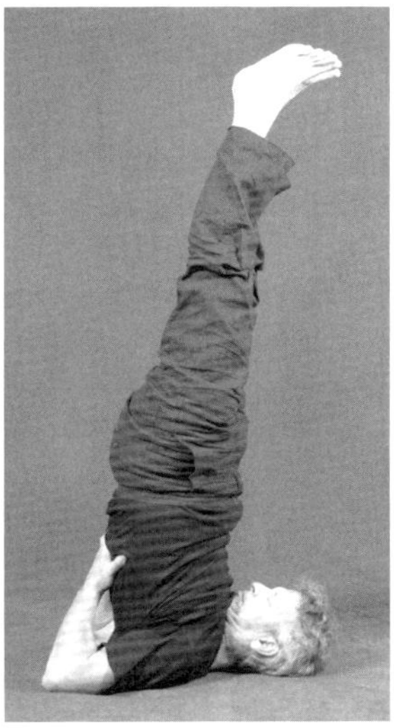

Abb. 109 Sarvānga
Āsana
(William)

Technik

Legen Sie sich auf den Rücken, die Beine und Füße nebeneinander, die Arme entlang des Körpers, die Handflächen auf den Boden. Das Kinn ist gesenkt und die Augen sind geschlossen.

Ausatmung: Heben Sie die geschlossenen Beine, dann das Becken und den Oberkörper in die Vertikale, und stellen Sie sich auf die Schultern. Bringen Sie das Brustbein zum Kinn. Beugen Sie die Ellbogen, und legen Sie die Handflächen in Höhe der Rippen an den Rücken, möglichst nah zu den Schulterblättern. Halten Sie die Füße genau über den Augen und schließen Sie diese.

Führen Sie 6, 8 oder 12 Atemzüge *Ujjāyi* aus.

Ausatmung: Senken Sie die Beine im rechten Winkel nach hinten, dann legen Sie die Arme und die Handflächen auf den Boden.

Einatmung: Durch Druck auf die Hände legen Sie den Rücken und dann die Beine langsam zum Boden zurück, ohne Kopf und Schultern zu heben.

Ruhelage.

Konzentration

- *Kaṇṭha.*

Früchte

- Macht die Hals- und Brustwirbelsäule geschmeidig.
- Schenkt ein Gefühl von Leichtigkeit des Körpers.
- Verbessert den lymphatischen Kreislauf des Körpers.
- Verbessert den venösen Kreislauf in den unteren Gliedmaßen, beugt Krampfadern vor und reduziert diese.

- Verbessert den Blutkreislauf zwischen der Schwangeren und dem Fötus.
- Lindert das Syndrom der „unruhigen Beine“ (auch „restless legs“ genannt).
- Stärkt den Herzmuskel.
- Reduziert arteriellen Bluthochdruck und hilft bei dessen Stabilisierung. Unterstützt die arterielle Spannung im Fall von niedrigem Blutdruck.
- Verbessert die Atemkapazität und die Dehnbarkeit der Lunge.
- Verbessert die Nierenfunktionen.
- Bringt alle endokrinen Sekretionen des Körpers ins Gleichgewicht.
- Bringt die Wirkung der Schilddrüsenhormone ins Gleichgewicht, und fördert so das harmonische Wachstum von kleinen Kindern. Beugt einer Schilddrüsenvergrößerung vor und reduziert eine solche.
- Unterstützt das Perineum und verhindert eine Senkung der Organe nach der Entbindung.
- Während der Schwangerschaft: beugt vorzeitigen Wehen vor.
- Unterstützt die Gebärmutterschleimhaut und fördert die Empfängnis.
- Beugt Zysten an den Eierstöcken vor und hilft dabei, solche zu reduzieren.
- Gleicht das vegetative Nervensystem aus.
- Hilft dabei, die verschiedenen Schlafphasen wiederherzustellen.
- Verbessert die Funktionen aller Körperorgane.
- Verbessert den Halt der Bauchorgane und beugt deren Senkung vor.
- Unterstützt alle Ausscheidungsfunktionen des Körpers.
- Bringt alle Sekretionen des Verdauungstraktes ins Gleichgewicht, einschließlich der Speicheldrüsen. Verbessert die Darmausscheidung, bekämpft Verstopfung.
- Schenkt mentale Aufmerksamkeit und verbessert die mentale Konzentration. Reduziert mentale Erregung. Verbessert die Funktionen der Wahrnehmungssinne. Verbessert die nervöse Widerstandskraft auf äußere Reize, wie zum Beispiel Stress.

Variante von Sarvānga Āsana: Eka Pāda Sarvānga Āsana

Bemerkung: Diese Varianten können entweder einmal geübt werden oder mehrmals, vorausgesetzt 12 Atemzüge werden insgesamt nicht überschritten. Ist die Variante beendet, so kehren Sie aus Sarvānga Āsana zurück.

Eka = ein(e), *pāda* = der Fuß oder das Bein.

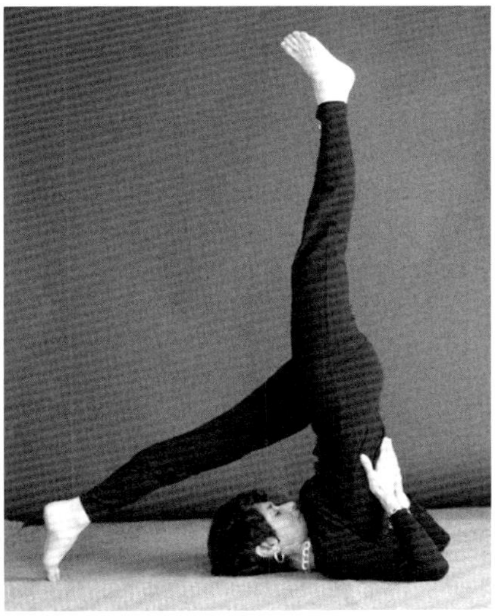

Abb. 110 Eka Pāda Sarvānga Āsana (Renée)

Technik

Führen Sie Sarvānga Āsana aus.

Ausatmung: Senken Sie das gestreckte linke Bein hinter den Kopf, den Fuß zum Boden. Halten Sie das gestreckte rechte Bein in der Vertikalen.

Einatmung: Heben Sie das gestreckte linke Bein wieder, und bringen Sie es neben das rechte Bein zurück. Die Füße sind nebeneinander.

Führen Sie das Āsana mit dem rechten Bein aus.

Wiederholen Sie dies 2-mal im Wechsel.

Sie können diese Variante auch ausführen, indem Sie für 1 bis 3 Atemzüge *Ujjāyi* in der Position bleiben.

Früchte

- Stärkt die Bauchmuskeln.
- Tonisiert die Muskulatur unter dem Bauchnabel.
- Verbessert den Halt der Bauchorgane und beugt deren Senkung vor.
- Verbessert die Verdauung.
- Verbessert den venösen und lymphatischen Kreislauf des Körpers.
- Stärkt den Herzmuskel.
- Erleichtert die Praxis von Antah Kumbhaka und Bāhya Kumbhaka.

Variante von Sarvāṅga Āsana: Eka Pāda Ākuñcana Āsana

Eka = ein(e), *pāda* = der Fuß oder das Bein, *ākuñcana* = die Kontraktion, die Kompression.

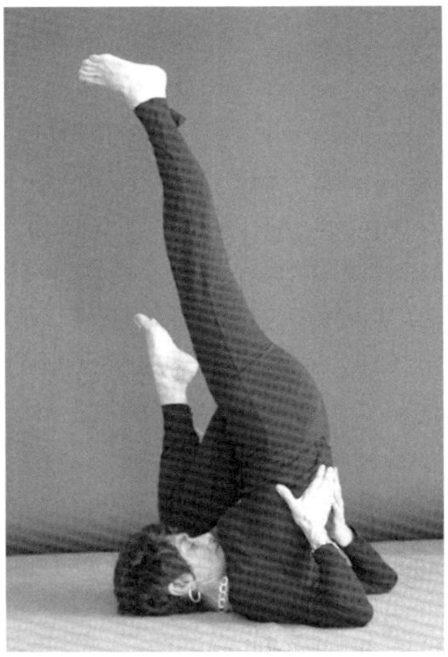

Abb. 111 Eka Pāda Ākuñcana Āsana (Renée)

Technik

Führen Sie Sarvāṅga Āsana aus.

Ausatmung: Beugen Sie das linke Knie, indem Sie die Ferse nah zum Gesäß bringen, den Oberschenkel zum Bauch und das Knie neben den Kopf, ohne den Kopf zu drehen. Halten Sie das rechte Bein gestreckt in der Vertikalen.

Einatmung: Heben Sie das linke Bein, strecken Sie es, und bringen Sie es neben das rechte Bein zurück. Die Füße sind nebeneinander.

Führen Sie das Āsana mit dem rechten Bein aus.

Wiederholen Sie dies 2-mal im Wechsel.

Sie können diese Variante auch ausführen, indem Sie für 1 bis 3 Atemzüge *Ujjāyi* in der Position bleiben, ohne sie zu wiederholen.

Früchte

- Verbessert die Verdauung. Verbessert die Darmausscheidung, bekämpft Verstopfung.
- Entwickelt die Atemkapazität.
- Kräftigt den Herzmuskel.
- Beugt Zysten der Eierstöcke vor und hilft, diese zu reduzieren.

Variante von Sarvānga Āsana: Dvi Pāda Ākuñcana Āsana

Dvi = zwei, *pāda* = der Fuß oder das Bein, *ākuñcana* = die Kompression, die Kontraktion.

Technik

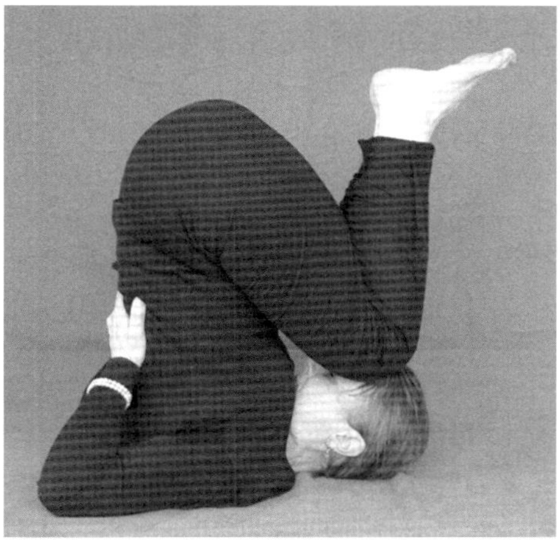

Abb. 112 Dvi Pāda Ākuñcana Āsana (Cornelia)

Führen Sie Sarvānga Āsana aus.

Ausatmung: Beugen Sie beide Beine, indem Sie die Fersen zum Gesäß bringen, die Oberschenkel zum Bauch und die Knie zur Stirn. Halten Sie die Knie und Füße zusammen. Drücken Sie die Hände in den Rücken, um ihn aufzurichten.

Einatmung: Heben Sie beide Beine zusammen wieder in die Vertikale.

Wiederholen Sie dies 3-mal.

Sie können diese Variante auch ausführen, indem Sie für 1 bis 3 Atemzüge *Ujjāyi* in der Position bleiben.

Früchte

- Verbessert die Verdauung. Verbessert die Darmausscheidung, bekämpft Verstopfung.
- Entwickelt die Atemkapazität.
- Tonisiert den Herzmuskel.
- Beugt Zysten der Eierstöcke vor und hilft, diese zu reduzieren.

Variante von Sarvānga Āsana: Prasārita Sarvānga Āsana

Prasārita = die Grätsche, gegrätscht.

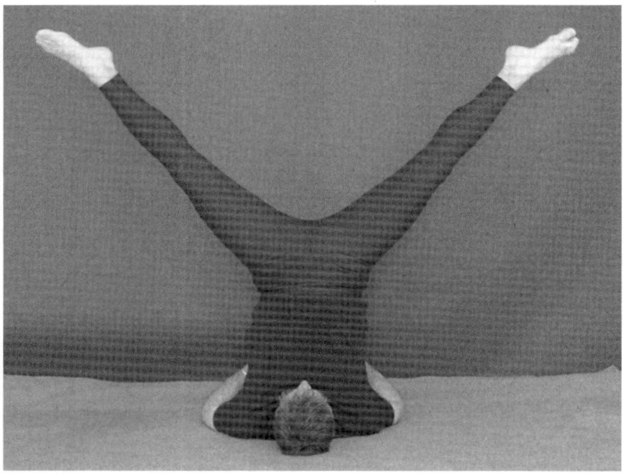

Abb. 113 Prasārita Sarvānga Āsana (Patrice)

Technik

Führen Sie Sarvānga Āsana aus.

Einatmung: Grätschen Sie beide Beine so weit wie möglich zur Seite, ohne sie nach vorne zu beugen.

Ausatmung: Schließen Sie die Grätsche der Beine wieder in der Vertikalen.

Führen Sie dies 3-mal aus oder bleiben Sie für 3 Atemzüge *Ujjāyi* in der Position.

Früchte

- Kräftigt die Lendenregion.
- Macht die Kreuzbein-Lendenregion geschmeidig sowie die Hüft- und Beckengelenke.
- Hilft das Becken zu öffnen und erleichtert die Geburt.
- Sützt das Perineum und beugt einer Senkung des Beckenbodens vor.
- Verhindert das Absinken der Organe nach der Geburt.
- Stärkt die Gebärmutterwand.
- Verbessert den Halt der Bauchorgane und beugt einer Senkung vor.

Variante von Sarvānga Āsana: Baddha Koṇa Āsana in Sarvānga Āsana

Baddha = verbunden, *koṇa* = der Winkel.

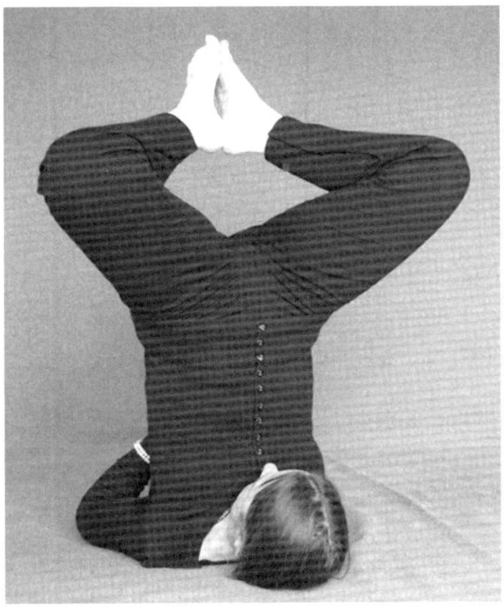

Abb. 114 Baddha Koṇa Āsana in Sarvānga Āsana (Cornelia)

Technik

Führen Sie Sarvānga Āsana aus.

Ausatmung: Beugen Sie die Knie, indem Sie die Fußsohlen zusammenlegen, und führen Sie die Fersen zum Perineum. Bringen Sie die Knie dabei seitlich nach außen.

Einatmung: Heben Sie die beiden Beine wieder in die Vertikale, und bringen Sie die Füße nebeneinander.

Wiederholen Sie dies 3-mal.

Sie können diese Variante auch ausführen, indem Sie für 1 bis 3 Atemzüge *Ujjāyī* in der Position bleiben.

Früchte

- Kräftigt die Lendenregion.
- Macht die Kreuzbein-Lendenregion geschmeidig sowie die Hüft- und Beckengelenke.
- Hilft das Becken zu öffnen und erleichtert die Geburt.
- Sützt das Perineum und beugt einer Senkung des Beckenbodens vor.
- Verbessert die Darmausscheidung und bekämpft Verstopfung.
- Beugt Hämorrhoiden vor und reduziert diese.
- Stimuliert die Harnausscheidung.
- Verhindert eine Senkung der Organe nach der Geburt.
- Stärkt die Gebärmutterwand.
- Beugt einer Vergrößerung der Prostata vor und reduziert eine solche.
- Verbessert den Halt der Bauchorgane und beugt deren Senkung vor.

Variante von Sarvānga Āsana: Ākuñcana Āsana Parivṛtti

Ākuñcana = die Kontraktion, die Kompression. *Parivṛtti* = sich herumdrehen.

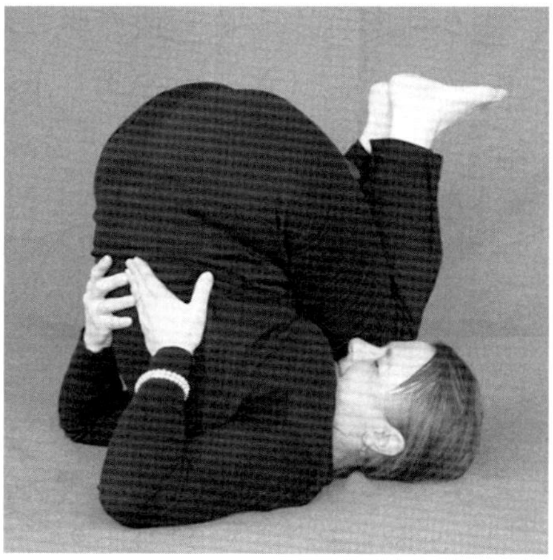

Abb. 115 Ākuñcana Āsana Parivṛtti (Cornelia)

Technik

Führen Sie Sarvānga Āsana aus.

Ausatmung: Beugen Sie beide Knie und führen Sie sie zur Stirn, die Fersen nah zum Gesäß.

Einatmung: Heben Sie beide Beine zusammen wieder in die Vertikale. Drehen Sie das Becken und den Oberkörper nach links. Drücken Sie dabei mehr mit der rechten Hand, um den Oberkörper gut nach links zu drehen.

Ausatmung: Ohne den Kopf zu drehen, beugen Sie beide Knie, und führen Sie sie zur linken Schulter, die Fersen nah zum Gesäß.

Einatmung: Heben Sie beide Beine wieder, wobei Sie die Drehung beibehalten. Drehen Sie das Becken und den Oberkörper nach rechts. Drücken sie mehr mit der linken Hand, um den Oberkörper gut nach rechts zu drehen.

Ausatmung: Ohne den Kopf zu drehen, beugen Sie beide Knie, und führen Sie sie zur rechten Schulter, die Fersen nah zum Gesäß.

Einatmung: Heben Sie beide Beine wieder, wobei Sie die Drehung beibehalten, und bringen Sie dann das Becken nach vorne zurück.

Ausatmung: Beugen Sie beide Knie, und führen Sie sie zur Stirn, die Fersen nah zum Gesäß.

Einatmung: Heben Sie beide Beine zusammen wieder in die Vertikale.

Wiederholen Sie dies 3-mal.

Früchte

- Korrigiert die Statik der Wirbelsäule und erhält die Zwischenwirbelräume.
- Verbessert den Halt der Bauchorgane und beugt deren Senkung vor.
- Verbessert die Darmausscheidung, bekämpft Verstopfung. Beugt Hämorrhoiden vor und reduziert diese.

Variante von Sarvānga Āsana: Pārśva Eka Pāda Sarvānga Āsana

Pārśva = die Seite, *eka* = ein(e), *pāda* = der Fuß, das Bein.

Technik

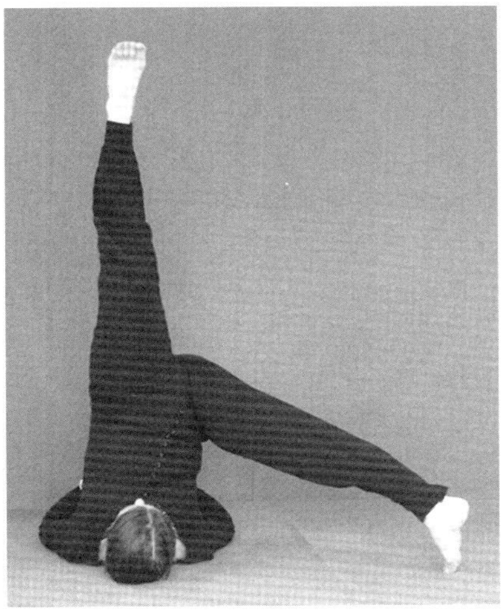

Abb. 116 Pārśva Eka Pāda Sarvānga Āsana (Cornelia)

Führen Sie Sarvānga Āsana aus.

Ausatmung: Drehen Sie das linke Bein nach links. Senken Sie das linke Bein seitlich nach links, und bringen Sie die Zehen zum Boden. Halten Sie das rechte Bein in Sarvānga Āsana.

Einatmung: Heben Sie das linke Bein wieder, und schließen Sie die Beine.

Führen Sie das Āsana mit dem rechten Bein aus.

Üben Sie dies 2-mal im Wechsel.

Früchte

- Macht alle Beckengelenke geschmeidig und korrigiert die Position des Beckens.
- Stärkt die Hüftgelenke.

Variante von Sarvānga Āsana: Ardha Padma Ākuñcana Āsana

Ardha = halb, *padma* = der Lotus, *ākuñcana* = die Kontraktion, die Kompression, die Reduzierung.

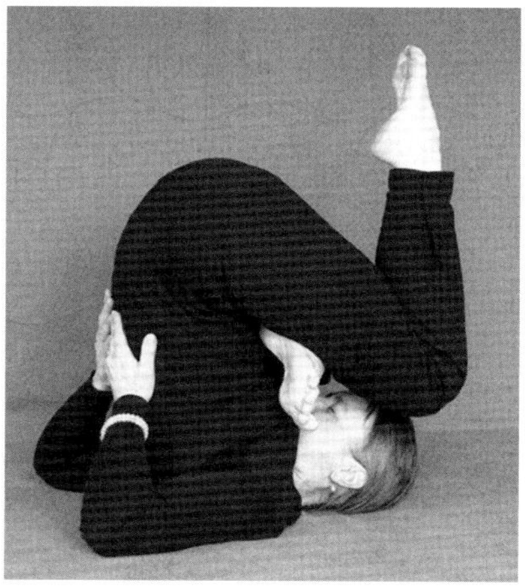

Abb. 117 Ardha Padma Ākuñcana Āsana (Cornelia)

Technik

Führen Sie Sarvānga Āsana aus.

Beugen Sie das rechte Knie und bringen Sie den rechten Fuß in die linke Leiste. Halten Sie den rechten Fuß dabei etwas an der Außenseite des linken Oberschenkels.

Ausatmung: Beugen Sie das linke Knie, indem Sie die Ferse nah zur linken Gesäßhälfte bringen, den Oberschenkel zum Bauch und das Knie neben den Kopf, ohne den Kopf zu drehen.

Einatmung: Heben Sie das linke Bein wieder, strecken Sie es, und heben Sie auch das rechte Knie.

Üben Sie dies 3-mal oder halten Sie das Āsana für 3 Atemzüge *Ujjāyi*.

Strecken Sie das rechte Bein.

Führen Sie das Āsana mit dem linken Bein in Padma Āsana aus.

Früchte

- Verbessert den Halt der Bauchorgane und beugt deren Senkung vor.
- Verbessert die Darmausscheidung, bekämpft Verstopfung.
- Stimuliert die Harnausscheidung.

Śalabha Āsana

Śalabha = die Heuschrecke oder die Libelle.

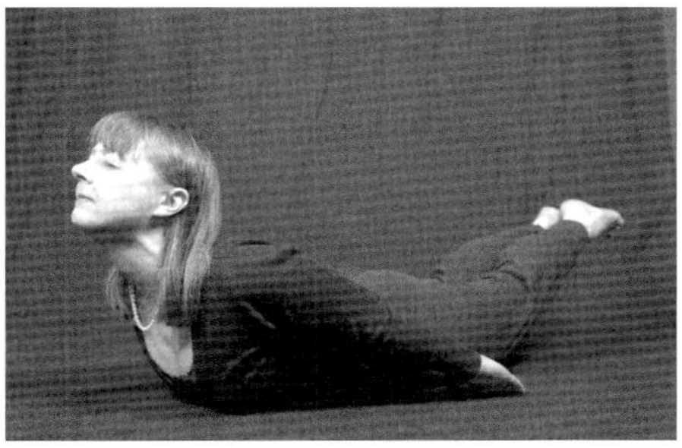

Abb. 118 Śalabha Āsana (Cornelia)

Technik

Legen Sie sich auf den Bauch, die Beine und Füße nebeneinander, die Stirn am Boden, die Arme entlang des Körpers, die Handrücken auf dem Boden, die Augen geschlossen.

Einatmung: Stützen Sie sich auf die Handrücken, und heben Sie gleichzeitig Kopf, Oberkörper und beide gestreckten Beine. Öffnen Sie die Schultern gut.

Ausatmung: Bringen Sie Oberkörper, Beine und Stirn zum Boden zurück.

Wiederholen Sie dies 3-mal oder halten Sie das Āsana für 3 Atemzüge *Ujjāyi*.

Drehen Sie sich auf den Rücken, und ruhen Sie.

Früchte

- Korrigiert die Statik der Wirbelsäule und erhält die Zwischenwirbelräume.
- Stärkt die paravertebrale Muskulatur, insbesondere die der Lendenregion.
- Stärkt die Hüftgelenke.
- Beugt der Senkung der Nieren vor.
- Stimuliert die Harnausscheidung.
- Stellt den Ovarialzyklus wieder her und reguliert die Funktionen der Eierstöcke. Reduziert die Symptome des prämenstruellen Syndroms.
- Hilft dabei, Fibrome in der Gebärmutter zu resorbieren. Unterstützt das Endometrium und fördert die Empfängnis.
- Fördert die Ausscheidung zellulärer Stoffwechselrückstände.
- Nach der Entbindung: reduziert Gewebsödeme und stärkt die Gebärmutterwand.
- Stärkt den Herzmuskel.
- Verbessert die mentale Konzentration.
- Erleichtert die Praxis von Antah Kumbhaka und von Bāhya Kumbhaka.

Śīrṣa Āsana (Viparīta Karaṇi Mudrā)

Śīrṣa = die Fontanelle, *viparīta* = exzentrisch, *karani* = der Dünndarm, der Kopfstand.

Gilt als Mudrā (Viparīta Karaṇi Mudrā). Der König der Āsanas, also das wichtigste Āsana. Kein Āsana kann es ersetzen.

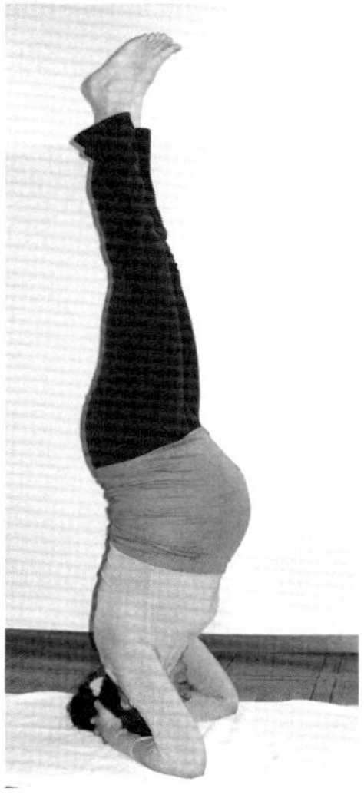

Abb. 119 Śīrṣa Āsana (Muriel)

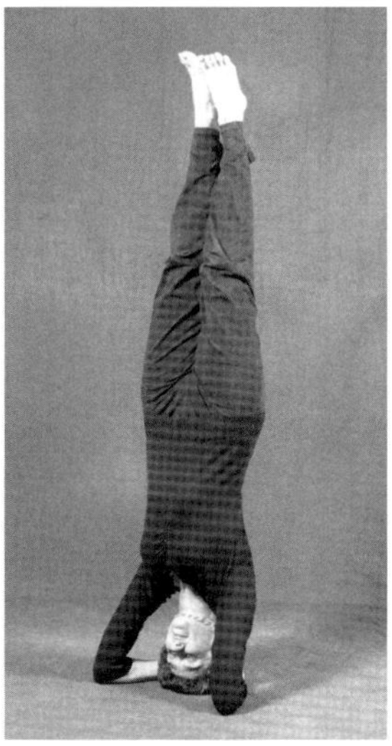

Abb. 120 Śīrṣa Āsana (Renée)

Technik (an der Wand)

Legen Sie eine vierfach gefaltete Decke vor einer Wand auf den Boden. Knien Sie sich vor der Decke auf den Boden. Verschränken Sie die Finger. Beugen Sie sich nach vorne, um die Unterarme auf die Decke zu legen und die Hände mit den Handrücken an die Wand. Versichern Sie sich, dass die Ellbogen nicht weiter auseinander liegen, als es Ihrer Schulterbreite entspricht.

Bringen Sie den Scheitelpunkt des Kopfes so auf die Decke, dass die Handflächen den Hinterkopf berühren. Die Daumen sind abgespreizt und folgen der Kontur des Kopfes. Setzen Sie die Zehen auf den Boden, um die Knie zu heben. Machen Sie mit den Füßen kleine Schritte auf den Kopf zu.

Einatmung: Nehmen Sie mit beiden Beinen etwas Schwung, und heben Sie sie mit gebeugten Knien, ohne den Kopf zu kippen. Dann strecken Sie die Beine gleich an der Wand aus. Bringen Sie Rücken und Gesäß von der Wand weg, damit sie in einer Linie mit dem Nacken bleiben. Die Handrücken und Fersen haben als einzige Teile des Körpers Kontakt zur Wand. Heben Sie die Schultern, damit sie von den Ohren entfernt sind. Schließen Sie die Augen.

Führen Sie 6, 8 oder 12 Atemzüge *Ujjāyi* aus.

Ausatmung: Beugen Sie die Knie, indem Sie die Oberschenkel zum Bauch ziehen, bringen Sie zuerst die Füße zum Boden zurück und dann die Knie.

Ruhelage.

Bemerkung: Wenn in der Ruhelage eine schmerzhafte Empfindung im Rücken auftaucht, führen Sie Taṭāka Mudrā oder Śvāna Āsana aus.

Konzentration

- *Kaṇṭha, Nāsāgra, Nābhi, Hṛdaya.*

Früchte

- Stärkt den Gleichgewichtssinn.
- Verbessert die Funktionen aller Organe des Körpers.
- Schenkt ein Gefühl körperlicher Leichtigkeit.
- Verbessert die Verdauung, die Absorption im Darm und die Darmausscheidung, bekämpft Verstopfung. Harmonisiert die peristaltischen Bewegungen des Verdauungskanals. Reduziert Darmkrämpfe.
- Verbessert den venösen und lymphatischen Kreislauf des gesamten Körpers sowie den zerebralen Kreislauf.
- Unterstützt die Herzfunktionen.
- Verbessert die Atemkapazität und die Dehnbarkeit der Lunge.
- Verbessert den Halt der Bauchorgane und beugt deren Senkung vor.
- Beugt der Senkung der Nieren vor.
- Verbessert die Nierenfunktionen.
- Bringt alle endokrinen Sekretionen des Körpers ins Gleichgewicht und auch den Einfluss des Hypothalamus auf die Hypophyse.
- Unterstützt das Endometrium. Hilft dabei eine befruchtete Eizelle in der Gebärmutter zu fixieren.
- Verbessert die Blutzirkulation zwischen der Schwangeren und dem Fötus.
- Verbessert die Darmausscheidung während der Schwangerschaft. Beugt Hämorrhoiden vor.
- Unterstützt das Perineum und verhindert die Senkung der Organe nach der Entbindung.
- Beugt vorzeitigen Kontraktionen der Gebärmutter vor.
- Bringt die Funktion der Prostata ins Gleichgewicht. Beugt einer Prostatavergrößerung vor und reduziert diese.
- Hilft dabei, die verschiedenen Schlafphasen wiederherzustellen.
- Lindert das Syndrom „unruhiger Beine“ (auch „restless legs“ genannt).
- Gleicht das vegetative Nervensystem aus.
- Verbessert die mentale Konzentration. Vergrößert die Merkfähigkeit und die intellektuellen Fähigkeiten.
- Schenkt mentale Ruhe, reduziert mentale Erregung und Müdigkeit. Verbessert den nervösen Widerstand auf äußere Reize, wie zum Beispiel Stress.

Śvāna Āsana

Śvāna = der Hund, die Katze, die Raubkatze; *ūrdhva* = oben, zum Himmel; *adha (adho)* = unten, zur Erde; *mukha* = das Gesicht, der Blick.

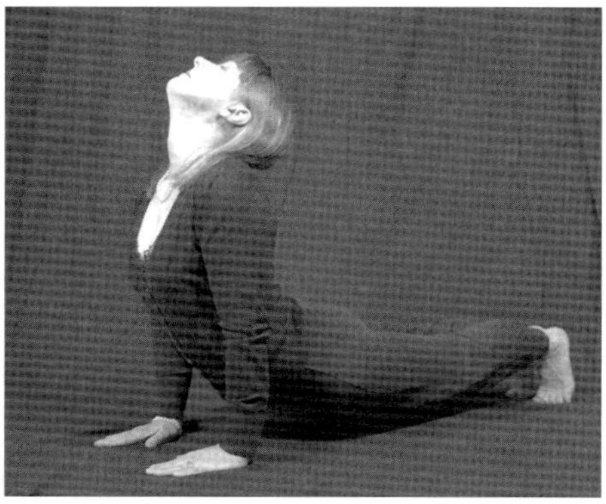

Abb. 121 Ūrdhva Mukha Śvāna Āsana (Cornelia)

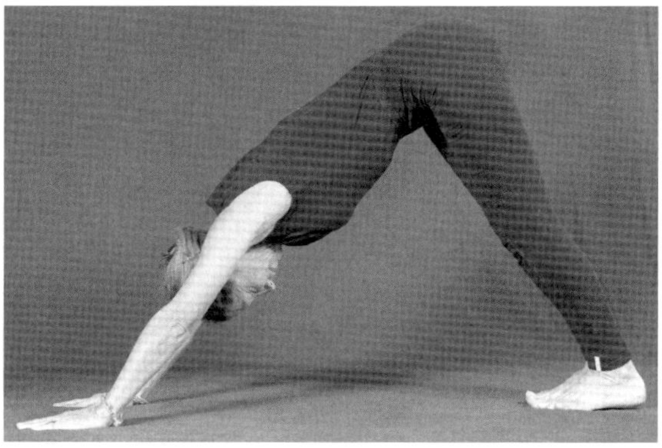

Abb. 122 Adho Mukha Śvāna Āsana (Françoise)

Technik

Legen Sie sich auf den Bauch, die Stirn am Boden, die Handflächen auf Höhe der unteren Rippen auf den Boden aufgesetzt, die Fingerspitzen in Richtung Kopf, die Ellbogen gebeugt und so nah wie möglich beim Körper, die Beine geschlossen und gestreckt, die Zehen aufgestellt. Das Kinn ist gesenkt, und die Augen sind geschlossen.

Einatmung: Mit Unterstützung der Hände heben Sie nacheinander Kopf, Oberkörper und Bauch, bis die Arme gestreckt sind. Halten Sie die Beine gestreckt. Heben Sie die Knie, damit die Beine parallel zum Boden verlaufen. Ziehen Sie den Brustkorb nach hinten, und heben Sie den Kopf ebenfalls weit nach hinten. Dieses Āsana heißt Ūrdhva Mukha Śvāna Āsana.

Ausatmung: Ohne die Ellbogen zu beugen, heben Sie das Becken, und beugen Sie den Oberkörper nach vorne. Bringen Sie den Kopf zwischen die Arme, und senken Sie das Kinn. Halten Sie die Beine gestreckt, und drücken Sie die Fersen zum Boden. Dieses Āsana heißt Adho Mukha Śvāna Āsana.

Einatmung: Ohne die Ellbogen zu beugen, senken Sie das Becken und die Beine wieder, und bringen Sie den Rumpf in die Rückbeuge zurück. Nehmen Sie den Kopf weit nach hinten, um wieder Ūrdhva Mukha Śvāna Āsana einzunehmen.

Ausatmung: Beugen Sie die Ellbogen, ohne sie zu spreizen, und bringen Sie nacheinander die Beine, den Bauch, den Oberkörper und die Stirn zum Boden.

Wiederholen Sie dies 3-mal.

Drehen Sie sich auf den Rücken, um zu ruhen.

Früchte

- Korrigiert die Statik der Wirbelsäule, erhält die Zwischenwirbelräume und beugt Bandscheibenvorfällen vor. Stärkt die paravertebrale Muskulatur.
- Macht die Schultergelenke und die gesamte Wirbelsäule geschmeidig.
- Entwickelt das Volumen des Brustkorbs.
- Entwickelt die Muskulatur der Arme und der Beine.

- Harmonisiert die peristaltischen Bewegungen des Verdauungstraktes; verbessert die Darmausscheidung und bekämpft Verstopfung.
- Verbessert den venösen und lymphatischen Kreislauf im gesamten Körper.
- Entwickelt die Atemkapazität.
- Stimuliert die Harnausscheidung.

Simha Āsana

Simha = der Löwe.

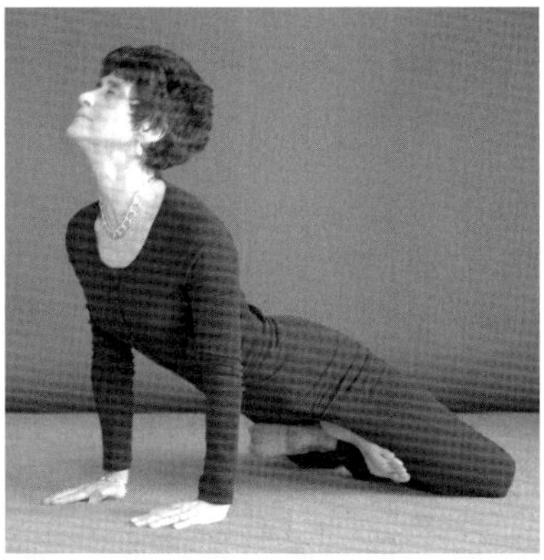

Abb. 123 Simha Āsana (Renée)

Technik

Sitzen Sie in Padma Āsana. Strecken Sie die Arme nach vorne aus, und neigen Sie den Oberkörper nach vorne, um die Hände etwa 80 cm vor den Knien auf den Boden zu bringen, die Fingerspitzen zeigen nach vorne. Kommen Sie auf die Knie, dann senken Sie das Becken zum Boden, um sich auf den Bauch zu legen. Bringen Sie die Stirn zum Boden, und setzen Sie die Hände in Höhe der unteren Rippen auf den Boden.

Einatmung: Geben Sie Druck auf die Hände, und strecken Sie die Arme, halten Sie die Ellbogen dabei dicht am Körper, heben Sie den Kopf, die Schultern und den Oberkörper. Kommen Sie bis auf die Knie und Hände, drücken Sie das Becken in Richtung Boden. Der Kopf ist nach vorn gerichtet. (Öffnen Sie den Mund, und strecken Sie die Zunge heraus.) Richten Sie den Blick zwischen die Augenbrauen.

Führen Sie 3 Atemzüge *Ujjāyi* aus (durch die Nase).

Ausatmung: Lösen Sie den Blick, und ziehen Sie die Zunge in den Mund zurück. Beugen Sie die Ellbogen dicht am Körper nach hinten, und bringen Sie nacheinander Oberschenkel, Oberkörper und Stirn zum Boden.

Durch Druck auf die Hände kommen Sie zum Sitzen zurück und lösen Padma Āsana auf.

Ruhelage.

Konzentration

- *Bhrūmadhya.*

Früchte

- Stärkt die Hüftgelenke.
- Unterstützt und tonisiert das Perineum.
- Beugt Hämorrhoiden vor und reduziert diese.
- Stimuliert die Sekretionen des Dünndarms. Bringt die exokrinen Sekretionen der Bauchspeicheldrüse ins Gleichgewicht.
- Verbessert den arteriellen Kreislauf des Herzens.
- Verbessert die Dehnbarkeit und die Funktionen der Lunge. Entwickelt die Atemkapazität. Verlängert die Dauer der Einatmung. Erleichtert die Praxis von Antah Kumbhaka und von Bāhya Kumbhaka.
- Verbessert die Nierenfunktionen.
- Bringt die endokrinen Sekretionen der Bauchspeicheldrüse ins Gleichgewicht.
- Bringt die Hormonsekretionen der Schilddrüse und der Nebennieren ins Gleichgewicht.
- Reguliert die Funktionen der Eierstöcke. Beugt Zysten an den Eierstöcken vor und hilft, diese zu reduzieren. Begünstigt die Resorption von Fibromen in der Gebärmutter, und fixiert ein befruchtetes Ei in der Gebärmutter. Reduziert Gewebsödeme und stärkt die Gebärmutterwand nach der Entbindung.
- Bringt die Sekretionen der Hoden ins Gleichgewicht.
- Beruhigt Erregung und bringt das vegetative Nervensystem ins Gleichgewicht.
- Unterstützt die Funktionen der Milz.
- Begünstigt die Ausscheidung zellulärer Stoffwechselrückstände.
- Verbessert die mentale Konzentration. Reduziert Zerstreuung die von der Hyperaktivität der Wahrnehmungssinne rührt. Hilft dabei, mentale Verwirrung aufzulösen, schenkt einen klaren Geist.
- Verbessert den nervösen Widerstand auf äußere Reize wie zum Beispiel Stress. Stimuliert Enthusiasmus. Entwickelt Selbstvertrauen, schenkt Mut und erhöht die Ausdauer.

Supta Pāda Aṅguṣṭa Āsana

Supta = liegend, *pāda* = der Fuß, das Bein, *aṅguṣṭa* = der Zeh.

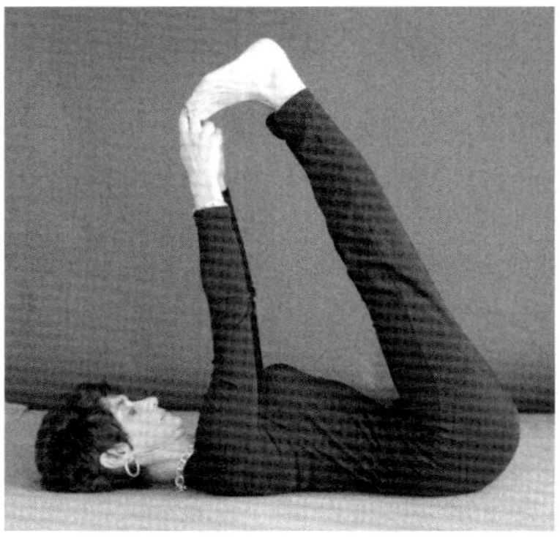

Abb. 124 Supta Pāda Aṅguṣṭa Āsana (Renée)

Technik

Legen Sie sich auf den Rücken, die Beine und Füße nebeneinander, die Arme entlang des Körpers, die Handflächen zum Boden. Das Kinn ist gesenkt und die Augen sind geschlossen.

Ausatmung: Heben Sie die beiden gestreckten Beine in die Vertikale, ohne das Kinn zu heben. Greifen Sie die großen Zehen, die Knöchel oder die Knie. Entspannen Sie den Bauch.

Führen Sie 6 bis 12 Atemzüge *Ujjāyi* aus.

Einatmung: Legen Sie die Arme entlang des Körpers zurück, und senken Sie die gestreckten Beine zum Boden.

Ruhelage.

Konzentration

- *Kaṇṭha.*

Früchte

- Macht die Lendenwirbelsäule geschmeidig.
- Korrigiert die Statik der Wirbelsäule, erhält die Zwischenwirbelräume und beugt Bandscheibenvorfällen vor. Beugt Ischiasschmerzen vor und lindert diese.
- Verbessert die venöse Zirkulation in den unteren Gliedmaßen, beugt Krampfadern vor und reduziert diese.
- Verbessert die Verdauung. Harmonisiert die peristaltischen Bewegungen des Verdauungstraktes, verbessert die Darmausscheidung und bekämpft Verstopfung. Reduziert Gasansammlungen im Darm und Darmkrämpfe bei stressbedingter Kolitis. Reduziert unerwünschte Wirkungen chronischer Aerophagie.
- Stimuliert die Harnausscheidung.

Supta Parivṛtta Pārśva Eka Pāda Aṅguṣṭa Āsana

Supta = liegend, *parivṛtta* = drehen um, *pārśva* = die Seite, *pāda* = der Fuß, das Bein, *aṅguṣṭa* = der Zeh.

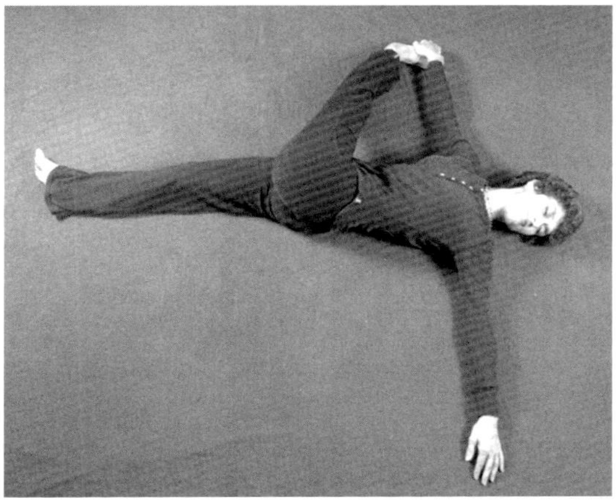

Abb. 125 Supta Parivṛtta Pārśva Eka Pāda Aṅguṣṭa Āsana (Renée)

Technik

Legen Sie sich auf den Rücken, die Beine und Füße nebeneinander, die Arme entlang des Körpers, die Handflächen zum Boden. Das Kinn ist gesenkt und die Augen sind geschlossen. Breiten Sie die Arme seitlich in Schulterhöhe aus, und legen Sie die Handflächen zum Boden.

Ausatmung: Heben Sie das linke Bein und den rechten Arm in die Vertikale. Halten Sie den Arm nach innen gedreht. Greifen Sie den linken großen Zeh mit Daumen, Zeige- und Mittelfinger der rechten Hand. Sollte dies nicht möglich sein, so greifen Sie mit der rechten Hand das linke Knie von außen. Halten Sie den Kopf am Boden. Ohne den rechten Ellbogen zu beugen, legen Sie das gestreckte linke Bein nach rechts zum Boden. Drehen Sie den Kopf nach links. Halten Sie beide Beine gestreckt.

Führen Sie 3 Atemzüge *Ujjāyi* aus.

Bringen Sie den Kopf in die Mitte zurück.

Einatmung: Heben Sie das gestreckte linke Bein in die Vertikale, ohne den Griff der rechten Hand zu lösen. Dort lösen Sie die Hand, um den rechten Arm auf Schulterhöhe zum Boden zurückzulegen. Bringen Sie das linke Bein ebenfalls zum Boden.

Führen Sie das Āsana mit dem rechten Bein aus.

Bringen Sie die Arme zum Körper zurück.

Ruhelage.

Früchte

- Macht die Lenden- und Kreuzbeinregion geschmeidig. Stärkt die paravertebrale Muskulatur und die Bauchmuskeln.
- Verbessert den Halt der Bauchorgane und beugt deren Senkung vor.
- Beugt der Senkung der Nieren vor.
- Verbessert die Verdauung, die Absorption und die Ausscheidung des Darms, bekämpft Verstopfung.
- Bringt die exokrinen Sekretionen der Bauchspeicheldrüse ins Gleichgewicht.
- Begünstigt die Drainage der Galle.
- Entwickelt die Atemkapazität.
- Stimuliert die Harnausscheidung.

Supta Pārśva Eka Pāda Aṅguṣṭa Āsana

Supta = liegend, *pārśva* = die Seite, *eka* = ein(e), *pāda* = der Fuß, das Bein, *aṅguṣṭa* = der Zeh.

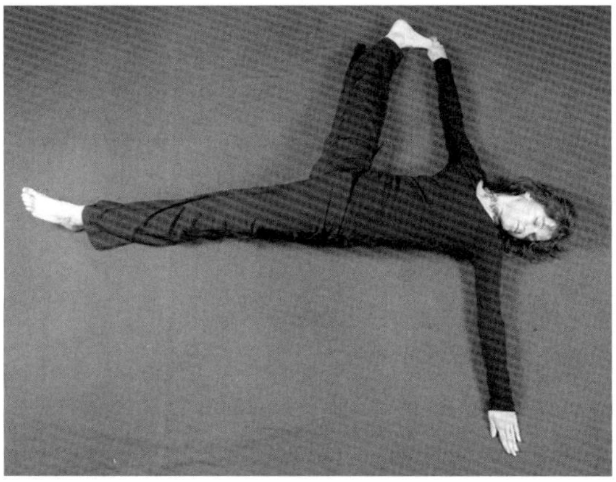

Abb. 126 Supta Pārśva Eka Pāda Aṅguṣṭa Āsana (Stéphanie)

Technik

Legen Sie sich auf den Rücken, die Beine und Füße nebeneinander, die Arme entlang des Körpers, die Handflächen zum Boden. Das Kinn ist gesenkt und die Augen sind geschlossen. Breiten Sie die Arme seitlich in Schulterhöhe aus, und legen Sie die Handflächen zum Boden.

Ausatmung: Heben Sie das linke Bein und den linken Arm in die Vertikale. Halten Sie den linken Arm nach innen gedreht. Greifen Sie den linken großen Zeh mit Daumen, Zeige- und Mittelfinger der linken Hand. Sollte dies nicht möglich sein, so greifen Sie das linke Knie von innen mit der linken Hand. Halten Sie den Kopf am Boden. Legen Sie das linke Bein gestreckt nach links zum Boden. Drehen Sie den Kopf nach rechts. Halten Sie beide Beine gestreckt am Boden.

Führen Sie 3 Atemzüge *Ujjāyi* aus.

Bringen Sie den Kopf in die Mitte zurück.

Einatmung: Heben Sie das gestreckte linke Bein in die Vertikale, ohne den Griff der linken Hand zu lösen. Dort lösen Sie die Hand, um den linken Arm auf Schulterhöhe zum Boden zurückzulegen. Legen Sie das linke Bein zum Boden zurück.

Führen Sie das Āsana mit dem rechten Bein aus.

Legen Sie beide Arme entlang des Körpers zurück.

Ruhelage.

Früchte

- Stärkt die paravertebrale Muskulatur und die Bauchmuskeln. Macht die Lenden- und Kreuzbeinregion geschmeidig.
- Verbessert den Halt der Bauchorgane und beugt deren Senkung vor.
- Verbessert die Verdauung, die Absorption und die Ausscheidung des Darms, bekämpft Verstopfung.
- Stimuliert die Harnausscheidung.

Supta Parvata Āsana

Supta = liegend, *parvata* = der Berg, der liegende Berg.

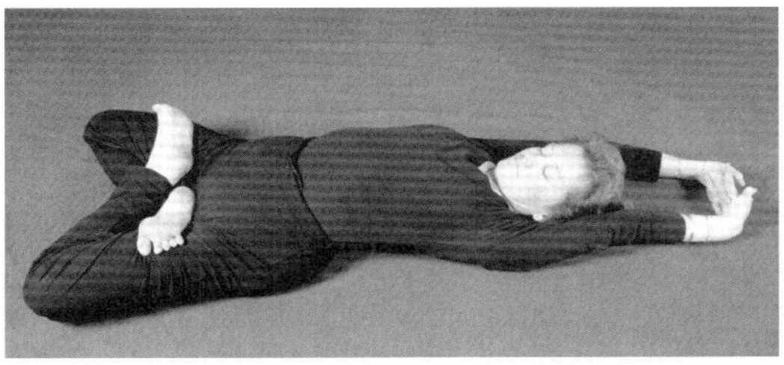

Abb. 127 Supta Parvata Āsana 1
(Brigitte)

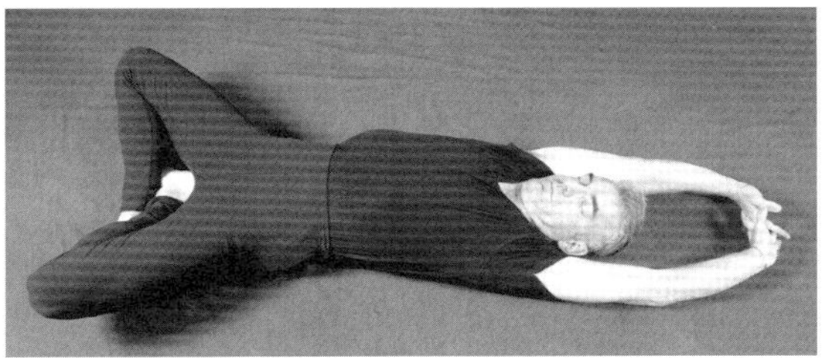

Abb. 128 Supta Parvata Āsana 2
(Pascal)

Technik

Legen Sie sich auf den Rücken, die Beine und Füße nebeneinander, die Arme entlang des Körpers, die Handflächen zum Boden. Bringen Sie die Beine in Padma Āsana oder kreuzen Sie sie, dann bringen Sie die Oberschenkel zum Boden. Verschränken Sie die Finger, drehen Sie die Handflächen nach außen, die Daumen sind innen.

Einatmung: Legen Sie die gestreckten Arme hinter dem Kopf ab. Senken Sie das Kinn und schließen Sie die Augen.

Führen Sie 6 Atemzüge *Ujjāyi* aus.

Ausatmung: Bringen Sie die Arme wieder nach vorne, lösen Sie die Finger, und legen Sie die Arme entlang des Körpers zurück. Lösen Sie Padma Āsana oder die gekreuzten Beine, und strecken Sie sie auf dem Boden aus.

Ruhelage.

Konzentration

- *Kaṇṭha.*

Früchte

- Macht die Lenden- und Kreuzbeinregion geschmeidig und alle Gelenke des Beckens und die Hüftgelenke.
- Erleichtert das Öffnen des Beckens. Vermindert die Schmerzempfindung bei der Entbindung.
- Unterstützt und tonisiert das Perineum.
- Verbessert den Halt der Bauchorgane und der Nieren und beugt deren Senkung vor.
- Entwickelt das Volumen des Brustkorbs.
- Gleicht die gesamten Sekretionen des Verdauungstraktes aus und verbessert die Verdauung.
- Harmonisiert die peristaltische Bewegung des Verdauungskanals. Bringt die biologischen Rhythmen der verschiedenen Sekretionen des Verdauungskanals ins Gleichgewicht.
- Beugt Hämorrhoiden vor und reduziert diese.
- Stärkt den Herzmuskel und verbessert die arterielle Zirkulation des Herzens.
- Entwickelt die Atemkapazität und verlängert die Dauer der Einatmung. Verbessert die Lungenfunktionen und die Dehnbarkeit der Lunge.
- Stimuliert die Harnausscheidung.
- Bringt die Hormonsekretionen der Schilddrüse ins Gleichgewicht.

- Bringt die Hormonsekretionen der Zirbeldrüse (Epiphyse) ins Gleichgewicht.
- Stellt die Harmonie des Ovarialzyklus wieder her. Beugt Zysten an den Eierstöcken vor und hilft, diese zu reduzieren. Hilft, ein befruchtetes Ei in der Gebärmutter zu fixieren. Reduziert Gewebsödeme und stärkt die Gebärmutterwand nach der Entbindung.
- Bringt die Funktion der Prostata ins Gleichgewicht. Beugt einer Prostatavergrößerung vor und reduziert diese.
- Unterstützt alle Ausscheidungsfunktionen des Körpers.

Tāḍa Āsana

Tāḍa = der Baumstamm (die Kokospalme, die Palme), also ein langer Stamm..

Technik

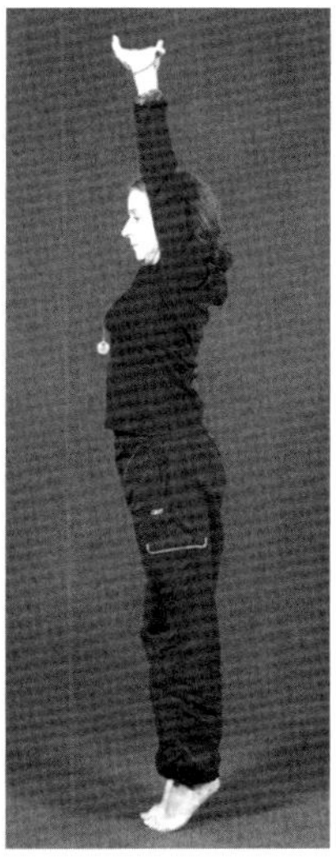

Abb. 129 Tāḍa Āsana (Dominique)

Stehen Sie in Samasthithi. Verschränken Sie die Finger, drehen Sie die Handflächen nach außen, die Daumen liegen innen. Heben Sie die gestreckten Arme in die Vertikale über den Kopf.

Einatmung: Heben Sie die Fersen, und kommen Sie auf die Zehenspitzen. Ziehen Sie mit den Armen nach oben, ohne die Schultern zu heben, und richten Sie den Blick auf einen Punkt vor Ihnen.

Ausatmung: Senken Sie die Fersen.

Führen Sie dies 3-mal aus oder halten Sie das Āsana für 3 Atemzüge *Ujjāyi.*

Ausatmung: Senken Sie die Arme. Lösen Sie die Hände.

Ruhelage.

Früchte

- Erhöht den Gleichgewichtssinn.
- Korrigiert eine Skoliose.
- Schenkt das Gefühl körperlicher Leichtigkeit.
- Verbessert den venösen und lymphatischen Kreislauf des Körpers.
- Fördert mentale Aufmerksamkeit.
- Reduziert mentale Erregung.

Tāḍa Āsana Parivṛtti

Tāḍa = der Baumstamm (die Kokospalme, die Palme), also ein langer Stamm, *parivṛtti* = sich herumdrehen.

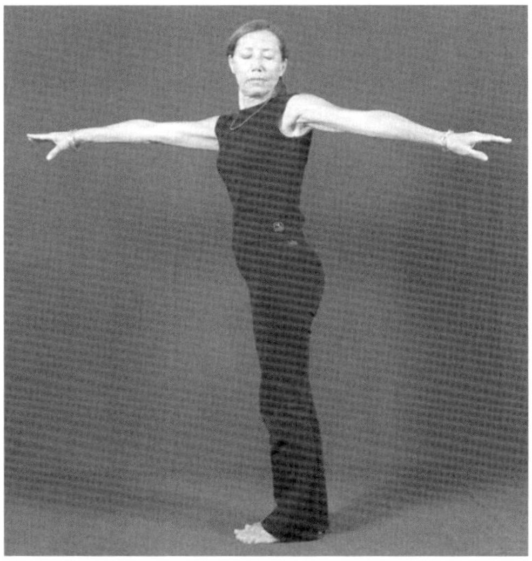

Abb. 130 Tāḍa Āsana Parivṛtti (Françoise)

Technik

Stehen Sie in Samasthithi.

Einatmung: Heben Sie die Arme seitlich in die Horizontale, die Handflächen zum Boden.

Ausatmung: Drehen Sie den Oberkörper und den Kopf nach links. Halten Sie das Becken vorne und die Arme in der Horizontalen. Richten Sie den Blick zur linken Hand.

Führen Sie 1 Atemzug *Ujjāyi* aus.

Einatmung: Kommen Sie in die Mitte zurück, und bringen Sie den Kopf nach vorne.

Ausatmung: Drehen Sie den Oberkörper und den Kopf nach rechts. Halten Sie das Becken vorne und die Arme in der Horizontalen. Richten Sie den Blick zur rechten Hand.

Führen Sie 1 Atemzug *Ujjāyi* aus.

Einatmung: Kommen Sie in die Mitte zurück, und bringen Sie den Kopf nach vorne.

Führen Sie dies 3-mal im Wechsel aus.

Ausatmung: Senken Sie die Arme.

Ruhelage.

Früchte

- Erhöht den Gleichgewichtssinn.
- Korrigiert eine Skoliose.
- Schenkt das Gefühl körperlicher Leichtigkeit.
- Verbessert den venösen und lymphatischen Kreislauf des Körpers.
- Fördert mentale Aufmerksamkeit.
- Reduziert mentale Erregung.

Upaviśṭa Koṇa Āsana

Upaviśṭa = stumpf, *koṇa* = der Winkel.

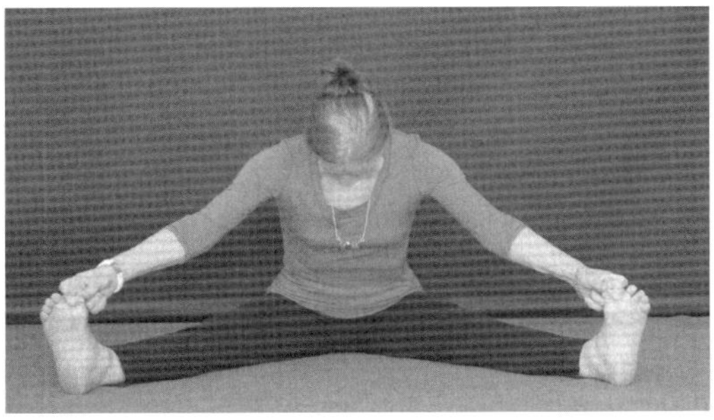

Abb. 131 Upaviśṭa Koṇa Āsana (Claire)

Technik

Sitzen Sie in Daṇḍa Āsana. Grätschen Sie die Beine etwa 1,50 Meter. Verschränken Sie die Finger, drehen Sie die Handflächen nach außen, die Daumen liegen innen. Senken Sie das Kinn und schließen Sie die Augen.

Einatmung: Heben Sie die gestreckten Arme in die Vertikale über den Kopf.

Ausatmung: Beugen Sie den Oberkörper nach vorne, senken Sie die Arme, lösen Sie die Finger, und greifen Sie die großen Zehen, die Knöchel oder die Schienbeine. Strecken Sie die Wirbelsäule, ohne die Hände zu lösen, um den Rücken aufzurichten. Senken Sie die Schultern, und ziehen Sie das Kinn zurück.

Führen Sie 6 Atemzüge *Ujjāyi* aus.

Einatmung: Verschränken Sie die Finger, drehen Sie die Handflächen nach außen, die Daumen liegen innen, strecken Sie die Arme und heben Sie sie über den Kopf, richten Sie dabei auch den Oberkörper in die Vertikale auf.

Ausatmung: Halten Sie den Rücken aufrecht, senken Sie die Arme. Lösen Sie dann die Finger, und schließen Sie die Beine.

Ruhelage.

Konzentration

- *Nābhi, Kaṇṭha.*

Früchte

- Korrigiert ein Hohlkreuz (Hyperlordose) und die Position des Beckens.
- Erleichtert das Öffnen des Beckens und bereitet auf die Entbindung vor. Verringert die Schmerzempfindung bei der Entbindung.
- Stärkt die Hüftgelenke.
- Verbessert die Verdauung und die Absorption im Darm.
- Während der Schwangerschaft: fördert die Darmausscheidung und beugt ebenfalls der Verstopfung und Hämorrhoiden vor.
- Entwickelt die Atemkapazität. Verlängert die Dauer der Ausatmung. Erleichtert die Praxis von Bāhya Kumbhaka.
- Verbessert alle Nierenfunktionen.
- Verbessert die Blutzirkulation zwischen der Schwangeren und dem Fötus.
- Stimuliert den Eisprung. Reduziert die Symptome des prämenstruellen Syndroms.
- Bringt die Funktion der Prostata ins Gleichgewicht.
- Reduziert mentale Erregung. Schenkt Konzentration und mentale Aufmerksamkeit.
- Verbessert die nervöse Widerstandskraft auf äußere Reize wie zum Beispiel Stress.

Upaviśṭa Koṇa Āsana, komplett

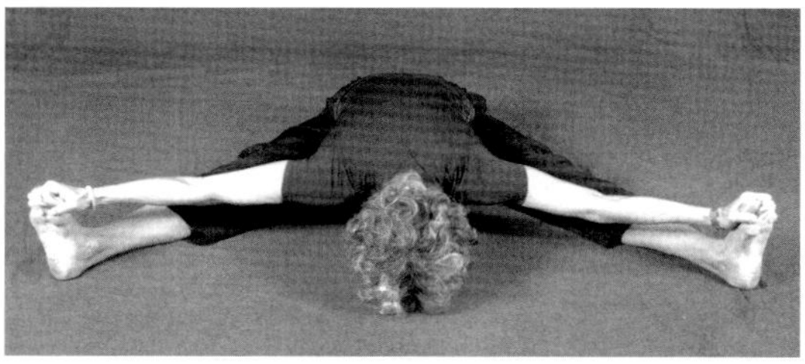

Abb. 132 Upaviśṭa Koṇa Āsana, komplett (Pascale)

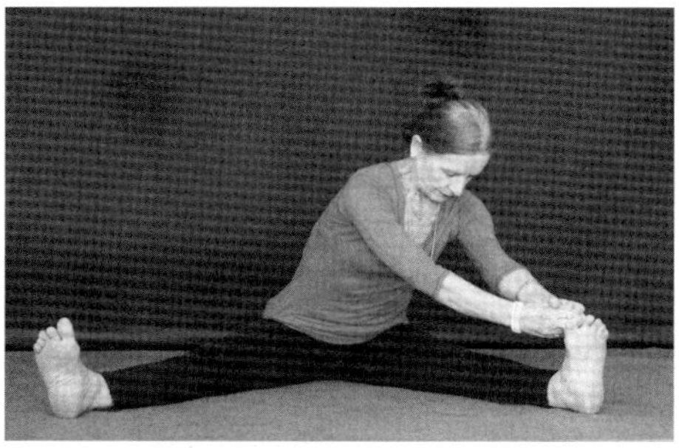

Abb. 133 Upaviśṭa Koṇa Āsana, komplett (Claire)

Technik

Sitzen Sie in Daṇḍa Āsana. Grätschen Sie die Beine etwa 1,50 Meter. Verschränken Sie die Finger, drehen Sie die Handflächen nach außen, die Daumen liegen innen. Senken Sie das Kinn und schließen Sie die Augen.

Einatmung: Heben Sie die gestreckten Arme in die Vertikale über den Kopf.

Ausatmung: Beugen Sie den Oberkörper zwischen die Beine, und lösen Sie die Hände, um die Füße zu fassen.

Einatmung: Lassen Sie die Füße los, verschränken Sie die Finger, drehen Sie die Handflächen nach außen, die Daumen liegen innen. Heben Sie die Arme und den Oberkörper in die Vertikale zurück.

Drehen Sie den Oberkörper nach links in Richtung linkes Bein, und bringen Sie das Kinn zum Brustbein. Richten Sie den Rücken auf.

Ausatmung: Beugen Sie den Oberkörper zum linken Bein, legen Sie die Hände auf den Fuß. Halten Sie die Beine gestreckt. Ohne die Hände zu lösen, richten Sie den Rücken auf, indem Sie die Wirbelsäule strecken. Senken Sie die Schultern, und ziehen Sie das Kinn zurück. Halten Sie die rechte Gesäßhälfte und das rechte Bein auf dem Boden.

Einatmung: Richten Sie den zum linken Bein gedrehten Oberkörper mit gestreckten Armen wieder in die Vertikale auf.

Drehen Sie den Oberkörper komplett nach rechts in Richtung rechtes Bein, und bringen Sie das Kinn zum Brustbein. Richten Sie den Rücken auf.

Ausatmung: Beugen Sie den Oberkörper zum rechten Bein, legen Sie die Hände auf den Fuß. Halten Sie die Beine gestreckt. Ohne die Hände zu lösen, richten Sie den Rücken auf, indem Sie die Wirbelsäule strecken. Senken Sie die Schultern, und ziehen Sie das Kinn zurück. Halten Sie die linke Gesäßhälfte und das linke Bein auf dem Boden.

Einatmung: Richten Sie den zum rechten Bein gedrehten Oberkörper mit gestreckten Armen wieder in die Vertikale auf.

Kehren Sie in die Mitte zurück, richten Sie den Oberkörper nach vorne aus.

Ausatmung: Beugen Sie den Oberkörper nach vorne zwischen die Beine und senken Sie die Arme.

Einatmung: Richten Sie Oberkörper und Arme wieder in die Vertikale auf.

Führen Sie diese Vorbeugen insgesamt 3-mal aus.

Senken Sie die Arme, lösen Sie die Finger, legen Sie die Beine am Boden nebeneinander, und schließen Sie die Füße.

Ruhelage.

Früchte

- Korrigiert ein Hohlkreuz (Hyperlordose) und die Position des Beckens.
- Erleichtert das Öffnen des Beckens und bereitet auf die Entbindung vor. Verringert die Schmerzempfindung bei der Entbindung.
- Stärkt die Hüftgelenke.
- Verbessert die Verdauung und die Absorption im Darm.
- Während der Schwangerschaft: fördert die Darmausscheidung und beugt ebenfalls der Verstopfung und Hämorrhoiden vor.
- Entwickelt die Atemkapazität. Verlängert die Dauer der Ausatmung. Erleichtert die Praxis von Bāhya Kumbhaka.
- Verbessert alle Nierenfunktionen.
- Verbessert die Blutzirkulation zwischen der Schwangeren und dem Fötus.
- Stimuliert den Eisprung. Reduziert die Symptome des prämenstruellen Syndroms.
- Bringt die Funktion der Prostata ins Gleichgewicht.
- Reduziert mentale Erregung. Schenkt Konzentration und mentale Aufmerksamkeit.
- Verbessert die nervöse Widerstandskraft auf äußere Reize wie zum Beispiel Stress.

Ūrdhva Mukha Āsana

Ūrdhva = himmlisch, nach oben, *mukha* = das Gesicht. In diesem Āsana sind das Gesicht und der obere Rumpf zum Himmel gerichtet..

Technik

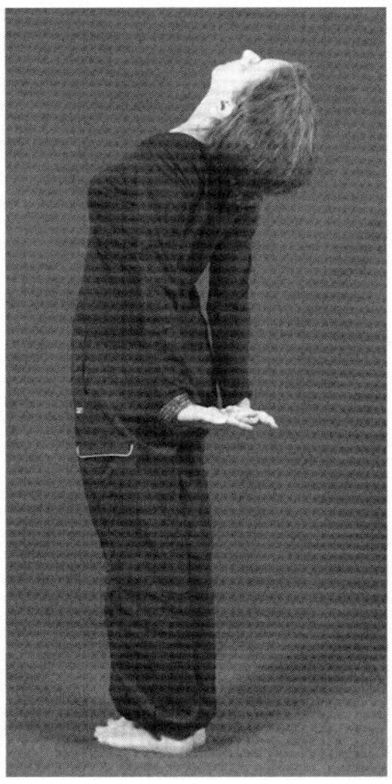

Abb. 134 Ūrdhva Mukha Āsana (Dominique)

Stehen Sie in Samastithi. Nehmen Sie die gestreckten Arme hinter den Rücken, die Hände zum Gesäß. Verschränken Sie die Finger, ziehen Sie die Schultern nach hinten, und drehen Sie die Hände, indem Sie die Handinnenflächen in Richtung Gesäß nach außen drehen.

Einatmung: Ziehen Sie mit den Armen zum Boden, und beugen Sie dabei den oberen Rücken nach hinten. Bringen Sie den Kopf nach hinten, indem Sie den Hals strecken. Schließen Sie die Augen. Gehen Sie nicht ins Hohlkreuz.

Ausatmung: Bringen Sie den Oberkörper in die Vertikale zurück, indem Sie die Arme komplett lösen. Lösen Sie die Hände, und bringen Sie sie neben den Körper zurück.

Führen Sie dies 3-mal aus oder halten Sie das Āsana für 3 Atemzüge *Ujjāyi*.

Ruhelage.

Früchte

- Korrigiert die Statik der Wirbelsäule. Macht die Halswirbelsäule geschmeidig.
- „Öffnet" die Schultern, indem es die Schultergelenke geschmeidig macht.
- Entwickelt die Atemkapazität.
- Bringt die Hormonsekretionen der Schilddrüse ins Gleichgewicht.
- Stärkt den Herzmuskel.
- Verbessert die arterielle Zirkulation des Herzens und des Gehirns.

Ūrdhva Mukha Śvāna Āsana

Śvāna = der Hund, die Katze, die Raubkatze, *ūrdhva* = himmlisch, nach oben, *mukha* = das Gesicht, der Blick.

Technik

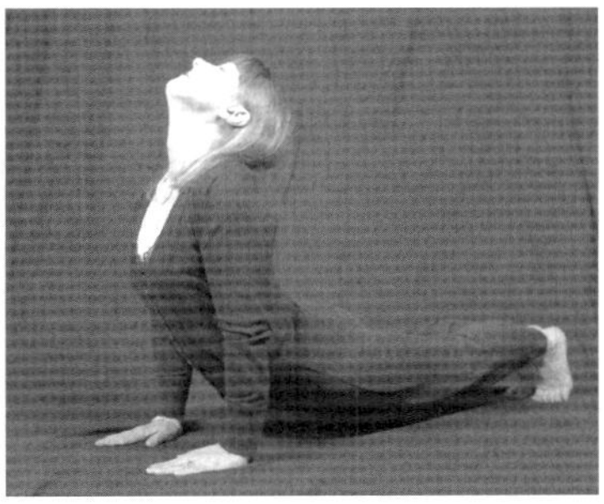

Abb. 135 Ūrdhva Mukha Śvāna Āsana (Cornelia)

Legen Sie sich auf den Bauch, die Stirn am Boden, die Handflächen auf Höhe der unteren Rippen auf dem Boden, die Fingerspitzen in Richtung Kopf, die gebeugten Ellbogen so nah wie möglich am Körper, die Beine nebeneinander und gestreckt, die Zehen aufgesetzt, das Kinn gesenkt und die Augen geschlossen.

Einatmung: Indem Sie Druck auf die Hände geben und die Arme strecken, heben Sie nacheinander Kopf, Oberkörper und Bauch. Halten Sie die Beine gestreckt, lösen Sie die Knie vom Boden. Ziehen Sie Oberkörper und Kopf nach hinten.

Führen Sie 3 Atemzüge *Ujjāyi* aus.

Ausatmung: Beugen Sie die Arme dicht am Körper entlang nach hinten, ohne die Ellbogen zu spreizen, und bringen Sie nacheinander Knie, Becken, Bauch, Oberkörper und Stirn zum Boden.

Drehen Sie sich auf den Rücken, um zu ruhen.

Konzentration

- *Kaṇṭha.*

Früchte

- Gleicht die Statik der Wirbelsäule aus, erhält die Zwischenwirbelräume und beugt Bandscheibenvorfällen vor. Macht die Hals- und Brustwirbelsäule geschmeidig. Korrigiert eine Kyphose der Wirbelsäule. Korrigiert die Beckenposition und stärkt die Hüftgelenke. Macht die Schultergelenke geschmeidig.
- Entwickelt das Volumen des Brustkorbs.
- Stärkt die Bauchmuskeln.
- Stärkt den Herzmuskel.
- Verbessert die Verdauung.

Ūrdhva Prasuta Pāda Āsana

Ūrdhva = nach oben, himmelwärts, himmlisch, *prasuta* = in die Vertikale bringen oder in der Vertikalen halten, *pāda* = der Fuß, das Bein.

Technik

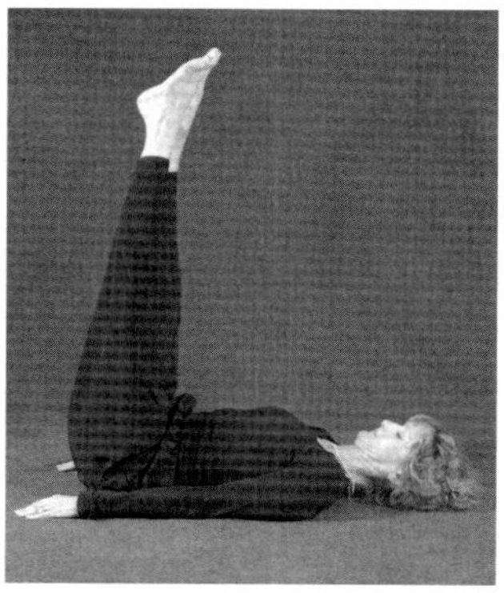

Abb. 136 Ūrdhva Prasuta Pāda Āsana (Pascale)

Legen Sie sich auf den Rücken, die Beine und Füße nebeneinander, die Arme entlang des Körpers, die Handflächen zum Boden. Das Kinn ist gesenkt und die Augen sind geschlossen.

Ausatmung: Heben Sie beide gestreckten Beine in die Vertikale, ohne die Knie zu beugen, und halten Sie die Schultern und den Kopf auf dem Boden.

Einatmung: Legen Sie beide Beine gestreckt zum Boden zurück.

Üben Sie dies 3- oder 6-mal.

Ruhelage.

Früchte

- Korrigiert die Statik der Wirbelsäule und erhält die Zwischenwirbelräume. Entwickelt die Beinmuskulatur.
- Tonisiert die Muskulatur unterhalb des Bauchnabels.
- Verbessert die venöse und lymphatische Zirkulation im Körper.
- Harmonisiert die peristaltische Bewegungen des Verdauungstraktes; verbessert die Absorption und die Darmausscheidung und bekämpft Verstopfung.

Ūrdhva Prasuta Pāda Āsana und Ardha Setu Bandha Āsana

Ūrdhva = nach oben, himmelwärts, himmlisch, *prasuta* = in die Vertikale bringen oder in der Vertikalen halten, *pāda* = der Fuß, das Bein, *Ardha* = halb, die Hälfte, *setu* = die Brücke, *bandha* = verbunden. Halbe verbundene Brücke.

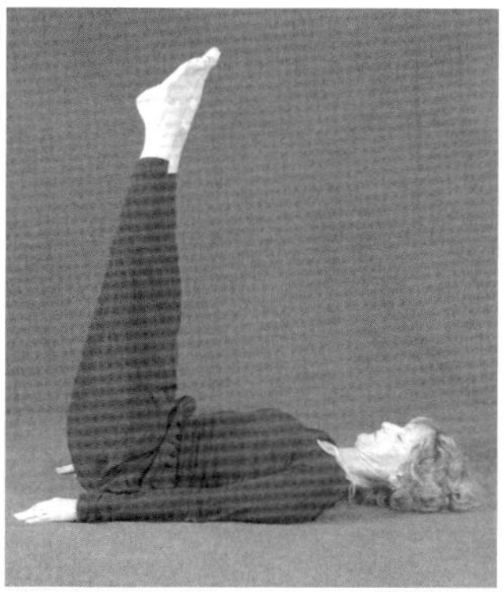

Abb. 137 Ūrdhva Prasuta Pāda Āsana und Ardha Setu Bandha Āsana 1 (Pascale)

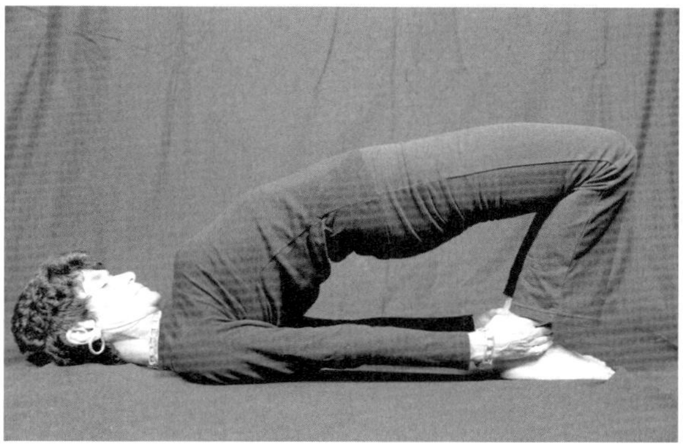

Abb. 138 Ūrdhva Prasuta Pāda Āsana und Ardha Setu Bandha Āsana 2 (Renée)

Technik

Legen Sie sich auf den Rücken, die Beine und Füße nebeneinander, die Arme entlang des Körpers, die Handflächen zum Boden. Das Kinn ist gesenkt und die Augen sind geschlossen.

Ausatmung: Heben Sie beide Beine gestreckt in die Vertikale, ohne das Kinn zu heben. Beugen Sie beide Knie, und setzen Sie die Füße auf den Boden, die Fersen nah am Gesäß.

Einatmung: Durch Druck auf die Füße heben Sie Gesäß und Rücken so hoch wie möglich. Halten Sie die Fersen und Schultern am Boden, und senken Sie das Kinn.

Ausatmung: Bringen Sie Rücken und Gesäß zum Boden zurück.

Einatmung: Heben Sie die Füße, bringen Sie die Beine in die Vertikale, und legen Sie die gestreckten Beine zum Boden zurück.

Führen Sie dies 4- oder 6-mal aus.

Ruhelage.

Früchte

- Dieselben wie bei Ūrdhva Prasuta Pāda Āsana und Ardha Setu Bandha Āsana.

Uṣṭra Āsana

Uṣṭra = das Kamel, der Strauß. In diesem Āsana ähnelt der Körper dem Hals des Kamels, wenn es sitzt.

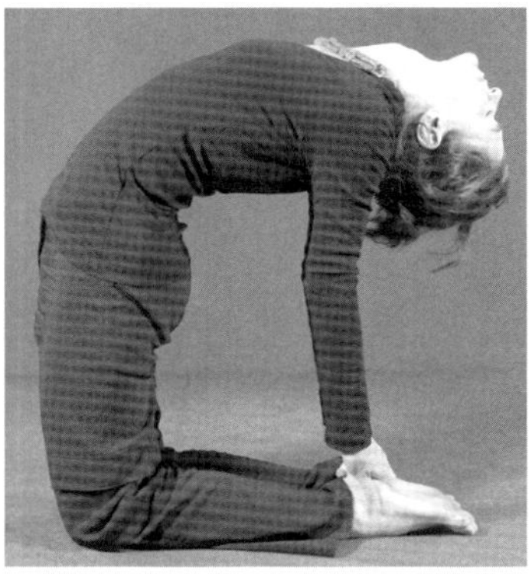

Abb. 139 Uṣṭra Āsana
(Stéphanie)

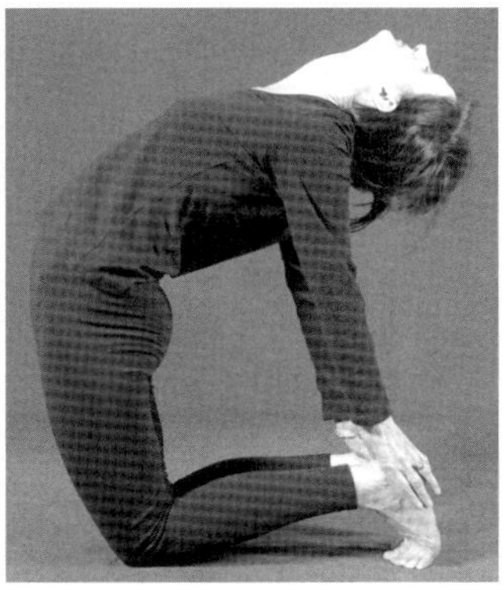

Abb. 140 Uṣṭra Āsana
(Chantal)

Technik

Knien Sie sich mit ausgestreckten Füßen oder aufgestellten Zehen auf den Boden. Legen Sie die Hände auf die Hüften.

Einatmung: Beugen Sie den oberen Rücken nach hinten, indem Sie das Becken und die Oberschenkel leicht nach vorne schieben, ohne die Füße zu heben. Lösen Sie die Arme, greifen Sie die Fersen mit den Händen, und schließen Sie die Augen. Verteilen Sie das Körpergewicht zwischen die Füße und Knie, indem Sie das Becken nach vorne schieben.

Führen Sie 1 bis 3 Atemzüge *Ujjāyi* aus.

Ausatmung: Lösen Sie die Hände, und richten Sie sich auf. Legen Sie die Hände auf die Hüften, und setzen Sie sich auf die Fersen.

Ruhelage.

Früchte

- Macht die Hals- und Brustwirbelsäule sowie die Lenden- und Kreuzbeinregion geschmeidig. Stärkt die paravertebrale Muskulatur. Macht alle Beckengelenke geschmeidig, ganz besonders die Hüftgelenke. Stärkt die Kniegelenke.
- Verbessert den Halt der Bauchorgane und beugt deren Senkung vor.
- Unterstützt und tonisiert das Perineum.
- Entwickelt das Volumen des Brustkorbs.
- Stimuliert die Verdauungsfunktion der Leber und die Sekretionen des Dünndarms. Fördert die Drainage der Galle.
- Beugt Hämorrhoiden vor und reduziert diese.
- Stärkt den Herzmuskel.
- Unterstützt die Herzfunktionen.
- Unterstützt die arterielle Spannung im Fall von Hypotonie.
- Verbessert die arterielle Zirkulation des Herzens und des Gehirns.
- Verbessert die Lungenfunktionen. Entwickelt die Atemkapazität und verlängert die Zeit der Ausatmung und der Einatmung. Erleichtert die Praxis von Antah Kumbhaka und Bāhya Kumbhaka.
- Verbessert die Nierenfunktionen.
- Bringt alle endokrinen Sekretionen des Körpers ins Gleichgewicht.

- Fördert das harmonische Wachstum von Kindern.
- Reduziert die Symptome des prämenstruellen Syndroms.
- Unterstützt die Gebärmutterschleimhaut und fördert die Empfängnis.
- Bringt die Funktion der Prostata ins Gleichgewicht.
- Gleicht das vegetative Nervensystem aus.
- Verbessert die Funktionen aller Organe des Körpers.
- Fördert die Ausscheidung von zellulären Stoffwechselrückständen.
- Reduziert mentale Erregung und fördert mentale Aufmerksamkeit. Erhöht die mentale Konzentration. Lindert Angstzustände, innere Unruhe und Depressionen. Verbessert die Funktionen der Wahrnehmungssinne. Entwickelt die nervliche Widerstandskraft auf äußere Reize, wie zum Beispiel Stress.

Utkaṭa Āsana

Utkaṭa = der Stuhl. In dieser Position nimmt der Körper die Sitzhaltung der Inder ein.

Technik

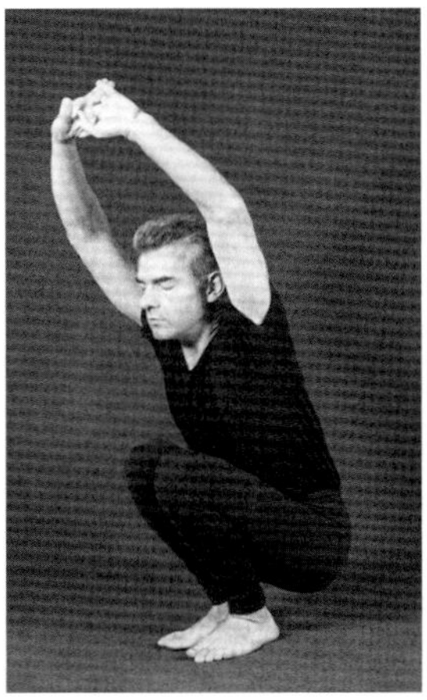

Abb. 141 Utkaṭa Āsana (Pascal)

Stehen Sie in Samasthithi. Verschränken Sie die Finger, drehen Sie die Handflächen nach außen, die Daumen liegen innen.

Einatmung: Heben Sie die Arme über den Kopf.

Ausatmung: Gehen Sie in die Hocke, ohne die Fersen zu heben, und halten Sie die Arme gestreckt über dem Kopf. Richten Sie den Oberkörper auf.

Führen Sie dies 3-mal aus oder halten Sie das Āsana für 3 Atemzüge *Ujjāyi.*

Einatmung: Kommen Sie wieder zum Stehen.

Ausatmung: Senken Sie die Arme, lösen Sie die Hände.

Ruhelage.

Früchte

- Korrigiert die Statik der Wirbelsäule und erhält die Zwischenwirbelräume. Stärkt die paravertebrale Muskulatur, hauptsächlich die der Lendenregion. Macht alle Gelenke des Beckens geschmeidig und ganz besonders die Hüft- und Schultergelenke. Stärkt die Kniegelenke.
- Entwickelt die Bauchmuskulatur, die Muskulatur unterhalb des Bauchnabels und die der Beine.
- Verbessert den Halt der Bauchorgane und beugt deren Senkung vor.
- Steigert den Gleichgewichtssinn.
- Verbessert die Verdauung, die Absorption im Darm, die Darmausscheidung und bekämpft Verstopfung. Reduziert die unerwünschten Wirkungen chronischer Aerophagie, Blähungen und Darmkrämpfe stressbedingter Kolitis.
- Verbessert die venöse und lymphatische Zirkulation im gesamten Körper.
- Entwickelt die Atemkapazität.
- Stimuliert die Harnausscheidung.

Utthāna Āsana

Utthāna = die Ausdehnung.

Technik

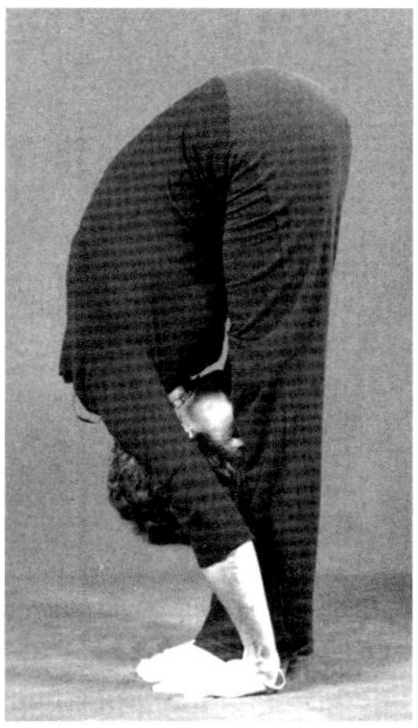

Abb. 142 Utthāna Āsana (Renée)

Stehen Sie in Samastithi. Verschränken Sie die Finger, drehen Sie die Handflächen nach außen, die Daumen liegen innen.

Einatmung: Heben Sie die gestreckten Arme über den Kopf. Senken Sie das Kinn.

Ausatmung: Beugen Sie den Oberkörper nach vorne, ohne die Knie zu beugen. Lösen Sie die Hände, und setzen Sie die Handflächen neben den Füßen auf dem Boden auf. Führen Sie die Stirn zu den Knien, und schließen Sie die Augen.

Führen Sie dies 3-mal aus oder halten Sie das Āsana für 3 bis 6 Atemzüge *Ujjāyi*. Halten Sie die Finger verschränkt, wenn Sie das Āsana 3-mal ausführen.

Verschränken Sie die Finger, drehen Sie die Handflächen nach außen, die Daumen zeigen nach innen.

Einatmung: Heben Sie Arme und Oberkörper mit nach vorne ausgerichtetem Kopf in die Vertikale zurück.

Ausatmung: Senken Sie die Arme, und lösen Sie die Hände.

Ruhelage.

Früchte

- Macht die Lendenregion geschmeidig und stärkt sie.
- Entwickelt die Beinmuskulatur.
- Erhöht den Gleichgewichtssinn.
- Stimuliert die Harnausscheidung.
- Reduziert Gasansammlungen im Darm.
- Reduziert stressbedingte Darmkrämpfe der Kolitis.

Utthāna Pāda Āsana

Utthāna = ausgestreckt, *pāda* = der Fuß, das Bein. Utthāna Pāda ist auch der Name eines philosophischen Meisters.

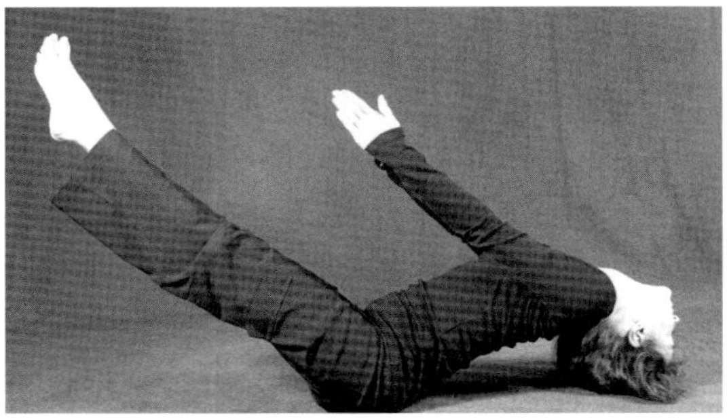

Abb. 143 Utthāna Pāda Āsana (Stéphanie)

Technik

Legen Sie sich auf den Rücken, die Beine und Füße nebeneinander, die Arme entlang des Körpers, die Handflächen zum Boden. Das Kinn ist gesenkt und die Augen sind geschlossen.

Indem Sie sich auf die Ellbogen abstützen, heben Sie den Kopf und den Oberkörper leicht an, beugen Sie den Kopf dann nach hinten, um den Scheitelpunkt auf den Boden zu setzen.

Ausatmung: Heben Sie die gestreckten Beine, bis sie etwa einen 45°-Winkel mit dem Boden bilden. Heben Sie die Arme, so dass sie parallel zu den Beinen verlaufen und sich in einer Linie mit den Schultern befinden. Legen Sie die Handflächen gegeneinander, die Fingerspitzen zeigen zum Himmel.

Halten Sie das Āsana für 1 bis 3 Atemzüge *Ujjāyi.*

Einatmung: Senken Sie die Arme, und legen Sie sie entlang des Körpers zurück. Senken Sie die Beine zum Boden. Durch Druck auf die Ellbogen heben Sie den Kopf und den Oberkörper leicht, dann heben Sie den Kopf ganz. Legen Sie Kopf und Oberkörper zum Boden, verlängern Sie den Nacken, lösen Sie die Arme, und legen Sie sie entlang des Körpers zurück.

Ruhelage.

Früchte

- Macht die Halswirbelsäule geschmeidig. Stärkt die paravertebrale Muskulatur. Stärkt die Bauchmuskeln. Entwickelt das Volumen des Brustkorbs.
- Verbessert den Halt der Bauchorgane und der Nieren und beugt deren Senkung vor.
- Erhöht den Gleichgewichtssinn.
- Harmonisiert die peristaltischen Bewegungen des Verdauungstraktes.
- Stärkt den Herzmuskel und verbessert die arterielle Durchblutung des Herzens.
- Verbessert die Atemkapazität und die Dehnbarkeit der Lunge.
- Bringt die Hormonsekretionen der Schilddrüse und der Nebennieren ins Gleichgewicht.
- Stimuliert den Eisprung und reduziert die Symptome des prämenstruellen Syndroms.
- Bringt die Funktion der Prostata ins Gleichgewicht und beugt einer Prostatavergrößerung vor oder reduziert diese.
- Gleicht das vegetative Nervensystem aus.
- Fördert die Ausscheidung von zellulären Stoffwechselrückständen.
- Hilft dabei, mentale Verwirrung aufzulösen, schenkt einen klaren Geist und entwickelt mentale Konzentration. Verbessert die Funktionen der Wahrnehmungssinne und reduziert Zerstreuung, die aus deren Hyperaktivität stammt.

Utthita Pāda Aṅguṣṭa Āsana

Utthita = stehend, *pāda* = der Fuß, das Bein, *aṅguṣṭa* = der Zeh.

Technik

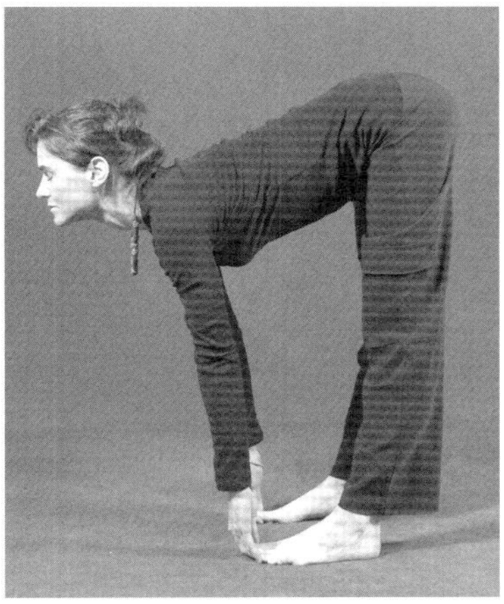

Abb. 144 Utthita Pāda Aṅguṣṭa Āsana (Stéphanie)

Stehen Sie in Samastithi. Stellen Sie die Füße etwa 30 bis 50 cm auseinander. Verschränken Sie die Finger, drehen Sie die Handflächen nach außen, die Daumen liegen innen.

Einatmung: Heben Sie die gestreckten Arme über den Kopf.

Ausatmung: Beugen Sie den Oberkörper nach vorne, senken Sie die Arme, lösen Sie die Hände. Greifen Sie die großen Zehen oder die Knöchel, halten Sie Arme und Beine gestreckt. Heben Sie den Kopf und das Kinn, strecken Sie den Rücken.

Halten Sie das Āsana für 3 bis 6 Atemzüge *Ujjāyi.*

Lösen Sie die Hände, verschränken Sie die Finger, drehen Sie die Handflächen nach außen, die Daumen zeigen nach innen.

Einatmung: Heben Sie zuerst die gestreckten Arme, dann den Rumpf mit nach vorne gerichtetem Kopf in die Vertikale zurück.

Ausatmung: Senken Sie die Arme, lösen Sie die Hände, und stellen Sie die Füße wieder nebeneinander.

Ruhelage.

Konzentration

- *Kaṇṭha, Bhrūmadhya.*

Früchte

- Korrigiert die Statik der Wirbelsäule und erhält die Zwischenwirbelräume. Stärkt die paravertebrale Muskulatur. Stärkt die Bauchmuskeln.
- Erhöht den Gleichgewichtssinn.
- Verbessert die Verdauung und stimuliert die Sekretionen des Dünndarms. Reduziert die unerwünschten Wirkungen chronischer Aerophagie. Harmonisiert die peristaltischen Bewegungen des Verdauungstraktes, verbessert die Darmausscheidung und bekämpft Verstopfung. Beugt Hämorrhoiden vor und reduziert diese.
- Verbessert die Lymphdrainage der Glieder.
- Stärkt den Herzmuskel.
- Verbessert die Lungendehnbarkeit. Verlängert die Dauer der Ausatmung und erleichtert die Praxis von Bāhya Kumbhaka.
- Unterstützt die Nierenfunktionen.
- Bringt die Hormonsekretionen der Schilddrüse ins Gleichgewicht. Bringt die Hormonsekretionen der Zirbeldrüse (Epiphyse) und der Nebenschilddrüsen ins Gleichgewicht.
- Beugt in der Schwangerschaft vorzeitigen Kontraktionen der Gebärmutter vor.
- Reduziert die Symptome des prämenstruellen Syndroms.
- Beugt sowohl Zysten in den Eierstöcken als auch Fibromen in der Gebärmutter vor und hilft, diese zu reduzieren. Stärkt die Gebärmutterwand.
- Bringt die Funktion der Prostata ins Gleichgewicht. Beugt einer Prostatavergrößerung vor und reduziert diese.
- Stimuliert alle Ausscheidungsfunktionen des Körpers.
- Reduziert mentale Erregung und schenkt mentale Aufmerksamkeit. Verbessert die Funktionen der Wahrnehmungssinne.

Utthita Pārśva Koṇa Āsana

Utthita = stehend, *pārśva* = die Seite, *koṇa* = der Winkel.

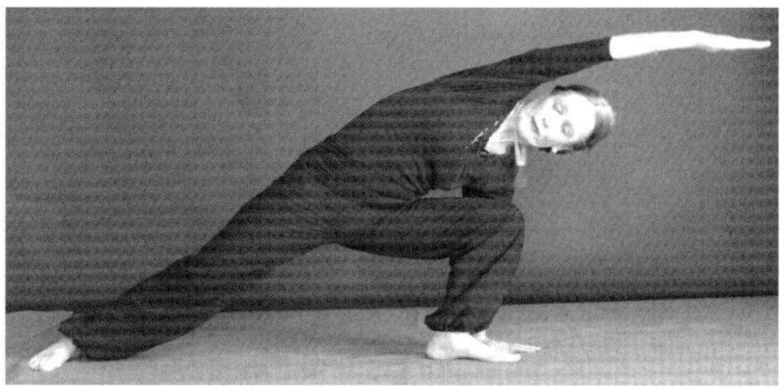

Abb. 145 Utthita Pārśva Koṇa Āsana (Claire)

Technik

Stehen Sie in Samastithi. Grätschen Sie die Beine etwa 1 Meter. Drehen Sie den linken Fuß nach links, die Fußspitzen nach außen. Heben Sie die gestreckten Arme mit den Handflächen zum Boden seitlich in die Horizontale.

Ausatmung: Beugen Sie das linke Knie, bis der linke Oberschenkel parallel zum Boden verläuft. Neigen Sie den Oberkörper seitlich nach links, bringen Sie die linke Handfläche an der Außenseite des linken Fußes zum Boden, die Fingerspitzen in die gleiche Richtung wie die Zehen. Führen Sie den gestreckten rechten Arm bis zum rechten Ohr. Halten Sie den Kopf nach vorne, das rechte Bein gestreckt, die Fußsohle auf dem Boden.

Halten Sie das Āsana für 1 bis 3 Atemzüge *Ujjāyi*.

Einatmung: Durch Druck auf die Füße heben Sie zuerst den Oberkörper in die Vertikale, dann heben Sie die Arme bis auf Schulterhöhe in die Horizontale. Strecken Sie das linke Bein, und bringen Sie den linken Fuß zum rechten.

Führen Sie das Āsana nach rechts aus.

Setzen Sie die Füße wieder nebeneinander, und senken Sie die Arme.

Ruhelage.

Früchte

- Korrigiert eine Skoliose. Macht die Lenden- und Kreuzbeinregion geschmeidig und alle Gelenke des Beckens.
- Stärkt die Kniegelenke. Entwickelt die Arm- und Beinmuskulatur.
- Stärkt die Bauchmuskeln.
- Beugt einer Senkung der Nieren vor.
- Stimuliert die Produktion der Verdauungssekrete und reduziert unerwünschte Wirkungen chronischer Aerophagie. Harmonisiert die peristaltischen Bewegungen des Verdauungskanals, verbessert die Darmausscheidung und bekämpft Verstopfung.
- Fördert die Ausscheidung von Steinen aus der Bauchspeicheldrüse und der Galle.
- Verbessert die venöse und lymphatische Zirkulation im gesamten Körper.
- Stärkt den Herzmuskel.
- Entwickelt die Atemkapazität.
- Stimuliert die Harnausscheidung.

Utthita Pārśva Utthāna Āsana

Utthita = stehend, *pārśva* = die Seite, *utthāna* = strecken, die Ausdehnung.

Technik

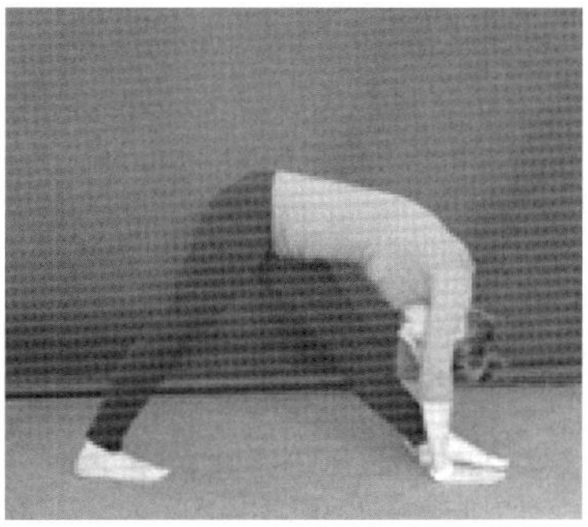

Abb. 146 Utthita Pārśva Utthāna Āsana (Estelle)

Stehen Sie in Samastithi. Setzen Sie den rechten Fuß einen Meter hinter dem linken Fuß in dessen Fluchtlinie auf. Verschränken Sie die Finger, drehen Sie die Handflächen nach außen, die Daumen liegen innen. Heben Sie die gestreckten Arme über den Kopf. Senken Sie das Kinn.

Ausatmung: Beugen Sie den Oberkörper über das gestreckte linke Bein nach vorne, und setzen Sie die Hände rechts und links neben dem linken Fuß auf den Boden, führen Sie die Stirn zum linken Bein. Schließen Sie die Augen.

Halten Sie das Āsana für 1 bis 3 Atemzüge *Ujjāyi*.

Verschränken Sie die Finger, drehen Sie die Handflächen nach außen, die Daumen liegen innen.

Einatmung: Heben Sie zuerst die gestreckten Arme, dann den Oberkörper mit nach vorne gerichtetem Gesicht in die Vertikale zurück.

Senken Sie die Arme, und lösen Sie die Hände. Bringen Sie den rechten Fuß wieder nach vorne neben den linken.

Führen Sie das Āsana mit dem linken Bein aus.

Senken Sie die Arme, und lösen Sie die Hände. Bringen Sie den linken Fuß wieder nach vorne neben den rechten.

Ruhelage.

Früchte

- Korrigiert die Statik der Wirbelsäule und erhält die Zwischenwirbelräume. Korrigiert eine Skoliose und die Beckenposition. Stärkt die Kniegelenke.
- Entwickelt die Beinmuskulatur.
- Tonisiert die Muskulatur unterhalb des Bauchnabels.
- Beugt einer Senkung der Nieren vor.
- Steigert den Gleichgewichtssinn.
- Stimuliert die Verdauungsfunktion der Leber und fördert den Abfluss von Galle. Harmonisiert die peristaltischen Bewegungen des Verdauungskanals, verbessert die Darmausscheidung und bekämpft Verstopfung.
- Verbessert die venöse und lymphatische Zirkulation im gesamten Körper.
- Entwickelt die Atemkapazität.
- Stimuliert die Harnausscheidung.

Utthita Trikoṇa Āsana Nr. 1

Utthita = stehend, *trikoṇa* = drei Winkel, das Dreieck.

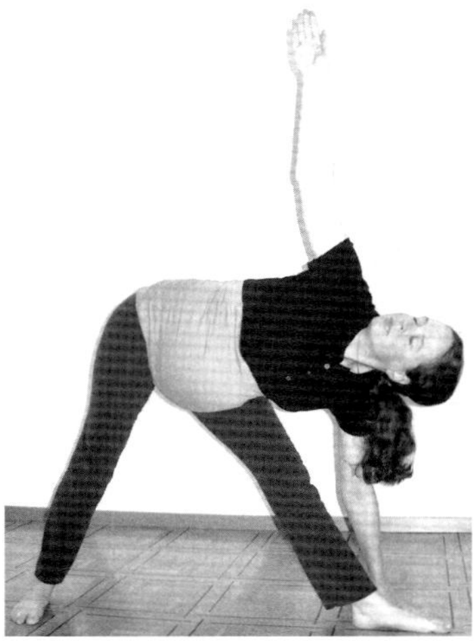

Abb. 147 Utthita Trikoṇa Āsana Nr. 1 (Muriel)

Technik

Stehen Sie in Samastithi. Grätschen Sie die Beine etwa einen Meter, halten Sie die Füße parallel. Heben Sie die Arme seitlich bis auf Schulterhöhe, die Handflächen zeigen dabei zum Boden. Drehen Sie den linken Fuß nach links, ohne dabei das Becken zu drehen.

Ausatmung: Neigen Sie den Oberkörper seitlich nach links. Setzen Sie die linke Hand außen neben den linken Fuß auf den Boden, die Fingerspitzen in die gleiche Richtung wie die Zehen, halten Sie die Beine gestreckt und den rechten Arm in einer Linie mit dem linken Arm. Drehen Sie den Kopf nach rechts, und halten Sie den Oberkörper so nah wie möglich beim linken Bein. Schließen Sie die Augen.

Halten Sie das Āsana für 1 bis 3 Atemzüge *Ujjāyi*.

Einatmung: Heben Sie den Oberkörper in die Vertikale. Halten Sie den Kopf vorne. Drehen Sie den linken Fuß wieder nach innen und den rechten Fuß dann nach außen.

Führen Sie das Āsana nach rechts aus.

Senken Sie die Arme, bringen Sie die Beine zusammen.

Ruhelage.

Früchte

- Macht die Lenden- und Kreuzbeinregion geschmeidig und alle Gelenke des Beckens. Korrigiert eine Skoliose.
- Stärkt die Bauchmuskeln. Verbessert den Halt der Bauchorgane und beugt deren Senkung vor.
- Steigert den Gleichgewichtssinn.
- Stimuliert die Produktion der Verdauungssekrete und verbessert die Verdauung. Harmonisiert die peristaltischen Bewegungen des Verdauungskanals, was die Darmausscheidung fördert und Verstopfung bekämpft. Reduziert die unerwünschten Wirkungen des gastroösophagalen Reflux (Rückfluss von Magenflüssigkeit in die Speiseröhre).
- Entwickelt die Atemkapazität.
- Stimuliert die Harnausscheidung. Beugt der Bildung von Nierensteinen vor.

Utthita Trikoṇa Āsana Nr. 2

Utthita = stehend, *trikoṇa* = drei Winkel, das Dreieck.

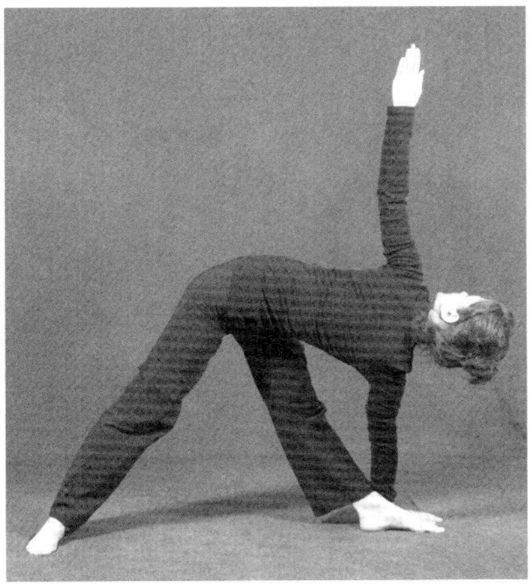

Abb. 148 Utthita Trikoṇa Āsana Nr. 2, von hinten (Stéphanie)

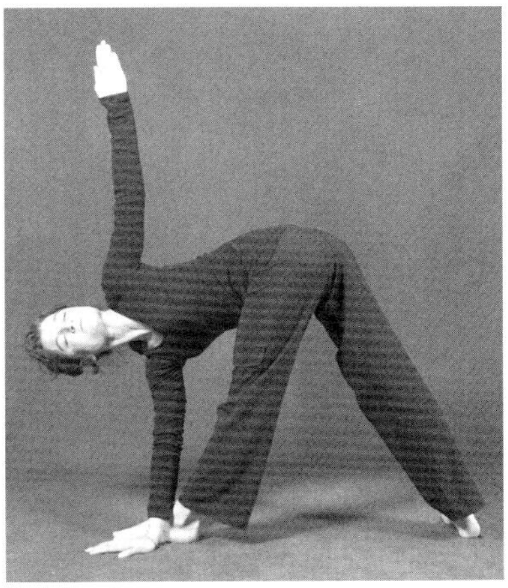

Abb. 149 Utthita Trikoṇa Āsana Nr. 2, von vorne (Stéphanie)

Technik

Stehen Sie in Samastithi. Grätschen Sie die Beine etwa einen Meter, halten Sie die Füße parallel. Heben Sie die Arme seitlich bis auf Schulterhöhe, die Handflächen zeigen dabei zum Boden. Drehen Sie den linken Fuß nach links.

Ausatmung: Drehen Sie den Oberkörper nach links, und beugen Sie den Oberkörper über das linke Bein nach vorne. Setzen Sie die rechte Hand auf der Außenseite des linken Fußes auf den Boden, die Finger weisen in die gleiche Richtung wie die Zehen, halten Sie beide Beine gestreckt. Heben Sie den linken Arm in die Fluchtlinie des rechten Armes. Drehen Sie den Kopf nach links, und halten Sie den Oberkörper so nah wie möglich beim Bein. Schließen Sie die Augen.

Halten Sie das Āsana für 1 oder 3 Atemzüge *Ujjāyi*.

Einatmung: Richten Sie den Oberkörper in die Vertikale auf, und drehen Sie sich wieder nach vorne zurück. Drehen Sie den linken Fuß wieder nach innen.

Führen Sie das Āsana nach rechts aus.

Senken Sie die Arme, bringen Sie die Beine zusammen.

Ruhelage.

Früchte

- Macht die Lenden- und Kreuzbeinregion geschmeidig und alle Gelenke des Beckens. Korrigiert eine Skoliose.
- Stärkt die Bauchmuskeln. Verbessert den Halt der Bauchorgane und beugt deren Senkung vor.
- Steigert den Gleichgewichtssinn.
- Stimuliert die Produktion der Verdauungssekrete und verbessert die Verdauung. Harmonisiert die peristaltischen Bewegungen des Verdauungskanals, was die Darmausscheidung fördert und Verstopfung bekämpft.
- Entwickelt die Atemkapazität.
- Stimuliert die Harnausscheidung. Beugt der Bildung von Nierensteinen vor.

Vajra Āsana

Vajra = die Waffe des Gottes Indra, die Wirbelsäule.

Technik

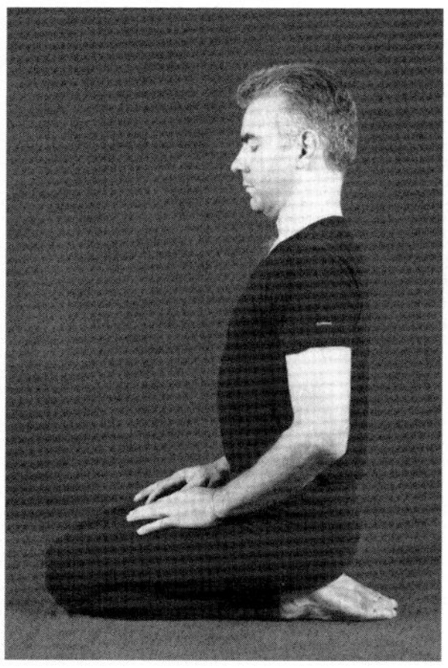

Abb. 150 Vajra Āsana (Pascal)

Knien Sie sich auf den Boden, setzen Sie sich auf die nebeneinander liegenden Fersen, die Füße sind ausgestreckt. Wenn erforderlich, können Sie ein Kissen oder eine gefaltete Decke unter die Fußgelenke legen. Halten Sie den Rücken aufrecht, das Kinn gesenkt. Beugen Sie die Ellbogen leicht, und legen Sie die Hände auf die Oberschenkel. Schließen Sie die Augen.

Führen Sie 6 oder 12 Atemzüge *Ujjāyī* aus.

Setzen Sie sich auf den Boden, strecken Sie die Beine nebeneinander auf dem Boden aus und schließen Sie die Füße.

Ruhelage.

Konzentration

- *Nāsāgra, Kaṇṭha, Bhrūmadhya, Tāraka.*

Früchte

- Korrigiert die Statik der Wirbelsäule, erhält die Zwischenwirbelräume und beugt Bandscheibenvorfällen vor. Korrigiert eine Skoliose.
- Reduziert arteriellen Bluthochdruck und hilft ihn zu stabilisieren.
- Verbessert die Lungendehnbarkeit.
- Verbessert den Blutkreislauf zwischen der Schwangeren und dem Fötus.
- Verbessert die nervöse Widerstandskraft auf äußere Reize wie zum Beispiel Stress.
- Reduziert mentale Erregung. Schenkt mentale Aufmerksamkeit und verbessert die mentale Konzentration.

Vajra Āsana, Varianten

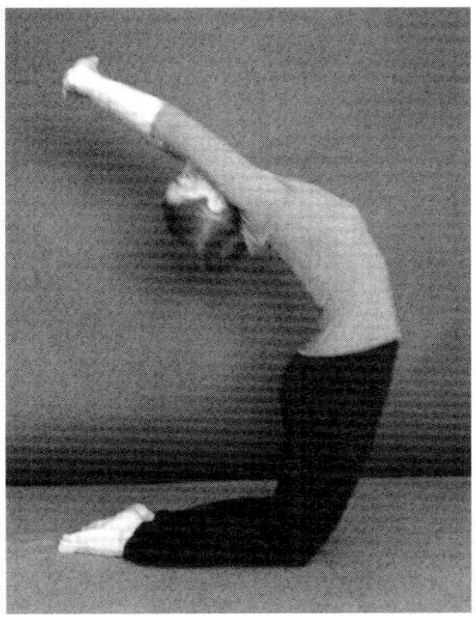

Abb. 151 Vajra Āsana, Variante 1
(Estelle)

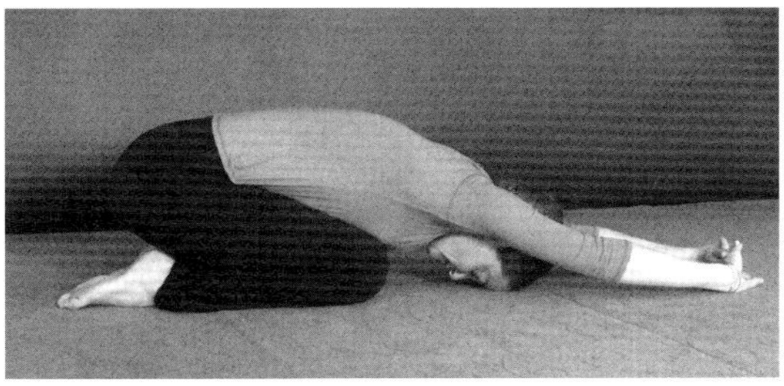

Abb. 152 Vajra Āsana,
Variante 2
(Estelle)

Technik

Knien Sie sich auf den Boden, setzen Sie sich auf die nebeneinander liegenden Fersen, die Füße sind ausgestreckt. Wenn erforderlich, können Sie ein Kissen oder eine gefaltete Decke unter die Fußgelenke legen. Halten Sie den Rücken aufrecht, das Kinn gesenkt. Verschränken Sie die Finger, drehen Sie die Handflächen nach außen, die Daumen liegen innen. Heben Sie die gestreckten Arme über den Kopf. Senken Sie das Kinn und schließen Sie die Augen.

1. Variante

Einatmung: Heben Sie das Becken, und kommen Sie auf die Knie. Beugen Sie den Oberkörper nach hinten, ohne die Füße zu heben, bringen Sie den Kopf nach hinten.

Ausatmung: Setzen Sie sich auf die Fersen, richten Sie den Rücken auf, senken Sie den Kopf, beugen Sie die Arme, halten Sie die Handflächen nach oben gerichtet, und führen Sie die Hände so hinter den Nacken, öffnen Sie dabei die Ellbogen nach hinten.

Führen Sie dies 2-mal aus.

Einatmung: Bleiben Sie auf den Fersen sitzen, und heben Sie die Arme in die Vertikale.

2. Variante

Ausatmung: Beugen Sie den Oberkörper mit den in die Vertikale gehobenen Armen nach vorne, bringen Sie die Hände und die Stirn zum Boden.

Einatmung: Bringen Sie die Arme und den Oberkörper in die Vertikale, das Kinn bleibt dabei gesenkt. Richten Sie den Rücken auf.

Führen Sie dies 2-mal aus.

Ausatmung: Beugen Sie den Oberkörper mit den in die Vertikale gehobenen Armen nach vorne, bringen Sie die Hände und die Stirn zum Boden.

Führen Sie 3 Atemzüge *Ujjāyi* aus.

Einatmung: Bringen Sie die Arme und den Oberkörper in die Vertikale, das Kinn bleibt dabei gesenkt. Richten Sie den Rücken auf.

Ausatmung: Senken Sie die Arme, lösen Sie die Hände.

Setzen Sie sich auf den Boden, strecken Sie die Beine nebeneinander auf dem Boden aus, und schließen Sie die Füße.

Ruhelage.

Früchte

- Korrigiert die Statik der Wirbelsäule, erhält die Zwischenwirbelräume und beugt Bandscheibenvorfällen vor. Korrigiert eine Skoliose.
- Verbessert die Verdauung und stimuliert die Sekretionen des Dünndarms. Harmonisiert die peristaltischen Bewegungen des Verdauungskanals. Reduziert Gasansammlungen im Darm.
- Fördert die Ausscheidung von Gallen- und Nierensteinen.
- Reduziert einen arteriellen Bluthochdruck und hilft, diesen zu stabilisieren.
- Verbessert die Atemkapazität und die Lungendehnbarkeit.
- Stärkt den Herzmuskel.
- Verbessert die venöse und lymphatische Zirkulation im gesamten Körper.
- Verbessert die nervöse Widerstandskraft auf äußere Reize, wie zum Beispiel Stress.
- Reduziert mentale Erregung, schenkt mentale Aufmerksamkeit und verbessert die mentale Konzentration.

Vasiṣṭha Āsana

Vasiṣṭha ist ein großer spiritueller Meister.

Technik

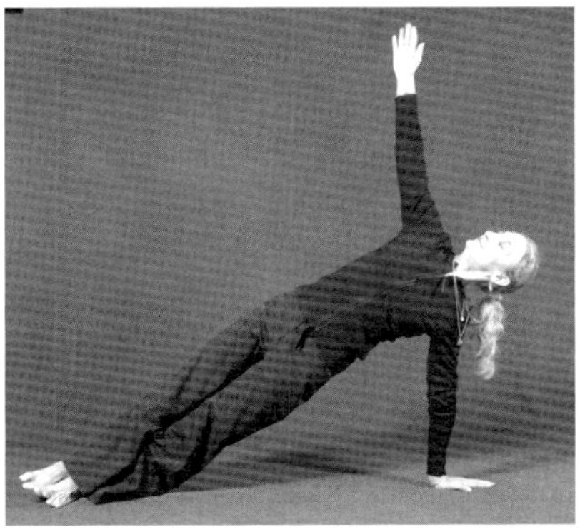

Abb. 153 Vasishta Āsana (Catherine)

Führen Sie Adho Mukha Śvāna Āsana aus.

Einatmung: Heben Sie den rechten Arm seitlich, drehen Sie dabei den Körper nach rechts auf die linke Hand und den linken Fuß. Halten Sie so das Gleichgewicht. Das rechte Bein liegt auf dem linken. Mit gestrecktem linkem Arm soll der Rumpf eine schräge Ebene bilden. Halten Sie den rechten Arm in der Linie des linken Armes nach oben. Drehen Sie den Kopf nach rechts, richten Sie den Blick zur rechten Hand.

Führen Sie 1 Atemzug *Ujjāyi* aus.

Ausatmung: Senken Sie den rechten Arm, drehen Sie sich auf beide Füße zurück, und setzen Sie die rechte Hand auf gleicher Höhe wie die linke wieder auf den Boden. Halten Sie die Füße zusammen. Kehren Sie in Adho Mukha Śvāna Āsana zurück.

Führen Sie das Āsana auf der rechten Seite aus.

Einatmung: Kommen Sie in Ūrdhva Mukha Śvāna Āsana zurück.

Ausatmung: Beugen Sie die Arme, die Ellbogen bleiben dabei dicht am Körper, und bringen Sie nacheinander Knie, Becken, Bauch, Oberkörper und Stirn zum Boden.

Drehen Sie sich auf den Rücken, um zu ruhen.

Konzentration

- *Kaṇṭha.*

Früchte

- Korrigiert die Statik der Wirbelsäule und erhält die Zwischenwirbelräume. Stärkt die paravertebrale Muskulatur, hauptsächlich der Lendenregion. Stärkt die Bauchmuskeln. Macht die Schultergelenke geschmeidig. Korrigiert die Position des Beckens.
- Steigert den Gleichgewichtssinn.
- Harmonisiert die peristaltischen Bewegungen des Verdauungskanals. Verbessert die Darmausscheidung während der Schwangerschaft. Beugt Hämorrhoiden vor.
- Stimuliert alle Leberfunktionen.
- Bringt die exokrinen Sekretionen der Bauchspeicheldrüse ins Gleichgewicht.
- Stärkt den Herzmuskel.
- Verbessert die venöse und lymphatische Zirkulation im Körper.
- Verbessert die Lungendehnbarkeit.
- Beugt in der Schwangerschaft vorzeitigen Kontraktionen der Gebärmutter vor. Stellt den Zyklus des Eisprungs wieder her.
- Bringt die Funktion der Prostata ins Gleichgewicht. Beugt einer Prostatavergrößerung vor und reduziert diese.
- Mindert Aufregung und gleicht das vegetative Nervensystem aus. Verbessert die nervöse Widerstandskraft auf äußere Reize, wie zum Beispiel Stress.
- Verbessert die Funktionen aller Organe des Körpers.
- Reduziert mentale Erregung, verbessert die mentale Konzentration und die Funktionen der Wahrnehmungssinne.

Vimāna Āsana

Vimāna = das Flugzeug.

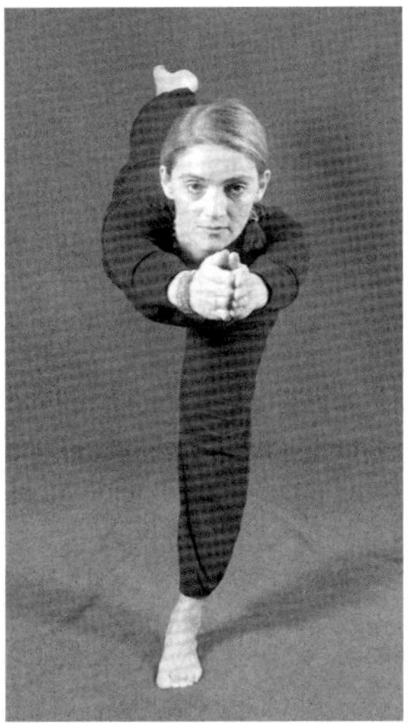

Abb. 154 Vimāna Āsana 1 (Estelle)

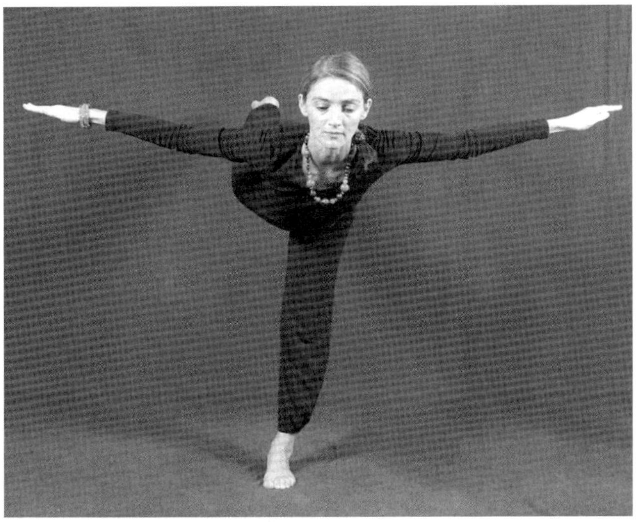

Abb. 155 Vimāna Āsana 2 (Estelle)

Technik

Führen Sie Garuḍa Āsana aus.

Ausatmung: Strecken Sie die Arme nach vorne, legen Sie die Handflächen zusammen, die Daumen weisen nach oben. Beugen Sie den Oberkörper nach vorne, strecken Sie das linke Bein, und heben Sie das rechte. Halten Sie Oberkörper und rechtes Bein parallel zum Boden. Heben Sie den Kopf. Halten Sie auf dem linken Bein das Gleichgewicht.

Führen Sie 1 Atemzug *Ujjāyi* aus.

Einatmung: Strecken Sie die Arme mit zum Boden weisenden Handflächen seitlich in die Horizontale aus.

Führen Sie 1 Atemzug *Ujjāyi* aus.

Einatmung: Bringen Sie das rechte Bein hinter dem linken Bein dorthin zum Boden zurück, wo Sie die Haltung begonnen haben, richten Sie den Oberkörper auf. Bringen Sie den rechten Fuß wieder neben den linken, und senken Sie die Arme.

Führen Sie das Āsana mit dem rechten Bein aus.

Ruhelage.

Konzentration

- *Tāraka.*

Früchte

- Steigert den Gleichgewichtssinn.
- Macht alle Beckengelenke geschmeidig. Stärkt die paravertebrale Muskulatur, die Bauchmuskeln und die Muskulatur der unteren Gliedmaßen.
- Verbessert den Halt der Bauchorgane und beugt deren Senkung vor.
- Verbessert die venöse und lymphatische Zirkulation im gesamten Körper.
- Verbessert die Atemkapazität und die Lungendehnbarkeit.
- Bringt die Hormonsekretionen der Zirbeldrüse (Epiphyse) ins Gleichgewicht.
- Unterstützt die Gebärmutterschleimhaut und fördert die Empfängnis.
- Mindert Aufregung und gleicht das vegetative Nervensystem aus.
- Reduziert mentale Erregung und verbessert die mentale Konzentration. Verbessert die Funktionen der Wahrnehmungssinne und reduziert Zerstreuung, die von ihrer Hyperaktivität herrührt.
- Entwickelt Selbstvertrauen, schenkt Mut und erhöht Ausdauer.

Viparīta Karaṇi

Viparīta = exzentrisch, *karaṇī* = der Dünndarm.

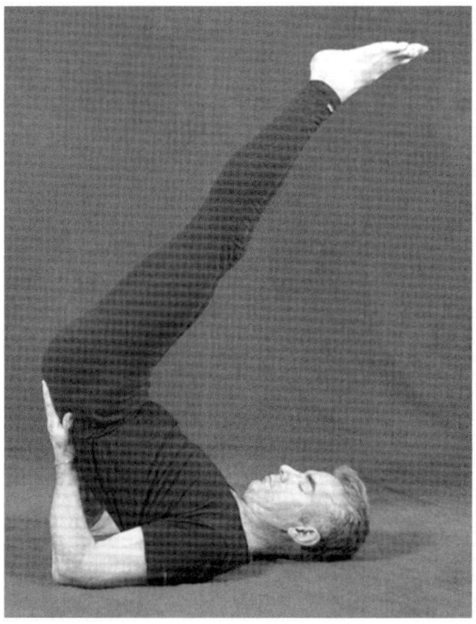

Abb. 156 Viparīta Karaṇi (Pascal)

Technik

Legen Sie sich auf den Rücken, die Beine und Füße nebeneinander, die Arme entlang des Körpers, die Handflächen zum Boden, das Kinn gesenkt.

Ausatmung: Heben Sie die Beine, das Gesäß und den unteren Rücken. Beugen Sie die Ellbogen, und legen Sie die Hände auf Höhe des Gesäßes an den Rücken, bringen Sie die Füße in eine Linie mit dem Kopf, ohne ins Hohlkreuz zu gehen, dann schließen Sie die Augen. Halten Sie den gesamten Rücken gerundet. Senken Sie das Kinn.

Führen Sie 6 oder 12 Atemzüge *Ujjāyi* aus.

Ausatmung: Beugen Sie die Knie, bringen Sie die Füße nah zum Gesäß, legen Sie die Arme auf den Boden.

Einatmung: Bringen Sie den Rücken, dann die Füße zum Boden, ohne die Beine zu strecken und ohne den Kopf zu heben. Strecken Sie die Beine auf dem Boden aus.

Ruhelage.

Konzentration

- *Kaṇṭha.*

Früchte

- Korrigiert die Statik der Wirbelsäule. Stärkt die Bauchmuskeln. Unterstützt das Perineum und verhindert eine Senkung der Organe nach der Entbindung.
- Verbessert die Verdauung, die Absorption im Darm, die Darmausscheidung und bekämpft Verstopfung. Beugt sowohl Hämorrhoiden als auch Gasansammlungen im Darm vor und reduziert diese.
- Verbessert die venöse und lymphatische Zirkulation im gesamten Körper. Verbessert die Durchblutung der Herzarterien und des Gehirns.
- Unterstützt die Blutzirkulation zwischen der Schwangeren und dem Fötus.
- Verbessert die Atemkapazität und verlängert die Zeit der Einatmung.
- Erleichtert die Praxis von Antah Kumbhaka.
- Bringt die Hormonsekretionen der Zirbeldrüse ins Gleichgewicht.
- Unterstützt die Gebärmutterschleimhaut, fördert die Empfängnis in der Gebärmutter und hilft ein befruchtetes Ei dort zu fixieren. Reduziert die Symptome des prämenstruellen Syndroms. Verringert die Schmerzempfindung bei der Entbindung.
- Beugt einer Prostatavergrößerung vor und reduziert diese.
- Verbessert die Funktionen aller Organe des Körpers.
- Lindert das Syndrom der „unruhigen Beine" (auch „restless legs" genannt).
- Reduziert mentale Erregung. Verbessert die Funktionen der Wahrnehmungssinne und reduziert Zerstreuung, die von ihrer Hyperaktivität herrührt.

Viparīta Śalabha Āsana

Viparīta = exzentrisch, *śalabha* = die Heuschrecke, die Libelle.

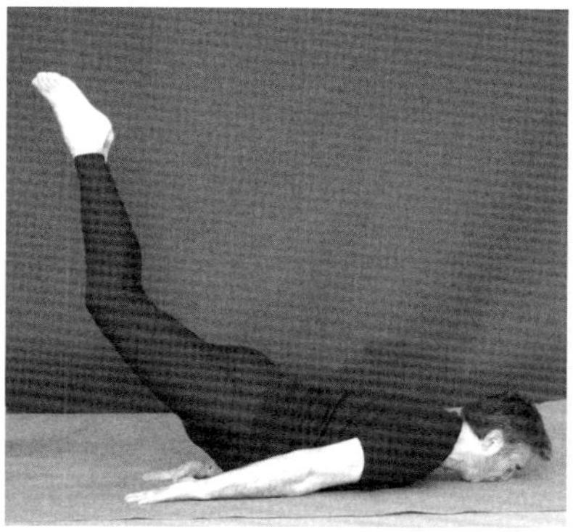

Abb. 157 Viparīta Śalabha Āsana (Patrice)

Technik

Legen Sie sich auf den Bauch, die Stirn auf den Boden, die Arme entlang des Körpers, die Handrücken auf den Boden.

Einatmung: Heben Sie, indem Sie auf die Handrücken drücken, beide gestreckten Beine so hoch wie möglich. Halten Sie die Stirn und die Schultern am Boden.

Ausatmung: Bringen Sie die Beine zum Boden zurück.

Führen Sie dies 3-mal aus oder halten Sie das Āsana für 3 Atemzüge *Ujjāyi*.

Drehen Sie sich auf den Rücken, um zu ruhen.

Früchte

- Korrigiert die Statik der Wirbelsäule und die Beckenposition. Macht die Lenden- und Kreuzbeinregion geschmeidig und stärkt die Hüftgelenke.
- Verbessert den Halt der Bauchorgane und beugt deren Senkung vor. Unterstützt und tonisiert das Perineum. Tonisiert die Muskulatur unterhalb des Bauchnabels.
- Entwickelt das Volumen des Brustkorbs.
- Stimuliert die Sekretionen des Dünndarms. Bringt die exokrinen Sekretionen der Bauchspeicheldrüse ins Gleichgewicht. Fördert die Drainage der Galle.
- Beugt Hämorrhoiden vor und reduziert diese.
- Verbessert die venöse und lymphatische Zirkulation des Körpers.
- Stärkt den Herzmuskel.
- Verbessert die Lungenfunktionen und die Lungendehnbarkeit. Entwickelt die Atemkapazität. Erleichtert die Praxis von Antah Kumbhaka und Bāhya Kumbhaka.
- Verbessert die Nierenfunktionen.
- Bringt alle endokrinen Sekretionen ins Gleichgewicht.
- Unterstützt die Gebärmutterschleimhaut und fördert die Empfängnis.
- Bringt die Funktion der Prostata ins Gleichgewicht. Beugt einer Prostatavergrößerung vor und reduziert diese.
- Gleicht das vegetative Nervensystem aus. Verbessert die nervöse Widerstandskraft auf äußere Reize, wie zum Beispiel Stress.
- Verbessert die Funktionen aller Organe des Körpers.
- Schenkt mentale Aufmerksamkeit. Erhöht das Erinnerungsvermögen.
- Entwickelt Selbstvertrauen, schenkt Mut und vermehrt Ausdauer.

Vīra Bhadra Āsana

Vīra = der Held, *bhadra* = fest, stabil.

Pārvathi, die Frau von Shiva, ist die Tochter des Königs der Berge. Dieser König vergaß, anlässlich eines Rituals, Shiva einzuladen. Shiva war deshalb wütend und schuf durch sein 3. Auge einen Sohn, um seinen Schwiegervater zu zerstören. Dieser Sohn, Vīra Bhadra, zog gleich nach seiner Geburt zu Felde und forderte den König der Berge heraus. Pārvathi erkannte, dass dieser Junge kein anderer war als der Sohn Shivas und deshalb auch der ihre! Sie verlangte von Vīra Bhadra, seine Familienherkunft zu erklären. Angesichts seiner Unwissenheit stellte sich Pārvathi als Frau Shivas vor und damit als seine Mutter. Wütend wandte sich Vīra Bhadra gegen Shiva, um ihn zu zerstören. Um Shiva und die Welt zu schützen, griff Pārvathi ein und vernichtete Vīra Bhadra.

Technik

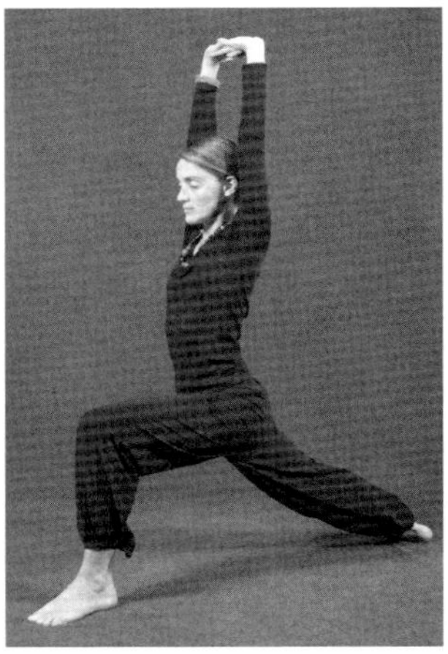

Abb. 158 Vīra Bhadra Āsana (Estelle)

Stehen Sie in Samastithi. Setzen Sie das rechte Bein mindestens einen Meter hinter das linken Bein. Bringen Sie den rechten Fuß auf die gleiche Linie wie den linken. Richten Sie das Becken nach vorne aus. Verschränken Sie die Finger, drehen Sie die Handflächen nach außen, die Daumen liegen innen.
Einatmung: Heben Sie die gestreckten Arme über den Kopf.
Ausatmung: Ohne den Oberkörper nach vorne zu neigen, beugen Sie das linke Knie, bis der Oberschenkel parallel zum Boden verläuft. Halten Sie das rechte Bein gestreckt. Halten Sie den Kopf vorne, und richten Sie den Blick geradeaus nach vorne, dann schließen Sie die Augen.
Führen Sie 1 Atemzug *Ujjāyi* aus.
Einatmung: Strecken Sie das linke Bein wieder. Drehen Sie Oberkörper und Füße um 180° nach rechts. Halten Sie die Grätsche der Beine bei. Bringen Sie den Oberkörper in Richtung des rechten Beines nach vorne.
Ausatmung: Ohne den Oberkörper nach vorne zu neigen, beugen Sie das rechte Knie bis der Oberschenkel parallel zum Boden verläuft. Halten Sie das linke Bein gestreckt. Halten Sie den Kopf nach vorne gerichtet.
Führen Sie 1 Atemzug *Ujjāyi* aus.
Einatmung: Strecken Sie das rechte Bein.
Ausatmung: Bringen Sie das linke Bein nach vorne neben das rechte Bein und den linken Fuß neben den rechten Fuß. Senken Sie die Arme.
Ruhelage.

Konzentration

- *Tāraka.*

Früchte

- Korrigiert eine Skoliose.
- Stärkt die Kniegelenke.
- Entwickelt die Muskulatur der Arme und Beine.
- Verbessert den Gleichgewichtssinn.
- Korrigiert die Statik der Wirbelsäule und erhält die Zwischenwirbelräume.
- Stärkt die Bauchmuskeln.
- Tonisiert die Muskulatur unterhalb des Nabels.

- Entwickelt die Atemkapazität.
- Stärkt den Herzmuskel.
- Schenkt dem Körper ein Gefühl von Leichtigkeit.
- Verbessert den Halt der Bauchorgane und beugt deren Senkung vor.
- Stimuliert die Harnausscheidung. Beugt der Bildung von Nierensteinen vor.
- Beugt der Senkung der Nieren vor.
- Verbessert die venöse und lymphatische Zirkulation im gesamten Körper.
- Stimuliert die Produktion der Verdauungssekrete. Harmonisiert die peristaltischen Bewegungen des Verdauungskanals, verbessert die Darmausscheidung und bekämpft Verstopfung.
- Reduziert mentale Erregung.
- Fördert mentale Aufmerksamkeit.

Kapitel 14
Steckbriefe der Mudrās

Aśvinī Mudrā

Aśvinī = die Zwillingsgötter der indischen Medizin.

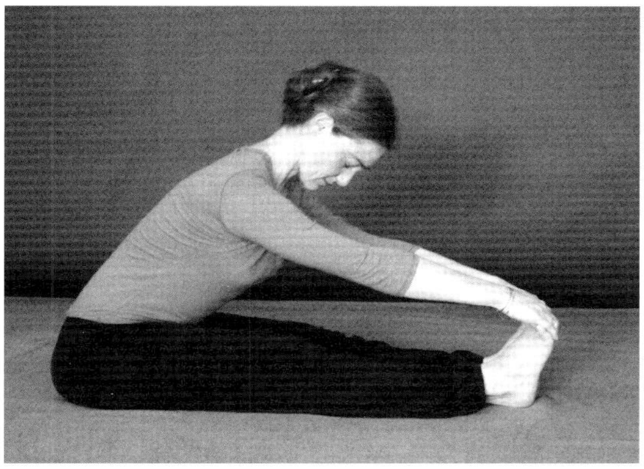

Abb. 159 Aśvinī Mudrā (Estelle)

1. Technik

Sitzen Sie in Daṇḍa Āsana. Verschränken Sie die Finger, drehen Sie die Handflächen nach außen, die Daumen liegen innen.

Heben Sie die gestreckten Arme über den Kopf. Senken Sie das Kinn und schließen Sie die Augen.

Beugen Sie den Oberkörper nach vorn, senken Sie die Arme, lösen Sie die Hände, und greifen Sie die großen Zehen. Ohne die Hände zu lösen, richten Sie den Rücken auf, indem Sie die Wirbelsäule strecken. Senken Sie die Schultern und das Kinn.

Führen Sie 32 bis 64 Atemzüge Kapāla Bhāti aus.

Einatmung: Verschränken Sie die Finger, drehen Sie die Handflächen nach außen, strecken und heben Sie die Arme, und richten Sie so den Rumpf wieder in die Vertikale auf.

Ausatmung: Senken Sie die Arme, und lösen Sie die Hände.

Ruhelage.

2. Technik

Sitzen Sie in Daṇḍa Āsana. Verschränken Sie die Finger, drehen Sie die Handflächen nach außen, die Daumen liegen innen.

Heben Sie die gestreckten Arme über den Kopf. Senken Sie das Kinn und schließen Sie die Augen.

Beugen Sie den Oberkörper nach vorn, senken Sie die Arme, lösen Sie die Hände, und greifen Sie die großen Zehen. Ohne die Hände zu lösen, richten Sie den Rücken auf, indem Sie die Wirbelsäule strecken. Senken Sie die Schultern und das Kinn.

Führen Sie 12 Atemzüge *Ujjāyi* aus, wobei Einatmung, die Pause nach der Einatmung, Ausatmung und die Pause nach der Ausatmung gleich lang sein sollen.

Konzentration

Einatmung: *Mūla* bis *Kaṇṭha*

Antah Kumbhaka: *Bhrūmadhya*

Ausatmung: *Nābhi*

Bāhya Kumbhaka: *Mūla*

Einatmung: Verschränken Sie die Finger, drehen Sie die Handflächen nach außen, strecken und heben Sie die Arme, und richten Sie so den Rumpf wieder in die Vertikale auf.

Ausatmung: Senken Sie die Arme, und lösen Sie die Hände.

Ruhelage.

Bhujangui Mudrā

Bhuja = die Schulter, *anga* = die Gliedmaße, *bhujanga* = die Schlange. In diesem Āsana nimmt der Körper die Form einer Kobra, an. *Bhujangui* ist der Sohn der Kobra, welcher die spirituelle Macht von Ananta (die wichtigste Schlange) geerbt hat.

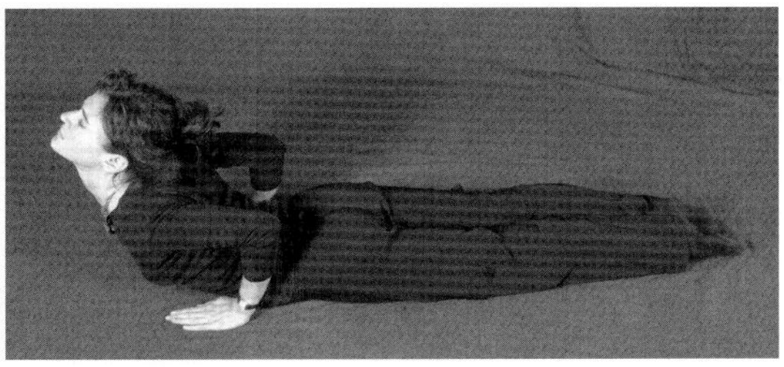

Abb. 160 Bhujangui Mudrā (Stéphanie)

Technik

Legen Sie sich auf den Bauch, die Stirn auf den Boden, die Arme entlang des Körpers, die Handrücken auf den Boden, die gestreckten Beine nebeneinander und die Augen geschlossen. Beugen Sie die Ellbogen, und setzen Sie die Handflächen auf Höhe der unteren Rippen auf den Boden, die Finger in Richtung Kopf.

Einatmung: Heben Sie, indem Sie Druck auf die Hände geben, Kopf, Hals, Schultern, Brustkorb und oberen Bauch. Halten Sie den Bauchnabel und den Bauch am Boden. Entspannen Sie die Bauchdecke.

Antah Kumbhaka: 5 Sekunden.

Konzentration

- *Tāraka* oder *Bhrūmadhya.*

Führen Sie 3 Atemzüge *Ujjāyi* aus.

Ausatmung: Legen Sie den oberen Bauch, den Brustkorb und die Schultern zum Boden zurück. Bringen Sie die Stirn zum Boden.

Drehen Sie sich auf den Rücken, um zu ruhen.

Khecari Mudrā

Kha = der Himmel, *chara* = sich bewegen.

Technik

Sitzen Sie in Padma Āsana oder Ananta Āsana. Senken Sie das Kinn und strecken Sie die gesamte Wirbelsäule, damit sie aufgerichtet ist. Strecken Sie die Arme und legen Sie die Handflächen auf die Knie, die Finger in Richtung Boden. Drehen Sie die Arme, so daß die Handflächen himmelwärts zeigen. Beugen Sie die Zeigefinger und die Daumen, und bringen Sie die Seiten der Daumenspitzen zur Spitze der Zeigefinger. Beugen Sie die Ellbogen. Schließen Sie die Augen. Öffnen Sie den Mund, strecken Sie die Zunge heraus, drehen Sie die Zunge nach hinten, und führen Sie die Zungenspitze zur Glottis (Stimmritze). Schließen Sie den Mund. Schließen Sie die Augen, richten Sie den Blick zur Wurzel des Gaumenzäpfchens (*Lalāṭa*) oder zwischen die Augenbrauen (*Bhrūmadhya*).

Siehe Abb. 33

Führen Sie 6 Runden Nāḍi Śodhana aus.

Lösen Sie den Blick und die Zunge. Strecken Sie die Beine auf dem Boden aus und legen Sie die Füße nebeneinander.

Ruhelage.

Maha Bandha

Maha = groß, *bandha* = die Bande, die Fesseln.

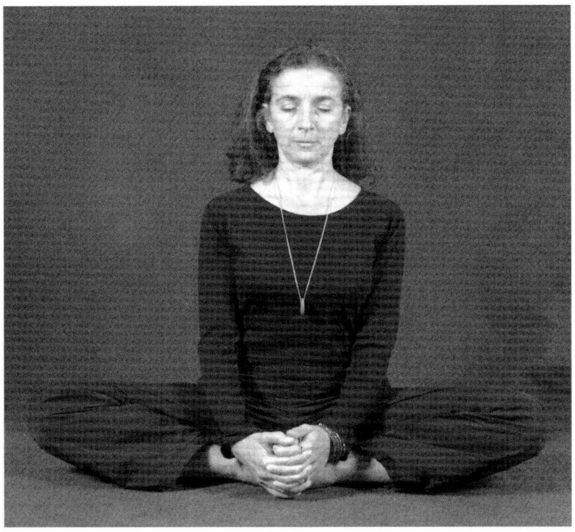

Abb. 161 Maha Bandha
(Dominique)

Technik

Sitzen Sie in **Daṇḍa Āsana**. Legen Sie beide Fußsohlen zusammen, um die Fersen so nah wie möglich zum Perineum (Damm) zu bringen, die Oberschenkel zum Boden. Greifen Sie die Füße oder die Knöchel. Richten Sie den unteren Rücken und die gesamte Wirbelsäule auf. Senken Sie das Kinn und schließen Sie die Augen.

Führen Sie 32 bis 64 Atemzüge Kapāla Bhāti aus.

Lösen Sie die Hände, strecken Sie die Beine auf dem Boden aus und legen Sie die Füße nebeneinander.

Ruhelage.

Maha Mudrā

Maha = groß, *Mudrā* = das Siegel; das, was die Leiden überwindet. Im Yoga wird das Wort *Mudrā* im zweiten Sinne verwendet.

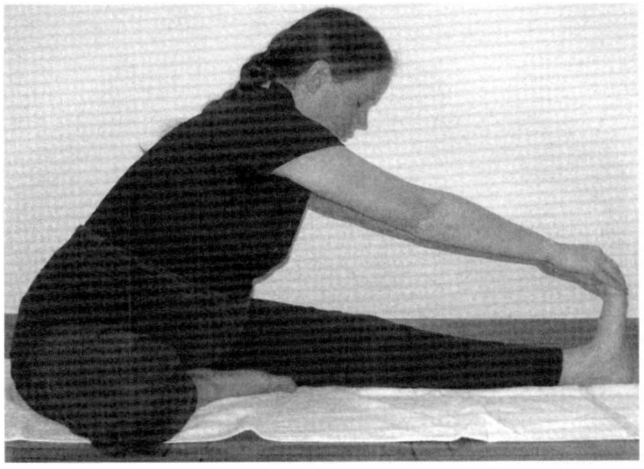

Abb. 162 Maha Mudrā, rechte Seite (Muriel)

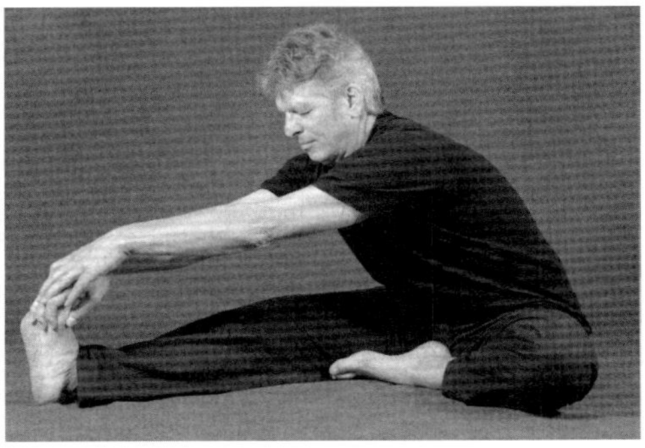

Abb. 163 Maha Mudrā (William)

Technik

Sitzen Sie in Danḍa Āsana. Beugen Sie das linke Knie, und bringen Sie die Ferse zum Perineum (Damm), ohne das Knie zu heben. Die Fußsohle liegt am rechten Oberschenkel. Halten Sie den linken Oberschenkel im rechten Winkel zum rechten Bein. Verschränken Sie die Finger, drehen Sie die Handflächen nach außen, die Daumen liegen innen.

Einatmung: Heben Sie die gestreckten Arme über den Kopf. Senken Sie das Kinn und schließen Sie die Augen.

Ausatmung: Beugen Sie den Oberkörper nach vorne, senken Sie die Arme, lösen Sie die Hände, und greifen Sie den großen Zeh oder den Knöchel. Ohne den Griff zu lösen, richten Sie den Rücken auf, indem Sie die Wirbelsäule strecken. Senken Sie die Schultern und das Kinn.

Führen Sie 6 Atemzüge *Ujjāyi* aus.

Einatmung: Verschränken Sie die Finger, drehen Sie die Handflächen nach außen, strecken und heben Sie die Arme, und bringen Sie den Rumpf wieder in die Vertikale.

Ausatmung: Senken Sie die Arme, und lösen Sie die Hände. Strecken Sie das linke Bein, und legen Sie die Füße nebeneinander.

Führen Sie das Mudrā mit dem rechten Bein aus.

Strecken Sie das rechte Bein, und legen Sie die Füße nebeneinander.

Ruhelage.

Konzentration

- *Mūla, Nābhi, Kaṇṭha, Lalāṭa, Nāsāgra, Bhrūmadhya.*

Taṭāka Mudrā oder Tāḍagi Mudrā

Taṭāka, thâdagi = der Teich, der Krug, der Magen.

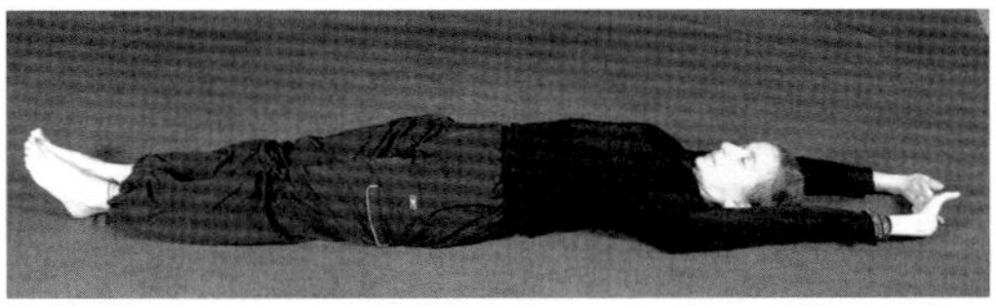

Abb. 164 Taṭāka Mudrā (Dominique)

Technik

Legen Sie sich auf den Rücken, die Beine und Füße nebeneinander, die Arme entlang des Körpers, die Handflächen am Boden. Das Kinn ist gesenkt und die Augen sind geschlossen. Verschränken Sie die Finger, drehen Sie die Handflächen nach außen, die Daumen liegen innen.

Einatmung: Heben Sie die gestreckten Arme, und legen Sie sie hinter dem Kopf ab.

Führen Sie 12 Atemzüge *Ujjāyi* aus.

Ausatmung: Bringen Sie die gestreckten Arme wieder zurück, lösen Sie die Hände, und legen Sie die Arme entlang des Körpers zurück, die Handflächen zum Boden.

Ruhelage.

Konzentration

- **Einatmung:** *Pāda Aṅguṣṭa* (große Zehen) bis *Śīrṣa*; **Ausatmung**: *Kaṇṭha*, *Nābhi* oder *Mūla.*

Viparīta Karaṇi Mudrā

Viparīta = exzentrisch, *karani* = der Dünndarm, der Kopfstand.

Gilt als Mudrā (Viparīta Karaṇi Mudrā). Der König der Āsanas und somit das wichtigste Āsana. Kein Āsana kann es ersetzen.

Technik (an der Wand)

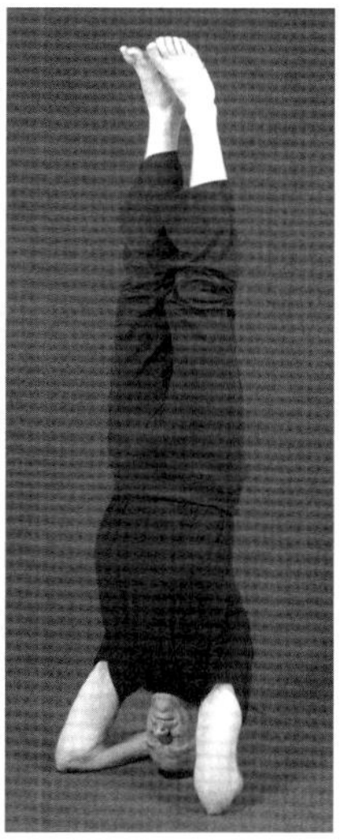

Abb. 165 Viparīta Karaṇi Mudrā (Gabriel)

Legen Sie eine vierfach gefaltete Decke vor einer Wand auf den Boden. Knien Sie sich vor der Decke auf den Boden. Verschränken Sie die Finger. Beugen Sie sich nach vorne, um die Unterarme auf die Decke zu legen und die Hände mit den Handrücken an die Wand. Versichern Sie sich, dass die Ellbogen nicht weiter auseinander liegen, als es Ihrer Schulterbreite entspricht.

Bringen Sie den Scheitelpunkt des Kopfes so auf die Decke, dass die Handflächen den Hinterkopf berühren. Die Daumen sind abgespreizt und folgen der Kontur des Kopfes. Setzen Sie die Zehen auf den Boden, um die Knie zu heben. Machen Sie mit den Füßen kleine Schritte auf den Kopf zu.

Einatmung: Nehmen Sie mit beiden Beinen etwas Schwung, und heben Sie sie mit gebeugten Knien, ohne den Kopf zu kippen. Dann strecken Sie die Beine gleich an der Wand aus. Bringen Sie Rücken und Gesäß von der Wand weg, damit sie in einer Linie mit dem Nacken bleiben. Die Handrücken und Fersen haben als einzige Teile des Körpers Kontakt zur Wand. Heben Sie die Schultern, damit sie von den Ohren entfernt sind. Schließen Sie die Augen.

Führen Sie 6, 8 oder 12 Atemzüge *Ujjāyi* aus.

Ausatmung: Beugen Sie die Knie, indem Sie die Oberschenkel zum Bauch ziehen, bringen Sie zuerst die Füße zum Boden zurück und dann die Knie.

Ruhelage.

Konzentration

- *Kaṇṭha, Nāsāgra, Nābhi, Hṛdaya.*

Kapitel 15
Steckbriefe der Prāṇāyāmas

Allgemeine Indikationen

Die *prāṇāyāma*s sind in alphabetischer Reihenfolge aufgeführt. Die Reihenfolge des Erlernens, das Protokoll der Praxis, wird in den Kapiteln unter den allgemeinen Übungsreihen oder unter *Mudrās* oder unter *prāṇāyāmas* beschrieben.

Die *prāṇāyāmas* werden im Sitzen praktiziert, entweder in Padma Āsana, in Ananta Āsana oder in Vajra Āsana. Es ist auch möglich, sie in Danḍa Āsana zu praktizieren.

Legen Sie die Hände auf die Knie oder die Oberschenkel.

Legen Sie am Ende der Ein- oder der Ausatmung die rechte Hand wieder auf den rechten Oberschenkel oder das rechte Knie ab.

Die Techniken von Padma Āsana, Ananta Āsana, Vajra Āsana und Danḍa Āsana sind unter den Techniken für *āsanas* beschrieben.

Für die *prāṇāyāmas*, bei denen nur durch ein Nasenloch ein- oder ausgeatmet wird, benutzen Sie Mrigi Mudrā (mrugi ausgesprochen) mit der rechten Hand. *Mrigi* = der Kopf des Hirsches.

Mrigi Mudrā Technik

Beugen Sie Mittel- und Zeigefinger, und legen Sie die Fingerspitzen zur Handfläche. Halten Sie die anderen Finger gestreckt.

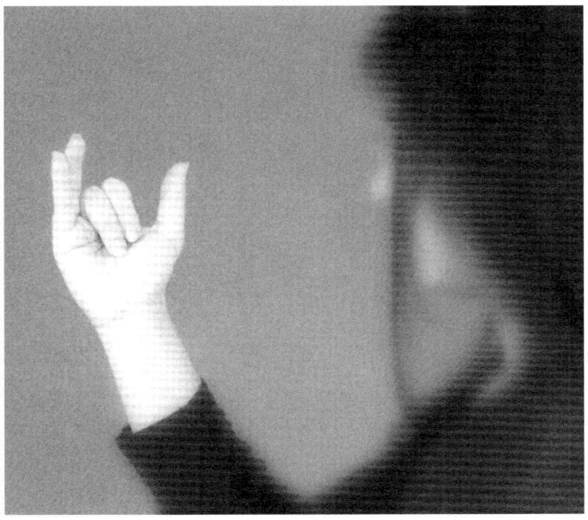

Abb. 166 Mrigi Mudrā
(Sumitra)

Technik für die Atmung durch ein Nasenloch

Bemerkung: Die Atmung durch nur ein Nasenloch ist nicht von der Atemtechnik *Ujjāyi* begleitet.

Einatmung linkes Nasenloch: Mit Mrigi Mudrā der rechten Hand beugen Sie den rechten Ellbogen, und bringen Sie die rechte Hand vor die Nase. Legen Sie den rechten Daumen auf den rechten Nasenflügel und den rechten Ringfinger auf den linken Nasenflügel. Drücken Sie den rechten Nasenflügel zu, um die Öffnung des rechten Nasenlochs komplett zu verschließen. Mit dem Ringfinger der rechten Hand drücken Sie leicht auf den linken Nasenflügel. Atmen Sie durch das leicht verschlossene linke Nasenloch ein.

Ausatmung rechtes Nasenloch: Drücken Sie den linken Nasenflügel komplett zu. Lösen Sie den Daumen der rechten Hand leicht, um das rechte Nasenloch teilweise zu öffnen. Atmen Sie durch das rechte Nasenloch aus.

Wenn die Nase verstopft ist (Erkältung, Schnupfen,...) und eine freie Einatmung nicht möglich ist, dann atmen Sie nicht durch ein Nasenloch ein. Üben Sie dann das **Prāṇāyāma** Ujjāyi Anuloma.

Das Zählen der Atemzüge:

Zählen Sie die Anzahl der Atemzüge, indem Sie die linke Hand benutzen.

Am Ende der ersten Ausatmung legen Sie den Daumen auf das erste Fingerglied des kleinen Fingers.

Am Ende der zweiten Ausatmung legen Sie den Daumen auf das zweite Fingerglied des kleinen Fingers.

Am Ende der nächsten Ausatmung legen Sie den Daumen auf das dritte Fingerglied des kleinen Fingers.

Fahren Sie so mit dem Ring-, dem Mittel- und dem Zeigefinger fort.

Liegt der Daumen auf dem dritten Fingerglied des Zeigefingers, so zeigt dies den zwölften Atemzug (also die 6. Runde) an.

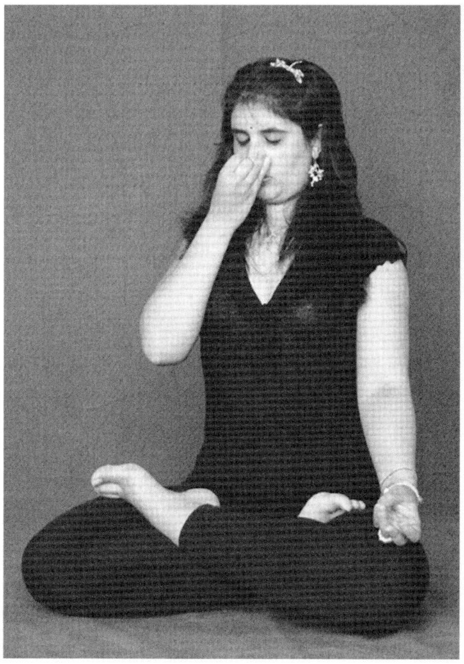

Abb. 167 Prāṇāyama
(Sumitra)

Abhyantara Vṛtti

Abhyantara = nach innen, *vritti* = die Bewegung. Abhyantara Vṛtti ist ein Prāṇāyāma, das dabei hilft, den Geist des Praktizierenden auf seine Seele auszurichten, die sich in *Hṛdaya* befindet.

Basis-Prāṇāyāma: Nāḍī Śodhana.

Technik

Einatmung: linkes Nasenloch; Konzentration: *Nāsāgra* bis *Hṛdaya*, das heißt: *Nāsāgra*, *Bhrūmadhya*, *Lalāṭa*, *Kaṇṭha*, *Kaṇṭha Kūpa* und *Hṛdaya*.

Ausatmung: rechtes Nasenloch; Konzentration: *Hṛdaya*

Einatmung: rechtes Nasenloch; Konzentration: *Nāsāgra* bis *Hṛdaya*, das heißt: *Nāsāgra*, *Bhrūmadhya*, *Lalāṭa*, *Kaṇṭha*, *Kaṇṭha Kūpa* und *Hṛdaya*.

Ausatmung: linkes Nasenloch; Konzentration: *Hṛdaya*

Führen Sie 12 Atemzüge aus (6 Runden).

Kumbhaka:

Antah Kumbhaka 5 bis 10 s

Ruhelage.

Bāhya Vṛtti

Bāhya = nach außen, *vṛtti* = die Bewegung. Bāhya Vṛtti ist ein Prāṇāyāma, das dabei hilft, den Geist des

Basis-Prāṇāyāma: Nāḍī Śodhana.

Technik

Dieses Prāṇāyāma kann nur praktiziert werden, wenn zuvor Abhyantara Vṛtti praktiziert wurde.
Art der Praxis: Abhyantara Vṛtti vor den folgenden Etappen ausführen.

Erste Etappe:

Einatmung: linkes Nasenloch; **Konzentration:** *Hṛdaya*

Ausatmung: rechtes Nasenloch; **Konzentration:** *Nābhi*

Einatmung: rechtes Nasenloch; **Konzentration:** *Hṛdaya*

Ausatmung: linkes Nasenloch; **Konzentration**: *Nābhi*

Führen Sie 12 Atemzüge aus (6 Runden).

Zweite Etappe:
Einatmung: linkes Nasenloch; **Konzentration:** *Hṛdaya*
Ausatmung: rechtes Nasenloch; **Konzentration:** *Anāhatha*
Einatmung: rechtes Nasenloch; **Konzentration:** *Hṛdaya*
Ausatmung: linkes Nasenloch; **Konzentration:** *Anāhatha*
Führen Sie 12 Atemzüge aus (6 Runden).

Dritte Etappe:
Einatmung: linkes Nasenloch; **Konzentration:** *Hṛdaya*
Ausatmung: rechtes Nasenloch; **Konzentration:** *Kaṇṭha*
Einatmung: rechtes Nasenloch; **Konzentration:** *Hṛdaya*
Ausatmung: linkes Nasenloch; **Konzentration**: *Kaṇṭha*
Führen Sie 12 Atemzüge aus (6 Runden).

Vierte Etappe:
Einatmung: linkes Nasenloch; **Konzentration:** *Hṛdaya*
Ausatmung: rechtes Nasenloch; **Konzentration:** *Bhrūmadhya*
Einatmung: rechtes Nasenloch; **Konzentration:** *Hṛdaya*
Ausatmung: linkes Nasenloch; **Konzentration:** *Bhrūmadhya*
Führen Sie 12 Atemzüge aus (6 Runden).

Kumbhaka:
Antah Kumbhaka 5 oder 10 s

Ruhelage.

Bastri

Bastri = der kleine Blasebalg des Goldschmieds

Basis-Prāṇāyāma: Nāḍī Śodhana.

Technik

Für die Praxis dieses Prāṇāyāma ist das Nasenloch, durch das Sie atmen (Ein- oder Ausatmung), völlig offen, während das andere völlig verschlossen ist. Modifizieren Sie den Verschluss und die Öffnung des Nasenlochs je nach dem, wie schnell Sie atmen.

Einatmung: linkes Nasenloch
Ausatmung: rechtes Nasenloch
Einatmung: rechtes Nasenloch
Ausatmung: linkes Nasenloch

Atmen Sie schnell und vollständig abwechselnd durch das linke und das rechte Nasenloch ein und aus. Behalten Sie dabei die Geschwindigkeit von einer Runde bzw. 2 Atemzügen pro Sekunde bei.

Führen Sie 60 Atemzüge aus (30 Runden).

Schließen Sie ohne Ruhelage Shītali oder Nāḍī Śodhana an.

Ruhelage.

Kapāla Bhāti oder Bhastrika

Kapāla = der Schädel, *bhāti* = öffnen, *bhastrika* = der große Blasebalg des Schmieds

Nach indischem Denken kehrt die Seele, wenn sie den Körper durch die Fontanelle verlässt, nicht mehr zurück; sie entkommt dem Zyklus der Wiedergeburten. Verlässt sie den Körper nicht durch die Fontanelle, d.h., verlässt sie den Körper durch eine andere Öffnung, so bedeutet dies, dass die Seele wiedergeboren werden wird. Ein befreites Wesen ist ein Wesen, dessen Fontanelle sich im Moment des Todes öffnet (im wahrsten Sinne des Wortes).

Kapāla Bhāti ist ein Prāṇāyāma, das der Fontanelle (*kapāla randhra*) erlaubt, sich im Moment des Todes zu öffnen.

Technik

Führen Sie im Rhythmus von einem Atemzug pro Sekunde schnelle und kraftvolle Atemzüge durch die Nase aus.

Einatmung: Schieben Sie die Bauchdecke nach vorne, ohne den Rumpf nach vorne zu schieben.

Ausatmung: Ziehen Sie die Bauchdecke kräftig ein, ohne den Rumpf mitzubewegen.

Führen Sie 16 bis 60 Atemzüge aus.

Ruhelage.

Rat: Auf Kapāla Bhāti folgt entweder Ujjāyi Anuloma, Ujjāyi Viloma oder Ujjāyi Pratiloma.

Kapāla Bhāti kann in Vajra Āsana, Baddha Koṇa Āsana oder Paścimatāna Āsana praktiziert werden. Letzteres wird dann zu Aśvinī Mudrā (siehe entsprechende Technik unter *Mudrās*).

Praktische Indikationen: Auf 60 Atemzüge Kapāla Bhāti folgen 6 Runden Ujjāyi Anuloma oder Ujjāyi Viloma, oder 4 Runden Ujjāyi Pratiloma.

Es ist möglich, die Anzahl der Atemzüge in Kapāla Bhāti zu erhöhen, wenn dabei das folgende Prinzip beachtet wird:

Für 20 Atemzüge Kapāla Bhāti werden 2 Runden Ujjāyi Anuloma, Ujjāyi Viloma oder Ujjāyi Pratiloma hinzugefügt. Zum Beispiel, auf 80 Atemzüge Kapāla Bhāti folgen 8 Runden Ujjāyi Anuloma oder Ujjāyi Viloma, oder 6 Runden Ujjāyī Pratiloma.

Bemerkung: Kapāla Bhāti ist im Herbst und im Winter empfohlen

Kapāla Bhāti, Variante

Technik

Standhaltung, die Beine gegrätscht, die Knie leicht gebeugt, indem sie nach vorne geschoben werden. Legen Sie die Hände auf die Oberschenkel, die Ellbogen sind gebeugt, die Fingerspitzen weisen nach innen, der Rücken ist rund, die Bauchdecke gelöst, die Augen geschlossen.

Führen Sie 12 Atemzüge Kapāla Bhāti aus.

Anschließend stellen Sie sich in Samasthithi und führen 4 Atemzüge *Ujjāyi* aus.

Wiederholen Sie dies 3-mal.

Ruhelage.

Nāḍī Śodhana

Nāḍī = der körperliche oder nicht körperliche Nerv. *Śodhana* kommt von *shuddhi* = reinigen. Das, was die Nerven reinigt.

Nāḍī Śodhana ist das wichtigste Prāṇāyāma; es ist das Prāṇāyāma der Rituale und der Meditation, das einzige, das seit den Veden existiert.

Technik

Sitzen Sie in Padma Āsana oder mit gekreuzten Beinen, richten Sie den Rücken auf, und senken Sie das Kinn. Beugen Sie die Ellbogen etwas und legen Sie die Handinnenflächen auf die Oberschenkel. Schließen Sie die Augen.

Einatmung: linkes Nasenloch

Ausatmung: rechtes Nasenloch

Einatmung: rechtes Nasenloch

Ausatmung: linkes Nasenloch

Führen Sie 12 Atemzüge aus (das sind 6 Runden).

Ruhelage.

Konzentration:

Nāsāgra, *Bhrūmadhya*, *Lalāṭa*, *Nābhi*, *Mūla*, *Hṛdaya*

Kumbhaka:

Antah Kumbhaka, Bahya Kumbhaka

Bemerkung: Dies ist ein Prāṇāyāma mit langsamen Atemzügen ohne *Ujjāyi*.

Sama Vṛtti

Sama = gleich, *vṛtti* = umkreisen. Dieses *prāṇāyāma* hilft dem Übenden, eine Kontemplation jenseits der Sonnenscheibe zu erreichen. Erleichtert die Meditation auf den Schöpfer (Prajāpati).

Basis-Prāṇāyāma: Nāḍī Śodhana

Die Dauer jeder Atemphase kann länger als 5 Sekunden sein, doch sollte sie 10 Sekunden nicht überschreiten.

Technik

Einatmung: linkes Nasenloch 5 s, **Konzentration:** *Bhrūmadhya* oder *Lalāṭa*

Antah Kumbhaka: 5 s, Konzentration: *Bhrūmadhya* oder *Lalāṭa*

Ausatmung: rechtes Nasenloch 5 s, **Konzentration:** *Hṛdaya*

Bāhya Kumbhaka: 5 s, Konzentration: *Hṛdaya*

Einatmung: rechtes Nasenloch 5 s, **Konzentration:** *Bhrūmadhya* oder *Lalāṭa*

Antah Kumbhaka: 5 s, Konzentration: *Bhrūmadhya* oder *Lalāṭa*

Ausatmung: linkes Nasenloch 5 s, **Konzentration:** *Hṛdaya*

Bāhya Kumbhaka: 5 s, Konzentration: *Hṛdaya*

Führen Sie 12 Atemzüge aus (das sind 6 Runden).

Ruhelage.

Bemerkung: Es ist möglich, jede Phase dieses Prāṇāyāma zu verlängern, vorausgesetzt alle Phasen sind gleich lang.

Achtung: Dieses Prāṇāyāma sollte nur auf Rat und unter Anleitung Ihres Yogalehrers geübt werden.

Śītalī

Shītha = kalt, Kühle. *Śītalī* = das, was Kühle bringt.

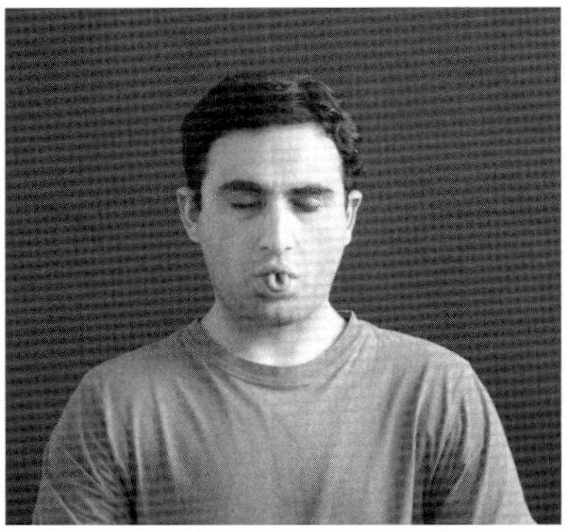

Abb. 168 Śītalī
(Satya)

1. Technik

Strecken Sie die Zunge ganz aus dem Mund heraus, und rollen Sie sie in Längsrichtung.

Einatmung: Über die Zunge, indem der Kopf nach hinten angehoben wird.

Am Ende der Einatmung nehmen Sie die Zunge in den Mund zurück, schließen Sie den Mund wieder, und senken Sie den Kopf.

Ausatmung: *Ujjāyi.*

Führen Sie 12 Atemzüge aus.

Ruhelage.

2. Technik

Strecken Sie die Zunge ganz aus dem Mund heraus, und rollen Sie sie in Längsrichtung.

Einatmung: Über die Zunge, indem der Kopf nach hinten angehoben wird.

Am Ende der Einatmung nehmen Sie die Zunge in den Mund zurück, schließen Sie den Mund wieder, und senken Sie den Kopf.

Ausatmung: linkes Nasenloch

Einatmung: Über die Zunge, indem der Kopf nach hinten gehoben wird.

Am Ende der Einatmung nehmen Sie die Zunge in den Mund zurück, schließen Sie den Mund wieder, und senken Sie den Kopf (Kinn gesenkt).

Ausatmung: rechtes Nasenloch

Führen Sie 12 Atemzüge aus (das sind 6 Runden).

Ruhelage.

Kumbhaka:

Antah Kumbhaka 5 s

Erinnerung: Es wird nicht mit *Ujjāyi* geatmet, wenn nur durch ein Nasenloch ausgeatmet wird.

Bemerkung: Shītali ist ein Prāṇāyāma, das im Frühjahr und im Sommer empfohlen wird.

Stambha Vṛtti

Stambha = äußere, *vṛtti* = die Bewegung. Stambha Vṛtti ist ein Prāṇāyāma, das hilft, den Geist des Übenden auf seine Seele zu richten, die sich in *Hṛdaya* befindet.

Basis-Prāṇāyāma: Nāḍī Śodhana.

Technik

Dieses Prāṇāyāma kann nur geübt werden, nachdem die vierte Stufe von Bāhya Vṛtti (siehe entsprechende Technik) geübt wurde.
Art der Praxis: Führen Sie Bāhya Vṛtti vor den folgenden Stufen aus.

Erste Stufe
Einatmung: linkes Nasenloch, **Konzentration:** *Nābhi*
Ausatmung: rechtes Nasenloch, **Konzentration:** *Nābhi*
Einatmung: rechtes Nasenloch, **Konzentration:** *Nābhi*
Ausatmung: linkes Nasenloch, **Konzentration:** *Nābhi*
Führen Sie 12 Atemzüge aus (6 Runden).

Zweite Stufe
Einatmung: linkes Nasenloch, **Konzentration:** *Anāhatha*
Ausatmung: rechtes Nasenloch, **Konzentration:** *Anāhatha*
Einatmung: rechtes Nasenloch, **Konzentration:** *Anāhatha*
Ausatmung: linkes Nasenloch, **Konzentration:** *Anāhatha*
Führen Sie 12 Atemzüge aus (6 Runden).

Dritte Stufe
Einatmung: linkes Nasenloch, **Konzentration:** *Bhrūmadhya*
Ausatmung: rechtes Nasenloch, **Konzentration:** *Bhrūmadhya*
Einatmung: rechtes Nasenloch, **Konzentration:** *Bhrūmadhya*
Ausatmung: linkes Nasenloch, **Konzentration:** *Bhrūmadhya*
Führen Sie 12 Atemzüge aus (6 Runden).

Vierte Stufe
Einatmung: linkes Nasenloch, **Konzentration:** *Śīrṣa*
Ausatmung: rechtes Nasenloch, **Konzentration:** *Śīrṣa*
Einatmung: rechtes Nasenloch, **Konzentration:** *Śīrṣa*
Ausatmung: linkes Nasenloch, **Konzentration:** *Śīrṣa*
Führen Sie 12 Atemzüge aus (6 Runden).

Kumbhaka:
Antah Kumbhaka

Ruhelage.

Sūrya Bhedana

Sūrya = die Sonne, *bhedana* = brechen, öffnen. Dieses Prāṇāyāma hilft dem Übenden, eine Kontemplation jenseits der Sonnenscheibe zu erreichen. Erleichtert die Meditation auf den Schöpfer (Prajāpati).

Basis Prāṇāyāma: Nāḍī Śodhana

1. Technik

Einatmung: linkes Nasenloch
Ausatmung: rechtes Nasenloch (doppelt so lang wie die Einatmung)
Einatmung: rechtes Nasenloch
Ausatmung: linkes Nasenloch (doppelt so lang wie die Einatmung)
Führen Sie 12 Atemzüge aus (das sind 6 Runden).

Ruhelage.

2. Technik

Einatmung: linkes Nasenloch 8 s, **Konzentration:** *Nāsāgra*
Antah Kumbhaka: 32 s, Konzentration: *Kaṇṭha Kūpa*
Ausatmung: rechtes Nasenloch 16 s, **Konzentration:** *Hṛdaya*
Einatmung: rechtes Nasenloch 8 s, **Konzentration:** *Nāsāgra*
Antah Kumbhaka: 32 s, Konzentration: *Kaṇṭha Kūpa*
Ausatmung: linkes Nasenloch 16 s, **Konzentration:** *Hṛdaya*
Führen Sie 12 Atemzüge aus (das sind 6 Runden).

Ruhelage.

Achtung: Dieses Prāṇāyāma sollte nur auf Rat und unter Anleitung Ihres Yogalehrers geübt werden.

Ujjāyi Anuloma

Uj = fliegen, transzendieren. *Ujjāyi* = nährt und erweckt *ojas*, das spirituelle Element, das in uns ist; die Kraft des Schöpfers, die uns hilft, ihn kennen zu lernen.

Technik

Einatmung: *Ujjāyi* (beide Nasenlöcher offen)
Ausatmung: linkes Nasenloch
Einatmung: *Ujjāyi* (beide Nasenlöcher offen)
Ausatmung: rechtes Nasenloch
Führen Sie 12 Atemzüge aus (das sind 6 Runden).

Ruhelage.

Konzentration:
Nāsāgra, *Bhrūmadhya*, *Lalāṭa*, *Nābhi*, *Mūla*, *Hṛdaya*

Kumbhaka:
Antah Kumbhaka, Bāhya Kumbhaka

Ujjāyi Pratiloma

Technik

Einatmung *Ujjāyi* (beide Nasenlöcher offen)
Ausatmung: linkes Nasenloch
Einatmung: linkes Nasenloch
Ausatmung: *Ujjāyi* (beide Nasenlöcher offen)
Einatmung: *Ujjāyi* (beide Nasenlöcher offen)
Ausatmung: rechtes Nasenloch
Einatmung: rechtes Nasenloch
Ausatmung: *Ujjāyi* (beide Nasenlöcher offen)
Führen Sie 16 Atemzüge aus (das sind 4 Runden).

Ruhelage.

Konzentration:
Nāsāgra, Bhrūmadhya, Lalāṭa, Nābhi, Mūla, Hṛdaya

Kumbhaka:
Antah Kumbhaka, Bāhya Kumbhaka

Ujjāyi Viloma

Technik

Einatmung: linkes Nasenloch
Ausatmung: *Ujjāyi* (beide Nasenlöcher offen)
Einatmung: rechtes Nasenloch
Ausatmung: *Ujjāyi* (beide Nasenlöcher offen)
Führen Sie 12 Atemzüge aus (das sind 6 Runden).

Ruhelage.

Konzentration:
Nāsāgra, Bhrūmadhya, Lalāṭa, Nābhi, Mūla, Hṛdaya

Kumbhaka:
Antah Kumbhaka, Bāhya Kumbhaka

Glossar der medizinischen Fachbegriffe

Aerophagie, vermehrtes Luftschlucken, wobei die Luft in den Magen dringt

Bandscheibenvorfall: Verlagerung bzw. Austritt des Gallertkerns einer Bandscheibe in die Zwischenwirbellöcher oder in den Spinalkanal

Compliance pulmonaire, auch Lungendehnbarkeit genannt ; es ist die Fähigkeit der Lunge, ihre Kapazität in Reaktion auf eine Verringerung des Drucks zu erhöhen

Colitis: Entzündung des Dickdarms

Diurese: Ausscheidung von Harn im Allgemeinen, was die Quantität von Urin anbetrifft oder dessen Zusammensetzung

Fibrome: Bindegewebegeschwulst, gutartige Geschwulst, die aus gefäßreichem Bindegewebe besteht

Gallensteine, Nierensteine, auch **Lithiasis** genannt: Erkrankung, die in der Bildung von Gries oder kleinen Steinen in einer Drüse oder einem Speicher besteht (Nieren, Speicheldrüsen, Gallenblase…)

Hämorrhoiden, Krampfadertumor, der durch die anormale Erweiterung einer Vene des Anus oder Rektums gebildet wird

Hypotonie, niedriger Blutdruck

Ischialgie, Schmerzen im Versorgungsbereich des Ischiasnervs

Kyphose: eine nach dorsal-konvex verlaufende Krümmung der Wirbelsäule

Menstruelle Hämorrhagie, Menstruationsblutung

Meteorismus, Blähsucht, Luft- bzw. Gasansammlung im Darm

Obstipation, Konstipation: verlangsamter Kolontransit, der eine verspätete und verminderte Ausscheidung von dehydriertem Stuhl zur Folge hat

Ödem, Ansammlung wässriger Flüssigkeit in den Gewebespalten

Prämenstruelles Syndrom, die Gesamtheit der Symptome, die bei manchen Frauen vor der Menstruation auftreten

Prostatahyperplasie, benigne Vergrößerung der Prostata, wobei aufgrund eines Prostataadenoms mehr oder weniger heftige Blasenentleerungsstörungen auftreten

Ptosis, Verschiebung von inneren Organen infolge des Nachlassens ihrer Stabilisierungshilfen

Skoliose, seitliche Verkrümmung der Wirbelsäule

Spasmes coliques, krampfhafte Kontraktion der glatten Muskulatur des Dickdarms

Struma: Hypertrophie der Schilddrüse, diffus und benigne

Varizen, Krampfadern, permanente Erweiterung von Venen

Vermehrte Lendenlordose: ausgeprägt nach ventral-konvexe Krümmung der Wirbelsäule, Hohlkreuz

Zysten, ein durch eine Kapsel abgeschlossener sackartiger Tumor mit dünn- oder dickflüssigem Inhalt, die sich anormal in einer Körperhöhle oder -struktur entwickelt.

Glossar der Sanskritbegriffe

Adharma: das Gegenteil von Dharma, Handlungen, die vermieden werden sollten

Adhi Ātmika: Leiden, das von einem selbst ausgeht

Adhi Bhautika: Leiden, das von anderen ausgeht

Adhi Daivika: Leiden himmlischen Ursprungs

Adho gati: die Bewegung nach unten

Āditya: die Sonne

Agni Hotra: Rituale, die ermöglichen, jenseits der sieben Welten zu gelangen

Agni: das Feuer

Ahimsa: anderen kein Leid zu fügen

Ākāsha: das Element „Äther", eines der fünf Elemente, welche die materielle Welt bilden

Amāvāsya: Neumond, der Tag des Neumondes

Aṁśa: Anteil

Anāhatha: das Zentrum des Herzens

Ananta: Urschlange

Aṅguṣṭa (Pāda Aṅguṣṭa): die großen Zehen

Ānjaneya: der spirituelle Sohn des Windgottes, eine Figur aus dem Rāmāyana

Antastrāṭaka: der zu einem Objekt ausgerichtete Blick, die Augen sind geschlossen

Ap: das Element „Wasser", eines der fünf Elemente, welche die materielle Welt bilden

Apāna: „das, was hinausgeht", Ausatmung, eine Funktion von *prāṇa*

Āraṇyaka: die Abhandlung über den Wald

Ārjava: die Tatsache, alle Wege zum Schöpfer als gleichwertig zu betrachten

Artha: Gleichgewicht im materiellen Komfort

Aruṇa: die aufgehende Sonne

Aṣṭānga Yoga: die acht Glieder des Yoga

Ashva: goldenes Pferd

Asteya: Überlieferung und Anwendung der von den *ṛśis* gelehrten Prinzipien

Āstikya: Respekt der Prinzipien von Dharma und Adharma abhängig von der sozialen und familiären Situation

Atharvaṇa Veda: einer der vier Veden

Ātma śuddhi: die Handlung der Reinigung der Seele

Ātma: die Seele, das spirituelle Element in uns

Āyurveda: indische Medizin

Bahistrāṭaka: der zu einem Objekt ausgerichtete Blick, die Augen sind offen

Bandha: die Macht der Materie

Bhagavad Gītā: „Der Gesang des Erhabenen": die philosophische Lehre Sri Krishnas für Arjuna auf dem Schlachtfeld

Bhruhadāranyaka *upaniṣad*: eine der Haupt-*Upaniṣaden*

Bhrūmadhya: die Mitte zwischen den Augenbrauen

Brahma Randhra: das neunte Tor, das sich oberhalb der Fontanelle befindet

Brahma Ratha: der Vater von Yājñavalkya

Brahma Rathi: der Sohn von Brahma Ratha, der Kindername Yājñavalkyas

Brahmachārin: derjenige, der sich frei in der Seele jedes Wesens bewegt

Brahmacarya: die Tatsache, die Beziehung zwischen den Wahrnehmungssinnen und der sinnlich wahrnehmbaren Welt zu unterbrechen

Brāhmana: philosophischer Teil der Veden

Brahmane: Eine Gruppe von Menschen, welche die spirituelle Lehre unterrichtet

Buddhi: Intellekt

Chāndogya Upaniṣad: eine der *Haupt-upaniṣaden*

Candra: der Mond, eine vedische Gottheit

Chāya: der Schatten, die Frau der Sonne. Anmerkung: Nach indischem Denken ist die Sonne männlich.

Dāna: die Handlung, das, was durch eigenes Bemühen erworben wurde, mit Respekt darzubringen

Darśana: philosophische Interpretation

Darśapūrna: vedische Rituale an Vollmond- und Neumondtagen

Dayā: der Schutz aller Wesen, die uns umgeben

Deva: die vedischen Gottheiten, Gott

Deva aṁśa: der göttliche Rückstand in uns

Deva *ṛna*: die Schuld(igkeit) dem Schöpfer gegenüber

Dhāra: kleiden

Dhāraṇa: Konzentration auf einen Vitalpunkt

Dharma: Respekt der Regeln und ihr Erhalt, damit die geschaffene Welt nicht zerstört wird

Dhṛti: mentale Stabilität, die frei ist von jeglichen Einflüssen von Aktivitäten, die materielles Wohl bringen

Dhyāna: Meditation

Dhyāna *mantra*: *mantra*, das vor dem Wachrufen einer vedischen Gottheit rezitiert wird

Dhyāna śloka: Gebet, das bei der Anrufung Gottes benutzt wird

Draupadī: Gattin der *Pāndava*

Duḥkha: Leiden

Duḥkhatraya: die drei Arten von Leiden, welche sich auf die geschaffenen Wesen auswirken

Ekāgratha: Konzentration, mentale Aufmerksamkeit

Gārgi: (f) Schülerin von Yājñavalkya

Gāyatri: das wichtigste *mantra* der Veden

Gulpha: die Knöchel

Haṭha Yoga Pradīpika: ein Referenzwerk des Haṭha Yoga

Hiraṇyagarbha: goldenes Ei, Form des Schöpfers, die den Aspekt von Gold offenbart

Hita Nāḍi: Nervengefäß, das Herz und Fontanelle miteinander verbindet

Hrīmatī: eine Frau nicht in eine beschämende Lage zu bringen

Hṛdaya: Mitte des Herzens

Indra: vedische Gottheit

Indriya: Reinigung der Wahrnehmungssinne

Ishvara Pujana: das Darbringen von Gebeten für den Höchsten Gott in aller Aufrichtigkeit

Janaka: großer König und großer Philosoph

Jangha: Oberschenkelkopf

Jānu: die Knie

Japa: die Wiederholung eines *mantra* oder die Wiederholung von Gottes Namen

Jīva: individuelle Seele

Kāla: die Zeit (metaphysisches Konzept)

Kālāhasti: Pilgerort im Süden Indiens

Kāma: der Wunsch, die Ordnung des Dharma zu respektieren, sinnliches Verlangen

Kaṇṭha Kūpa: der Grund der Kehle, unterhalb der Drosselgrube

Kaṇṭha: die Kehle

Kātyāyana: Frau und Schülerin von Yājñavalkya

Khanḍa: Teil eines Buches

kleśa: Emotionen, die unser tägliches Leben beeinflussen

Krishna Yajur Veda: Schwarzer Yajur Veda

Krishna: Inkarnation von Viṣṇu

Krodha: die Wut

Kshama: Vergnügen und Missfallen mit Gleichmut akzeptieren

Kumbhaka: traditioneller Name, um *prāṇāyāma* zu bezeichnen. Die Pause zwischen zwei Atemphasen.

Lakshmi: die Frau des Gottes Viṣṇu

Lalāṭa: die Wurzel des Gaumenzäpfchens

Lobha: die Gier

Mada: die Leidenschaft

Mahā Bhārata: eines der beiden großen Epen Indiens, das Rāmāyana ist das andere

Mahabhuta: die fünf Elemente, welche die manifestierte Welt bilden

Maitreyi: (f) Schülerin von Yājñavalkya

Manas: der Geist

Mantra: heilige Formel der Veden

Manuśya *ṛna*: die Schuld(igkeit) den Menschen gegenüber

Marma Sthāna: die Vitalpunkte, die geheimen Orte

Mātsarya: die Eifersucht

Mitha Āhāra: den Körper und den Geist mit dem notwendigen Minimum an Nahrung versorgen

Moha: die Verwirrung

Mokṣa: die Befreiung

Mukhya *prāṇa*: ein Haupt-*prāṇa*

Mūla: das Perineum

Mūrdhna: die Mitte der Stirn

Nābhi: der Bauchnabel

Nāsāgra: der Punkt vor der Nasenspitze

Nigarbha: steril, unfruchtbar

Nivritthi Dharma: der Weg ohne Wiederkehr

Nivritthi Mārga: der Weg ohne Wiederkehr, der Weg der Befreiung

Niyama: Yama und Niyama sind ethische und moralische Prinzipien sich selbst und anderen gegenüber

Nyāsa: Reinigungsgesten, die einem Ritual, einem Gebet etc. vorausgehen

Pāda: der Fuß, rhythmische Einheit in einem *mantra*, Silbe in der Poesie

***Pāṇḍava*:** die Hauptfiguren im Mahā Bhārata

Pāpa: das, was von Gott entfernt, Sünde

Parjanya: Wasser, vedische Gottheit, Bekleidung von *prāṇa*

***paurṇima*:** Vollmond, Tag des Vollmondes

Phala: Frucht, Wirkung

Pitru: die Ahnen

Pitṛaṁśa: der in uns befindliche Anteil der Ahnen

Pitṛ ṛna: Schuld(igkeit) den Ahnen gegenüber

Prajāpathi: der Schöpfer

Prāṇa: der Name eines Sonnenstrahls, die Einatmung

Prāṇa Agni Hotra: der vedische Name für das *prāṇāyāma*, welches die Praxis von *prāṇāyāma* als tägliches Ritual bezeichnet

Pravritthi Mārga: der Weg, der die Seele zur Wiedergeburt in der menschlichen Welt führt

Pṛthvi: das Element «Erde», eines der fünf Elemente, welche die materielle Welt bilden

Punar Janma: noch einmal wieder geboren werden

Punar mṛtyu: noch einmal sterben

Puruṣa: der Mensch, der Schöpfer

Puruṣārtha: die vier Säulen des Menschen

Rāma: die Inkarnation von Viṣṇu, eine Hauptfigur aus dem Rāmāyana

Rāmāyaṇa: eines der beiden großen Epen Indiens, das Mahā Bhārata ist das andere

Ratha: Wagen, Karren

***Ṛśi* aṁśa:** der in uns befindliche Anteil der vedischen Weisen

***Ṛśi ṛna*:** die Schuld(igkeit) gegenüber den Weisen und den Meistern

***Ṛśi* :** die sieben Weisen der Veden

Rohita: das Weiße, das Reinste. Die Bewegung zum Schöpfer

Sagarbha *prāṇāyāma*: fruchtbares *prāṇāyāma*, *prāṇāyāma* mit der Anrufung Gottes oder mit der Wiederholung eines *mantra*

Samādhi: dem Ursprung ähnlich, dem Ursprung der Seele im Schöpfer ähnlich. Achte und letzte Etappe des Yoga

Samāna: das, was eine gerechte Aufteilung aufrechterhält, eine Funktion von *prāṇa*

Saṃsāra: Zyklus der Wiedergeburten

Sandhya Vandana: ein Ritual, das im Moment des Zusammentreffens der drei zeitlichen Konjunktionen ausgeführt wird

Sandhya: die Transition. Es gibt drei Transitionen, der Morgen, der Mittag, der Abend.

Saṃtoṣa: die Tatsache, in jedem Augenblick glücklich zu sein

Saṃnyāsa: komplette Entsagung

Sarga: das Kapitel eines Buches

Satya: jedem Lebewesen in dieser Welt Gutes zu tun

Śānti: der Frieden

Śata Patha Brāhmana: das Brāhmana der 104 Kapitel

Ś*auca*: die Reinheit des Körpers und des Geistes

Śīrṣa: der Vitalpunkt, der sich gerade unterhalb der Fontanelle befindet

Śroṇī : die Mitte des Beckens

Śukla Yajur Veda: Weißes Yajur Veda

Siddhānta *śravaṇa*: das Studium der heiligen Texte, die unsere Überzeugung stärken

Sītā: die Gattin von Rāma, Inkarnation der Göttin

Sunanda: die Mutter von Yājñavalkya

Sūrya: die Sonne

Sūrya Namaskāra: der Gruß an die Sonne

Sūrya Upasthāna: die Handlung, den Sonnengott zu grüßen

Svātmārāma: Autor der Haṭha Yoga Pradīpika, ein Werk des Haṭha Yoga

Tālu Mūla: der hintere Teil des Gaumens

Tapas: die Aufrechterhaltung perfekter körperlicher Reinheit, sowohl innerlich wie auch äußerlich

Tāraka: der Horizontpunkt

Tejas: das Element «Feuer», eines der fünf Elemente, welche die materielle Welt bilden

Thaithiriya: von Papageien abstammend; Name eines *Āraṇyaka* und einer *upaniṣad*

Thitthira: der Papagei

Trāṭaka: die Tatsache, den Blick mit beständiger Aufmerksamkeit zu einem Objekt auszurichten

Trisandhya: die drei zeitlichen Konjunktionen – Morgenröte, Mittag und Abenddämmerung

Ucchistha *prāṇa*: ein Haupt-*prāṇa*

Udaka: das Wasser

Udāna: nach oben gehen, eine der Funktionen von *prāṇa*

Ujjāyi: eine bestimmte Atemtechnik im Yoga, ganz besonders in der Praxis von Āsana

Upaniṣad: philosophische Texte, die Teil der Veden sind und hauptsächlich die Beziehung zwischen Seele und Schöpfer behandeln

Upāsana: die Meditation

Ūrdhva **gati:** der höhere Weg

***Vaiśampāyana*:** der Onkel von Yājñavalkya

Vaishya: eine Gruppe von Menschen, die sich dem Handel widmet

Vāk: das Ausdrucksvermögen

Valka: die Rinde und die Blätter des Baumes, die in Riten und Ritualen benutzt werden

Valkya: die Gewänder aus der Rinde und den Blättern des Baumes, der in vedischen Ritualen benutzt wird

Vālmīki: der Autor des Rāmāyana

***Varuṇa*:** der Gott des Wassers und des Regens

Vasiṣṭha: der große *ṛśi*, der spirituelle Meister von Rāma

Vāyu: der Gott des Windes, das Element „Luft", eines der fünf Elemente, welche die materielle Welt bilden

Vedānta: eines der sechs *darśana*-s, die sechs philosophischen Interpretationen

Vimāna: die Kuppel des Tempels, das Flugzeug

Viraj: das Schöpfungsvermögen

Viśvāmitra: ein Meister der Veden

Viyoga: die Trennung vom Einfluss der Materie

Vrata: strenge Anwendung der uns eigenen Dharma-s

Vyāna: das, was hin und her geht, eine Funktion von *prāṇa*

Yajñya: vedische Riten von kurzer Dauer

Yajur Veda: einer der vier Veden, bestehend aus den *mantra*-s der Rituale

Yama: Yama und Niyama sind ethische und moralische Prinzipien sich selbst und anderen gegenüber

Yoga Āsana: jede Haltung Gottes oder der Göttin, Haltung des Yoga

Yoga Āsanagalu: ein von Sri T. Krishnamacharya geschriebenes Buch, veröffentlicht von der Universität in Mysore

Yoga Makaranda: ein von Sri T. Krishnamacharya geschriebenes Buch, veröffentlicht von der Universität in Mysore

Yoga Sādhana: ein Mittel, um das Kontemplationsvermögen wieder zu erlangen.

Verzeichnis von Begriffen aus dem Sanskrit

Annex

Der atmende Gott

REISE ZUM URSPRUNG DES MODERNEN YOGA

In den Jahren 2007 bis 2011 produzierte ich einen Dokumentarfilm über Sri T. Krishnamacharya, seine Schule, seine Lehre und seine Bedeutung für den modernen Yoga.

Es ist eine große Ehre für mich, an dieser Stelle einen Einblick in die Dreharbeiten mit Krishnamacharyas Verwandten geben zu dürfen, vor allem mit T. K. Sribhashyam, der diesem Projekt viel Zeit, Arbeit und Leidenschaft geopfert hat, ohne jemals eine Gegenleistung zu erwarten und auch nur den geringsten Einfluss auf Inhalt und Form des Films zu nehmen.

Ich danke Ihnen, lieber Sribhashyam, für Ihr Vertrauen.

Berlin, September 2011, Jan Schmidt-Garre.

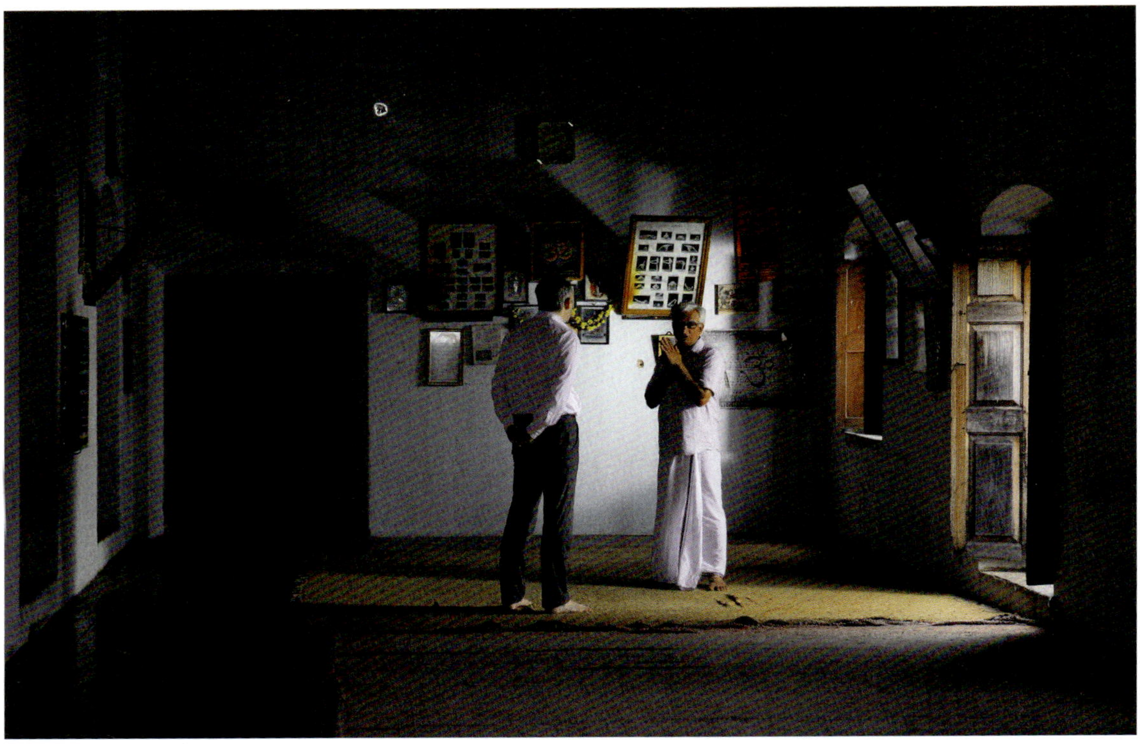

⇧ T. K. Sribhashyam und ich in der Parakala Math in Mysore. Dieser Tempel ist die spirituelle Heimat für Sri T. Krishnamacharya und seine Familie. Hier unterrichtete er zum ersten Mal die Bhagavad Gita.

⇩ Sribhashyam im Gespräch mit seiner Tante Jaya Lakshmi, der jüngeren Schwester von Sri T. Krishnamacharyas Frau Namagiriammal und von B. K. S. Iyengar. Als junges Mädchen lebte sie in Krishnamacharyas Familie.

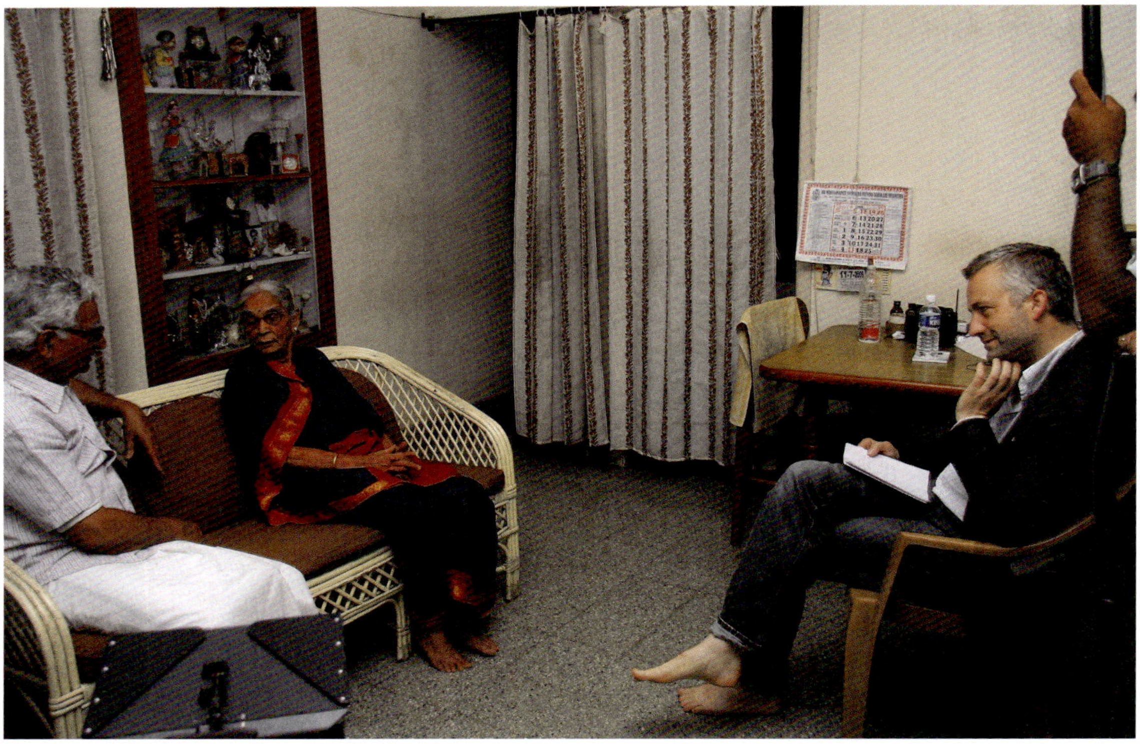

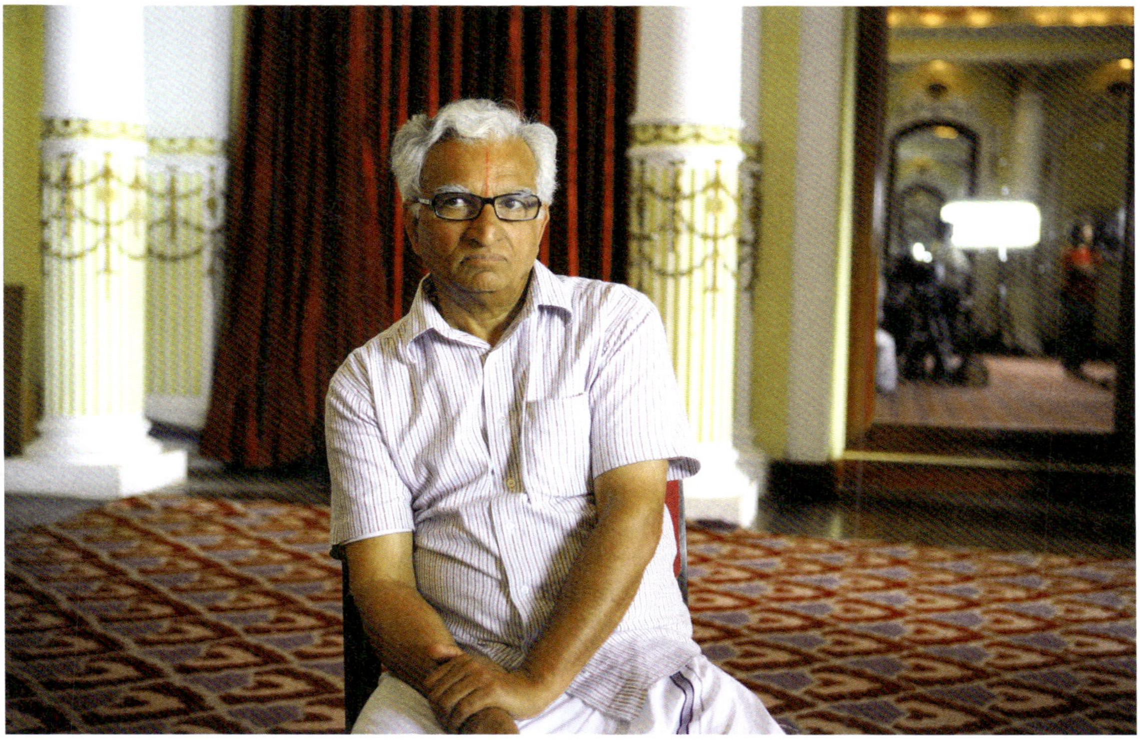

⇧ Im Lalith Mahal Palace in Mysore - heute ein Hotel - gab Krishnamacharya den männlichen Angehörigen der königlichen Familie Yogaunterricht.

⇩ Auf dem Obst- und Gemüsemarkt in Mysore kaufte Krishnamacharya die Zutaten für ayurvedische Medikamente. Er kam jeden Tag auf den Markt, der heute noch so aussieht wie in den 30er und 40er Jahren.

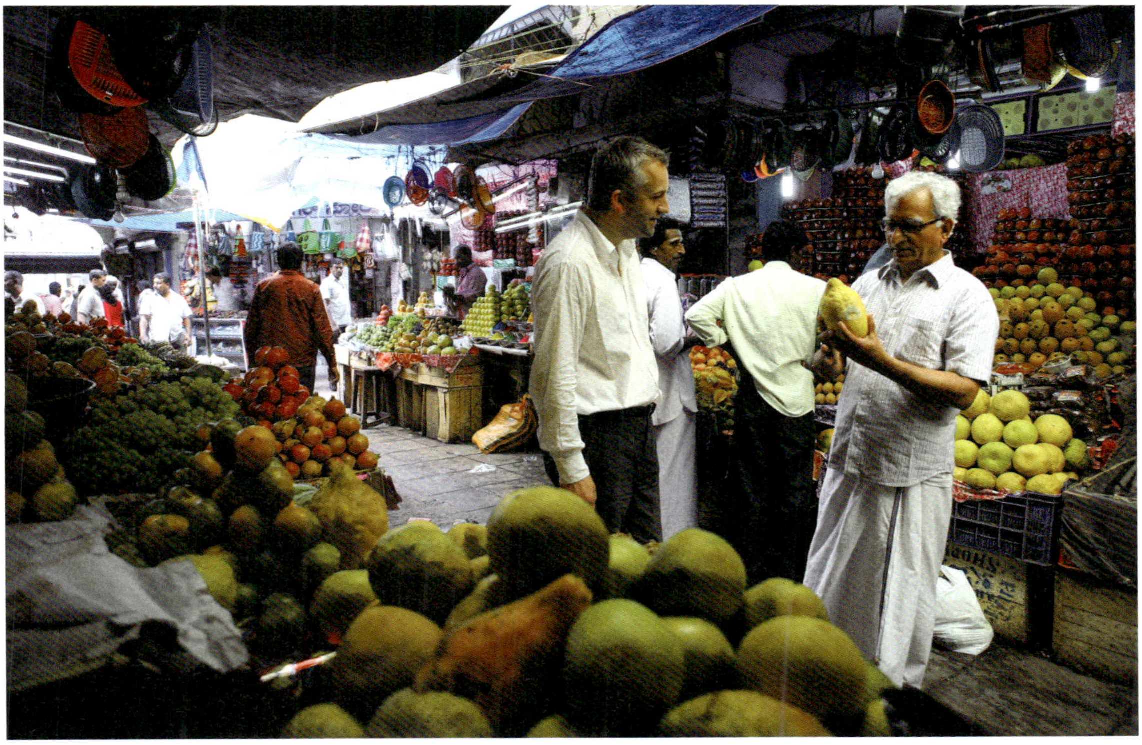

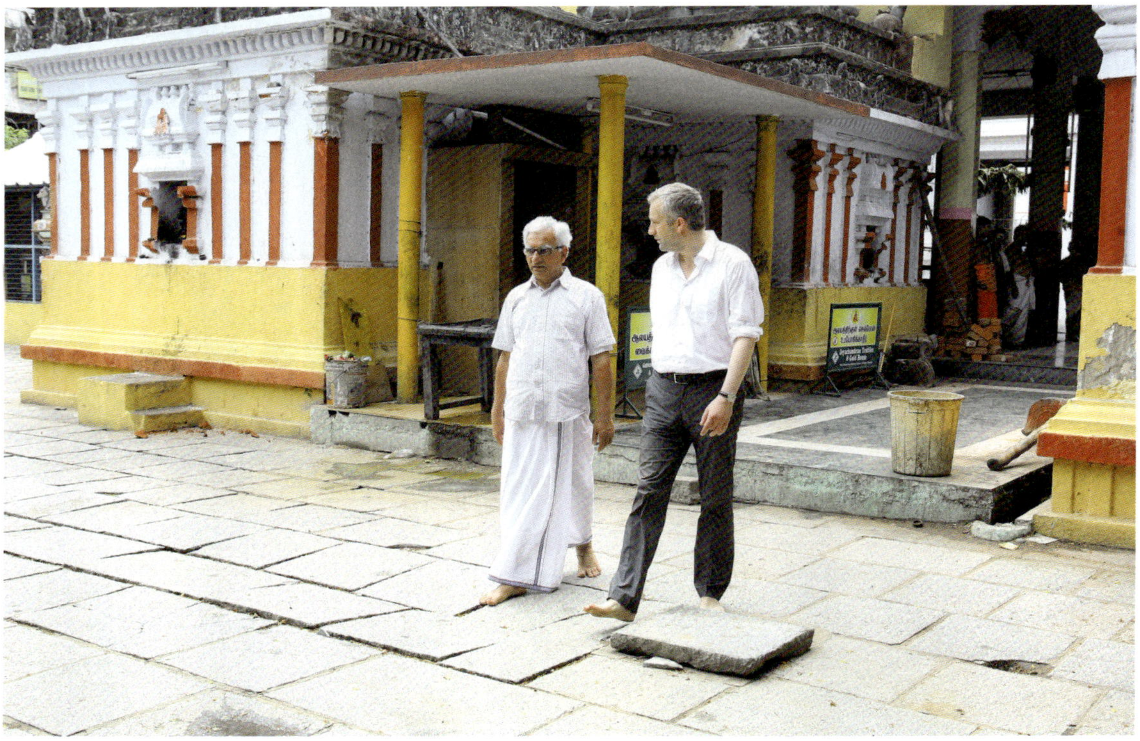

⇧ T. K. Sribhashyam und ich vor einem der wenigen zugleich Shiva und Viṣṇu gewidmeten Tempel in Chennai. Obwohl er ein strikter Anhänger Viṣṇus war, dozierte Krishnamacharya auch in diesem Tempel über Yoga und ließ seine Kinder Asanas vorführen.

⇩ T. K. Sribhashyam in einer Grundschule in Chennai, wo er mit seinen Geschwistern in Yogademonstrationen auftrat.

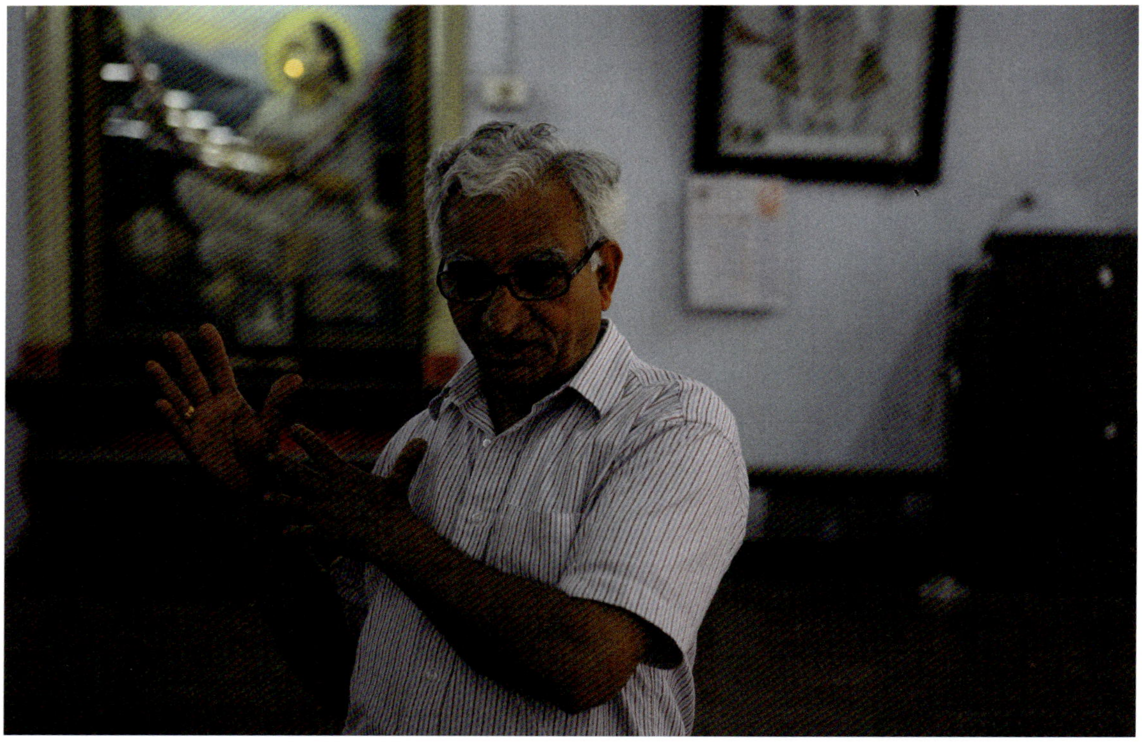

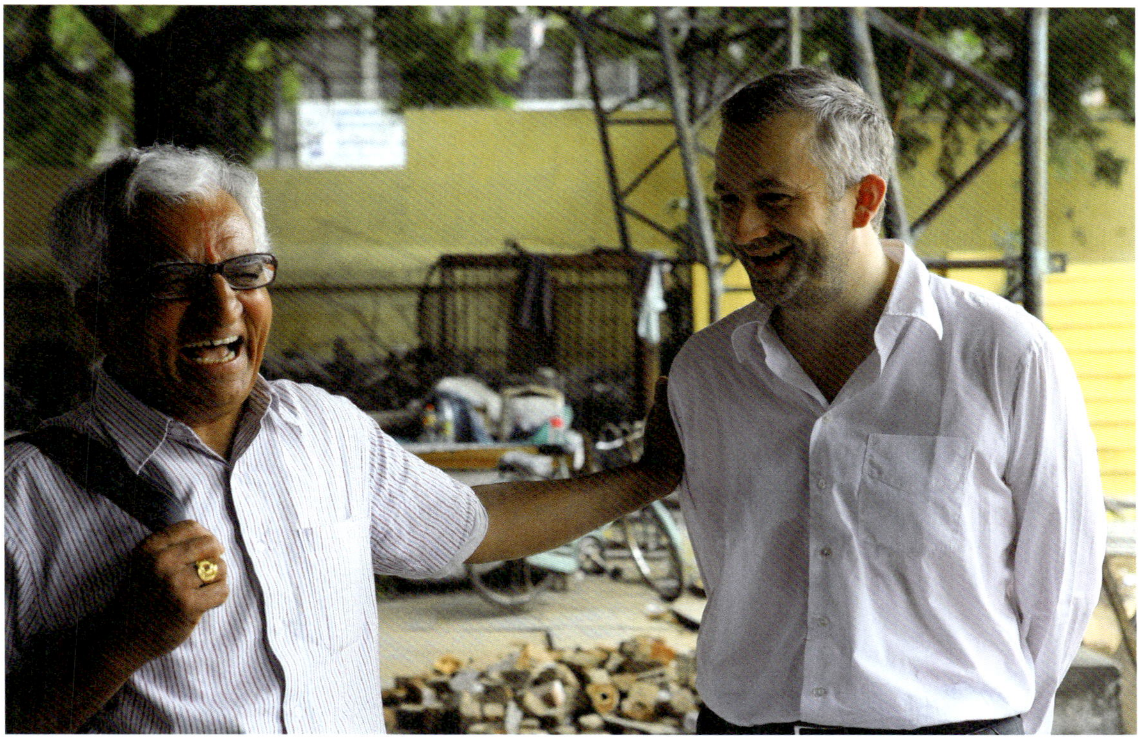

⇧ T. K. Sribhashyam und ich vor einem der wenigen zugleich Shiva und Viṣṇu gewidmeten Tempel in Chennai. Obwohl er ein strikter Anhänger Viṣṇus war, dozierte Krishnamacharya auch in diesem Tempel über Yoga und ließ seine Kinder Asanas vorführen.

⇩ Sri T. Krishnamacharyas Lieblingslokal im Zentrum von Chennai, gegründet kurz bevor er von Mysore hierher zog.

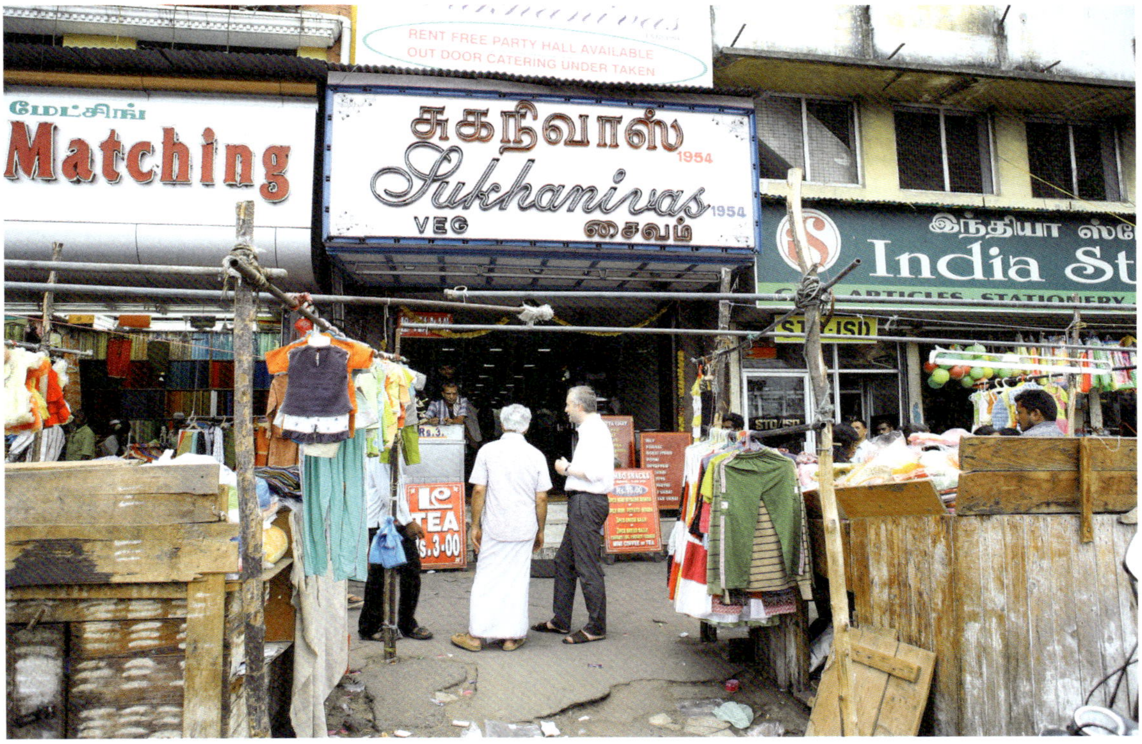

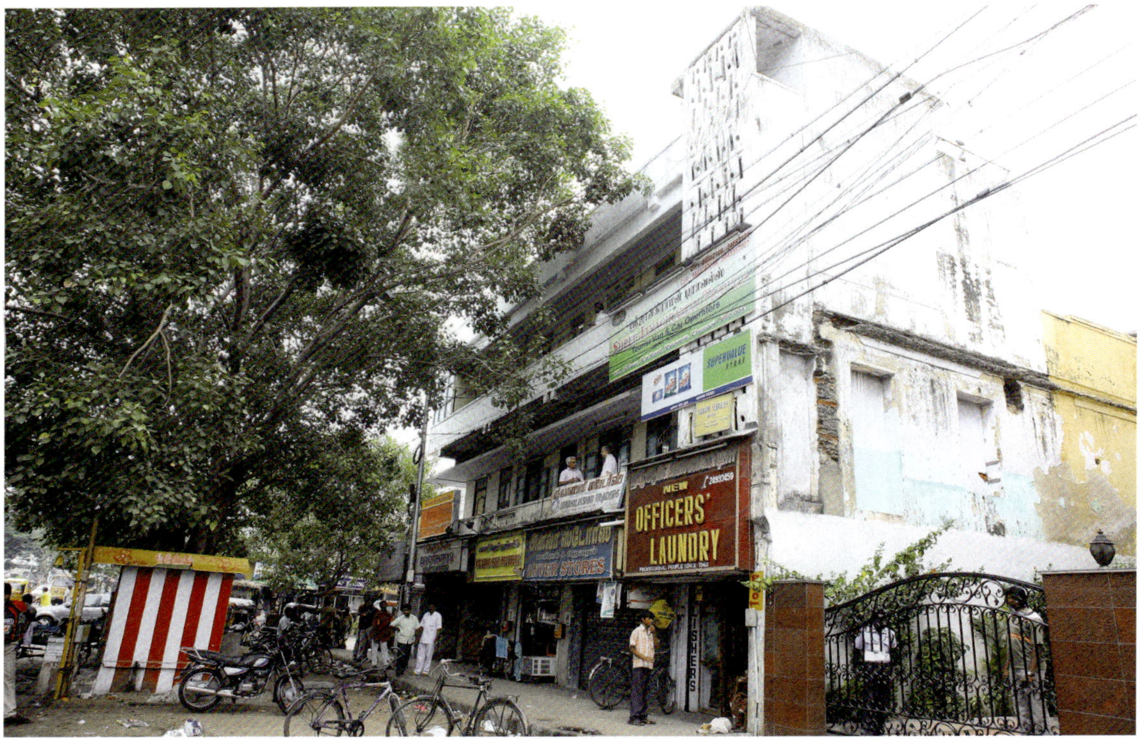

⇧ Ein bewegender Moment war es für T. K. Sribhashyam, die erste kleine Wohnung seines Vaters im ersten Stock dieses Gebäudes in Chennai wiederzusehen. Die Zeit, die er dort allein mit seinem Vater verbrachte, war prägend für sein Leben. Hier führte Krishnamacharya ihn in die Geheimnisse des Yoga und der Philosophie ein.

⇩ T. K.Sribhashyams ältere Schwestern Alamelu, geboren 1933, und Pundarikavalli, geboren 1931.

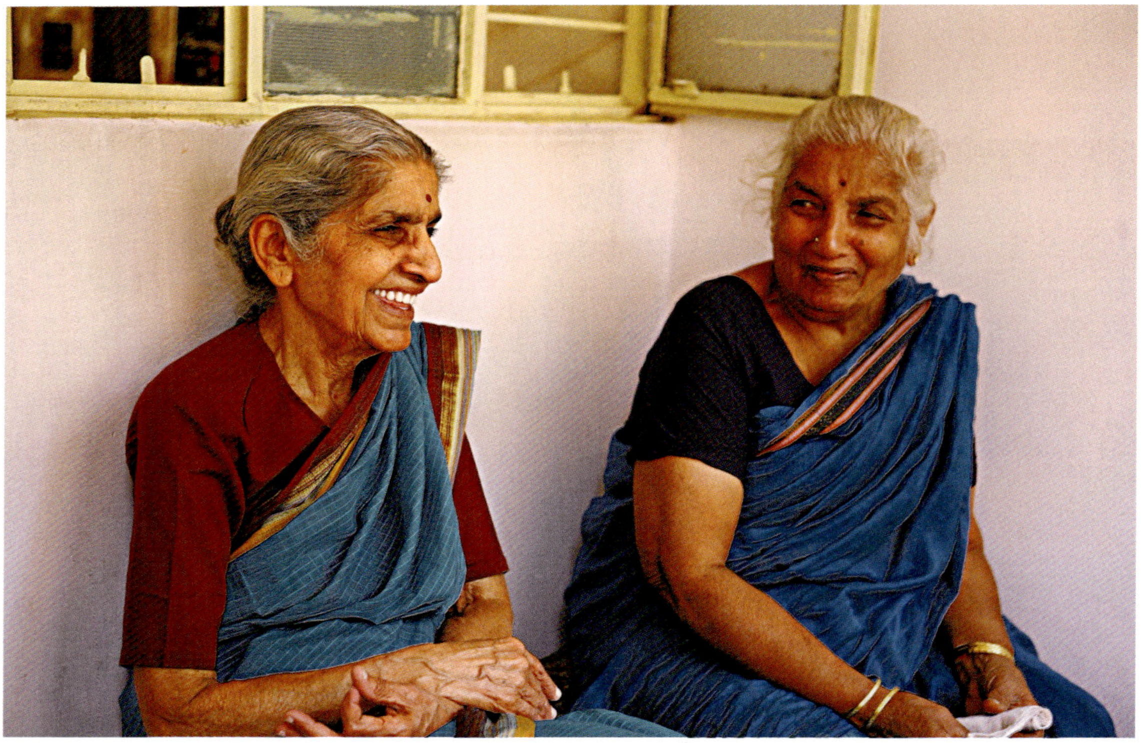

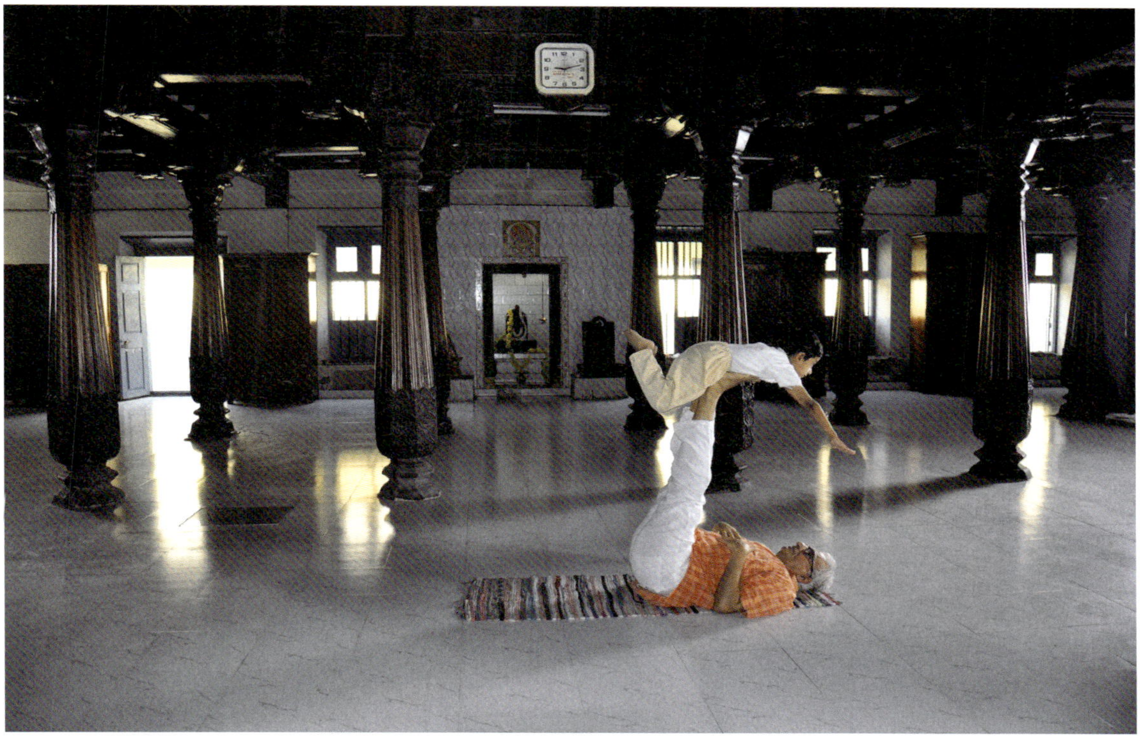

⇧ Auf die selbe herzliche und spielerische Weise, auf die Krishnamacharya seinen Kindern Yoga beibrachte, unterrichtet Sribhashyam diesen achtjährigen Jungen im Sanskrit College in Mysore, dessen wunderschöne Säle wir für die Yogademonstrationen in unserem Film nutzen durften.

⇩ Für unseren Film führt uns T. K. Sribhashyams jüngere Schwester Sri Shubha, geboren 1952, eine Yogasequenz vor, die sie von ihrem Vater gelernt hat. Das die Praxis eröffnende Gebet chantet sie zusammen mit ihrem Bruder.

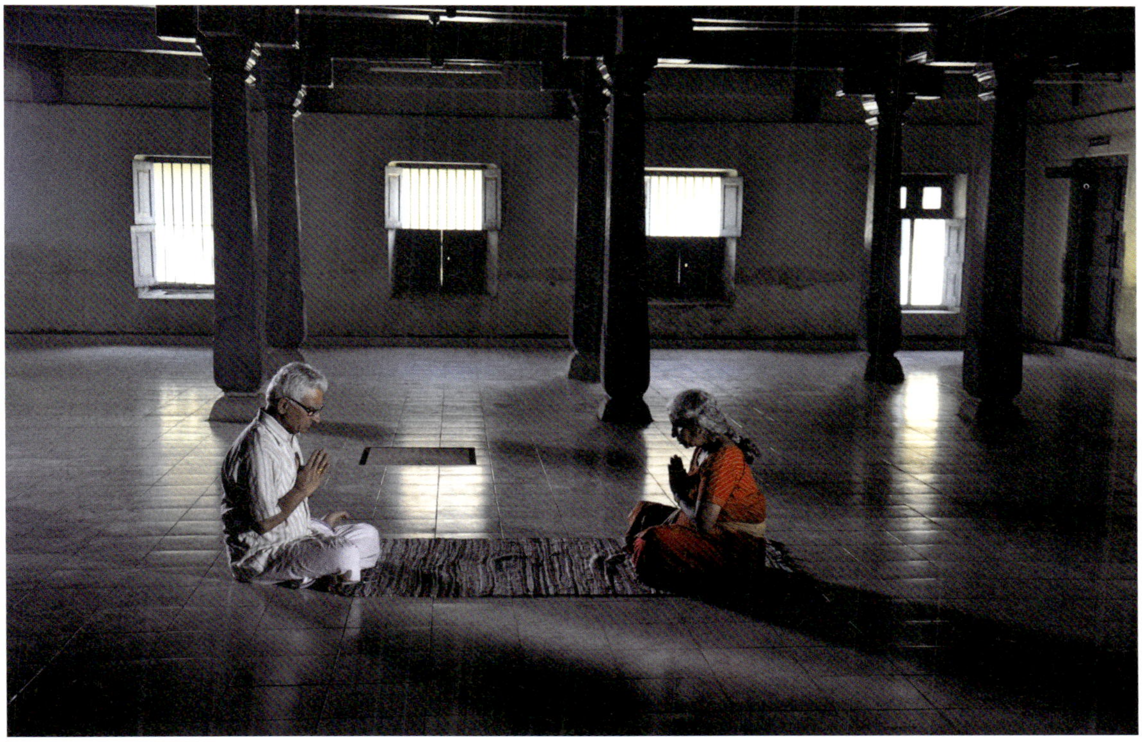

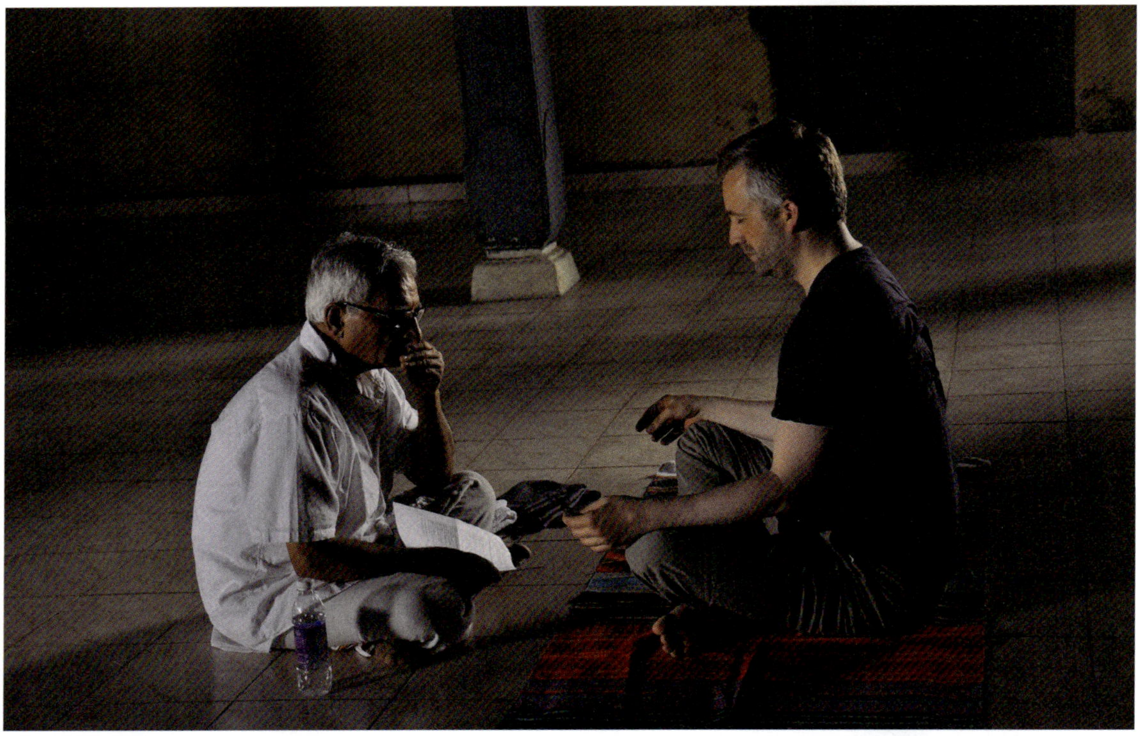

⇧Ein Höhepunkt der Dreharbeiten waren für mich die intensiven Stunden, in denen T. K. Sribhashyam mir die "Life Saving Sessions" seines Vaters beibrachte, eine Sequenz, die Krishnamacharya eigens für Schüler aus dem Westen entwickelte und in der *Āsanas*, *Prāṇāyāma* und Konzentrationsübungen zu einer Einheit geführt werden (erläutert auf den Seiten 43-44).

Weitere Bücher aus dem Verlag Via Nova:

YOGA – Tradition und Erfahrung

Die Praxis des Yoga nach dem Yoga Sûtra des Patañjali
T.K.V. Desikachar

5. Auflage

Gebunden, 248 Seiten, 215 Zeichnungen,
ISBN 978-3-928632-00-3

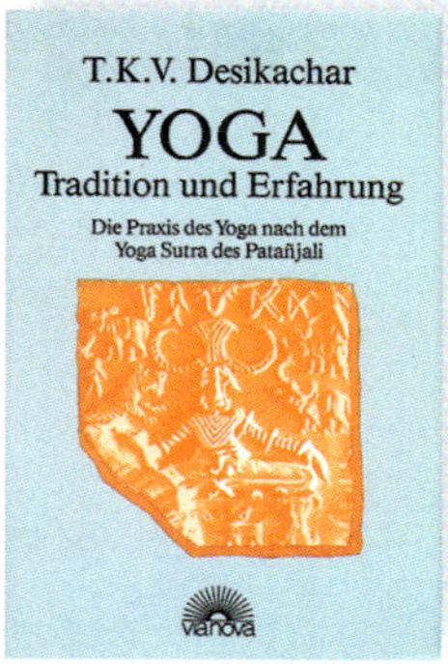

T.K.V. Desikachar ist Sohn und engster Schüler von T. Krishnamacharya, einem der bedeutendsten Yogameister unseres Jahrhunderts. Folgende Krititerien zeichnen dieses Buch aus:

- Anpassung des Yoga an den einzelnen Menschen, an seine Bedürfnisse und seine Erfordernisse.
- Erläuterung der psychologischen und philosophischen Konzepte des Yoga Sutra des Patañjali und deren Verbindung mit der alltäglichen Yogapraxis.
- Darstellung und Bedeutung des Atems und des Wertes von Asana, Pranayama und Bandha für die Hinführung zu Dharana und Dhyana.
- Verwirklichung des Prinzips von Vinyasa Krama: Das schrittweise Hinführen zu den unterschiedlichen Techniken des Yoga.
- Reichhaltig illustrierte Übungsfolgen und die Beschreibung vieler Variationen der klassischen Asanas.

Über Freiheit und Meditation

Das Yoga Sûtra des Patañjali
T.K.V. Desikachar

5. Auflage

Gebunden, 192 Seiten, beiliegende CD,
ISBN 978-3-928632-30-0

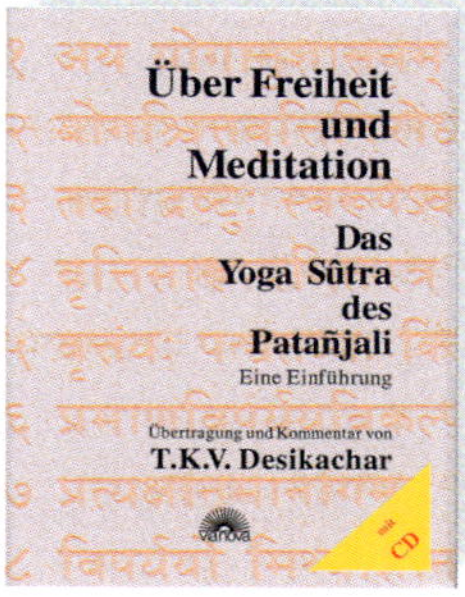

Wie funktioniert unser Geist?Warum geraten wir immer wieder in Schwierigkeiten? Wie können wir lernen, freier zu sein? Was ist Meditation? Diese und mehr Fragen beantwortet das Yoga Sûtra von Patañjali. Sein Text ist das grundlegendste, umfassendste und wichtigste Werk über Yoga und hat viele Weisheitslehren der Welt inspiriert. Fast zweitausend Jahre alt ist dieser Text. In der großen Kraft seiner Gedanken, in der einfachen Klarheit und in der tiefen Spiritualität fasziniert er durch seine unerwartet moderne, für unsere Zeit in jeder Hinsicht brauchbare und praktische Weise, in der er der Frage nachgeht, wie die in jedem von uns vorhandenen Ressourcen positiv genutzt werden können. Die dem Buch beiliegende CD präsentiert die traditionelle Art der Rezitation des gesamten Yoga Sûtra und kann uns so ein Gefühl für die zeitlose Schönheit und Kraft von Patañjalis Versen über Yoga geben.

Yoga-Therapie

Gesund und leistungsfähig
durch Yoga und Ayurveda
Mit CD-Originalton
von Sri T. Krishnamacharya
A.G. Mohan

2. Auflage

Hardcover, 320 Seiten, 16 Graphiken,
über 200 Zeichnungen, ISBN 978-3-936486-53-7

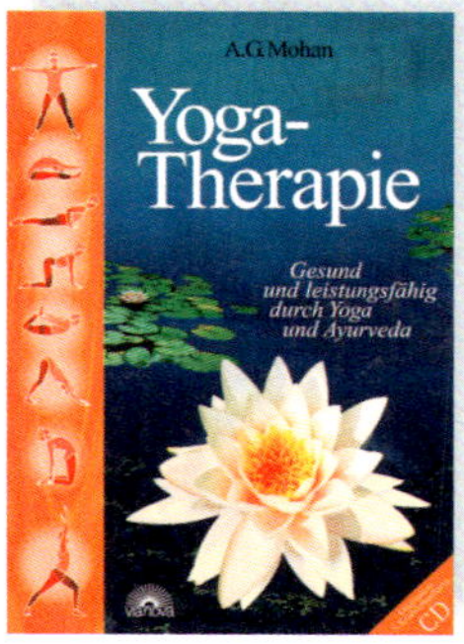

Dieses in seiner Art einzigartige Buch des bekannten Yogameisters A.G. Mohan erklärt aus authentischer Quelle

- die Kernprinzipien und Techniken des Atmens und der Bewegung im Yoga und der Yoga-Therapie, welche nötig sind, um einen besseren Gesundheitszustand und Stetigkeit des Geistes durch das Praktizieren von Asanas zu erreichen;
- wie man eine ausgewogene und schrittweise aufbauende Yoga-Praxis gestaltet. Und noch wichtiger, wie Sie sicherstellen, dass ihre Praxis nicht ein Ungleichgewicht in Ihnen schafft.
- die Prinzipien und Techniken der Pranayama-Praxis als Meditation und als ein Mittel, um bessere Gesundheit zu erreichen;
- die Grundlagen des ayurvedischen Vorgehens und die ayurvedische Ernährung im Besonderen;
- die Anwendung von Yoga und Ayurveda als Therapie, mit über 30 Fallstudien und detaillierten Erklärungen über die Hintergründe der Anwendung.

Der Yoga der Bhagavad Gita

Indische Spiritualität für den Alltag
Shri Yogi Hari

Paperback, 224 Seiten,
ISBN 978-3-86616-270-9

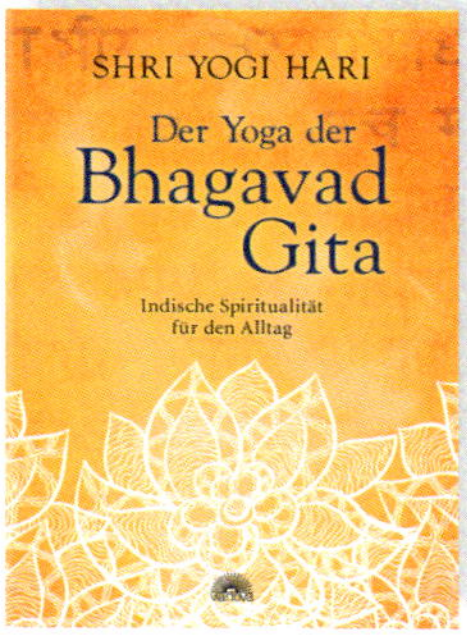

Wie es möglich ist, inmitten des weltlichen Trubels dem Weg zur Vereinigung mit der Höchsten Wirklichkeit zu folgen, ist eine Frage, die viele spirituell Suchende bewegt. Shri Yogi Haris Kommentar zur Bhagavad Gita gibt darauf überraschend klare Antworten und zeigt, wie mit den Übungen der drei bedeutenden Yogawege, der Wege der Erkenntnis, der Gottesliebe und des selbstlosen Tuns, die Alltagswelt sogar zum spirituellen Lehrmeister werden kann. In dem Meisterwerk, das in der Übersetzung „Gesang der Erhabenen" bedeutet, werden die unentwegten Kämpfe beschrieben, die im Menschen stattfinden zwischen den guten und den bösen Kräften, zwischen dem Ego und seiner höheren Natur. Konkrete Anweisungen und praxisnahe Anleitungen vermitteln, dass Spiritualität vor allem lebensnah und in jedem Moment unseres Daseins erfahrbar ist, ganz unabhängig von unserer aktuellen Lebenssituation. Dieses Buch ist ein Geschenk für alle Suchenden, die bereit sind, sich wahrhaft auf den Weg zu machen zu einem zufriedeneren, harmonischeren und erfüllten Leben.

Yoga – Energie ein Leben lang

Übungszyklen und Meditationen
des Hatha Yoga
Jutta Pinter-Neise

Paperback, 240 Seiten, 200 farbige Fotos
ISBN 978-3-86616-098-9

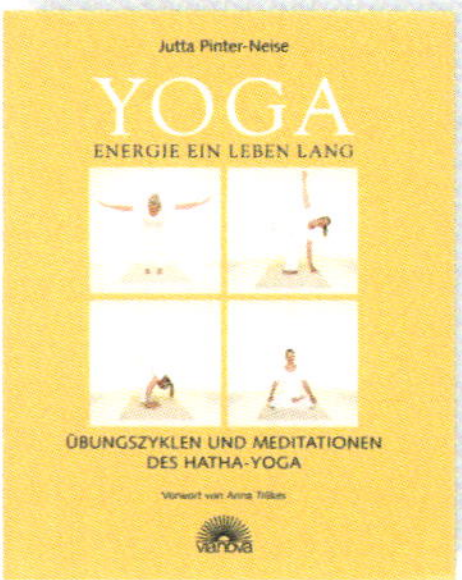

In diesem Buch werden 35 Jahre Erfahrung im „Yoga der Energie" weitergegeben. Die Entwicklung der Achtsamkeit führte zu einer immer größeren Einfachheit und Genauigkeit in der Ausführung der Haltungen und Bewegungsabläufe. Die vier Übungszyklen bauen in ihrer Anforderung aufeinander auf. Je tiefer der Übende sich einzulassen gewillt ist, desto tiefer wird er berührt werden. Die einzelnen Übungen sind so aufeinander abgestimmt, dass jede Übungssequenz eine in sich geschlossene Einheit ergibt, die jeweils mit einer Meditation abschließt. Der Autorin geht es darum, zu berühren, damit Veränderung geschehen kann. Ihre jahrelange Suche hat ihr mit aller Deutlichkeit gezeigt, dass es nur unser Denken und Fühlen ist, das alles verändert.

Yoga-Meditation für Anfänger

Einfach meditieren lernen –
Schritt für Schritt
Anna Trökes

2. Auflage

Hardcover, 192 Seiten, ISBN 978-3-86616-193-1

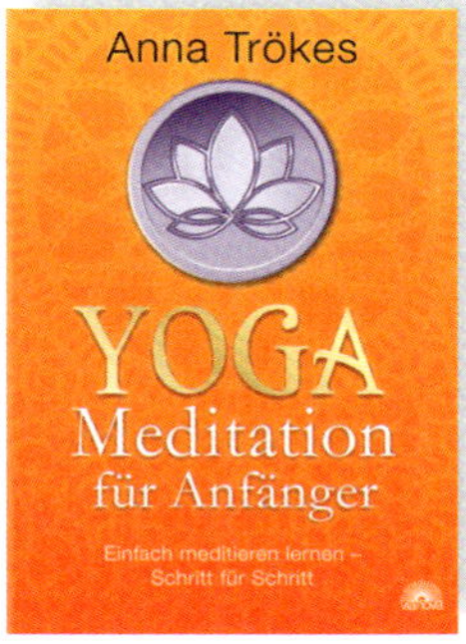

Yoga-Meditation lehrt uns, dass alles, was sich in uns abspielt, mit unserer Geisteshaltung zu tun hat. Und an dieser Geisteshaltung können wir arbeiten, wenn wir lernen, sie zu modifizieren. Dazu werden in diesem Arbeitsbuch Methoden vorgestellt, die helfen, einen Zustand wacher Ruhe zu etablieren, aus dem heraus sich Klarheit, innerer Frieden und die Stabilität des Geistes entwickeln können. Diese Qualitäten sind unverzichtbar, damit wir den steigenden Anforderungen des Alltags gewachsen sind und wir unsere mentale und körperliche Gesundheit bewahren können. Damit stellt die Yoga-Meditation einen ganz entscheidenden Beitrag zur Bewältigung unseres modernen Lebens dar. Gleichzeitig ist sie zeitlos und wendet sich an das menschliche Potential in uns, das ebenfalls zeitlos ist und immer der Entfaltung harrt.

Das große Yoga-Therapiebuch

Yogapraxis für die Gesundheit und einen klaren Geist
Vorwort von Rüdiger Dahlke
Remo Rittiner

4. Auflage

Paperback, 200 Seiten, 400 Fotos,
ISBN 978-3-86616-149-8

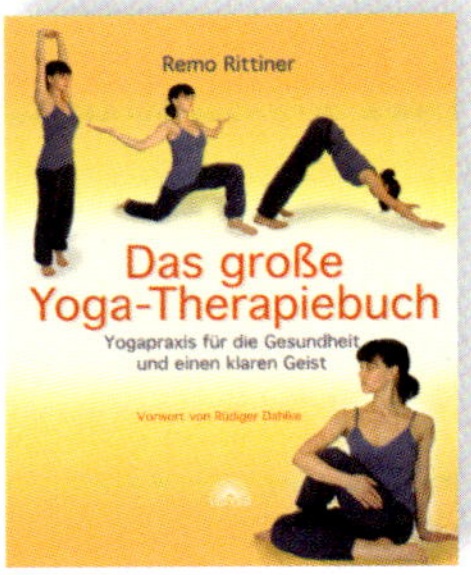

Das Buch basiert auf den Grundprizipien der Yogatradition des Yogameisters T. Krishna-macharya und seines Schülers A.G. Mohan sowie auf den neuesten Erkenntnissen der westlichen Anatomielehre. Es ist klar und verständlich geschrieben und eignet sich sowohl für AnfängerInnen als auch für fortgeschrittene Yogaübende, die sich für das große Heilungspotential der Yogatherapie interessieren. Remo Rittiner hat seine langjährige Erfahrung mit zahlreichen Menschen, die regelmäßig unter seiner Anleitung Yoga praktizieren, in dieses Buch einfließen lassen.

Kraftquelle Yoga

Das Praxisbuch des Viniyoga
Gary Kraftsow

3. Auflage

Paperback, 360 Seiten, Großformat,
über 1000 Fotos, ISBN 978-3-86616-027-9

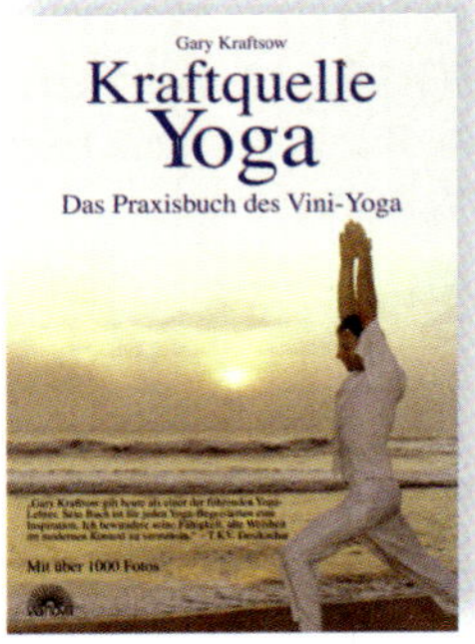

„Der Stern des Yoga geht auf." Mit diesen Worten beginnt ein Buch, dessen Lektüre für alle Yoga-Praktizierenden zu einer Sternstunde des Yoga werden kann. Im ersten Teil des Buches, das auf einzigartige Weise eine Vielzahl von Themen in großer Tiefe behandelt, erläutert der Autor die Grundlagen der Yoga-Praxis, zu denen körperliche Haltungen, der Atem und der richtige Aufbau einer Yoga-Stunde gehören, sowie die Biomechanik der Bewegung anhand einer Reihe praktischer, in sich abgeschlossener Übungsreihen. Der zweite Teil behandelt das enorm große Heilungspotenzial, das der Yoga-Therapie innewohnt. Für eine Vielzahl körperlicher und seelischer Erkrankungen zeigt der Autor – stets wissenschaftlich fundiert – eine Fülle von Übungsreihen und Haltungen, die in hohem Maße zu ihrer Heilung beitragen können. Einzigartig sind auch die exzellenten, über 1000 fotographischen Darstellungen und detaillierten Anleitungen zu den einzelnen Asanas. Dieses Buch ist eine Goldgrube praktischen Wissens, das den Leser immer wieder zu neuen Erkenntnissen führen wird.

Yoga der Befreiung

Das Praxisbuch des JIVAMUKTI YOGA
Mit einem Vorwort von Sting
Sharon Gannon / David Life

2. Auflage

Paperback, Format: Din A 4, 288 Seiten,
über 800 Fotos, ISBN 978-3-86616-161-0

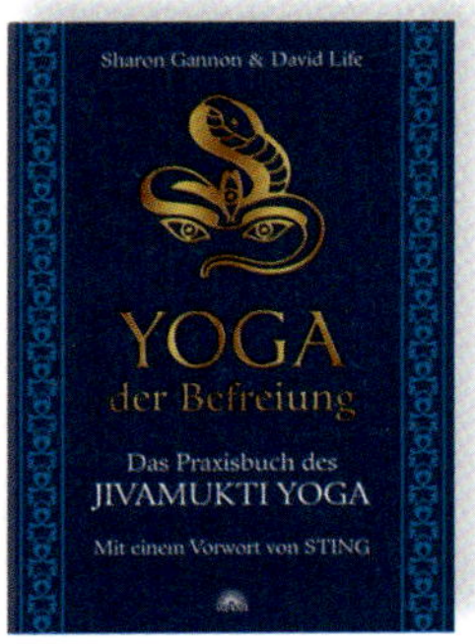

Entdecke die einzigartige Energie und Kraft des Yoga, die dein Leben transformiert. Die Gründer des Jivamukti Yoga Centers in New York erklären in diesem umfassenden Handbuch ihr körperliches und spirituelles Yogasystem, das auf fließenden Bewegungsfolgen basiert. Sie verknüpfen die Weisheit der yogischen Schriften und der Meditation mit der herausfordernden Praxis des Hatha Yoga, beschreiben die körperlichen Haltungen und zeigen auf, wie sie in der jahrtausendealten Tradition entstanden sind, welche psychotherapeutischen Vorteile durch regelmäßige Übung entstehen und wie spirituelle Kräfte freigesetzt werden, wenn die Energie durch Körper und Geist frei fließt. Das Buch gibt in Bild und Text viele sachkundige Anleitungen, wie man durch Übungen physische Stärke, Gesundheit, Gelassenheit, Selbsterkenntnis und spirituelle Freiheit erreichen kann, und erklärt, wie Yoga zum verantwortungsbewussten Handeln führen kann.

Die Heilkraft der Mudras

Körperliche Gesundheit, geistiges Wohlbefindenund spirituelle Kraft durch Finger-Yoga
Acharya Keshav Dev

2. Auflage

Hardcover, 148 Seiten, 84 Fotos,
ISBN 978-3-936486-78-0

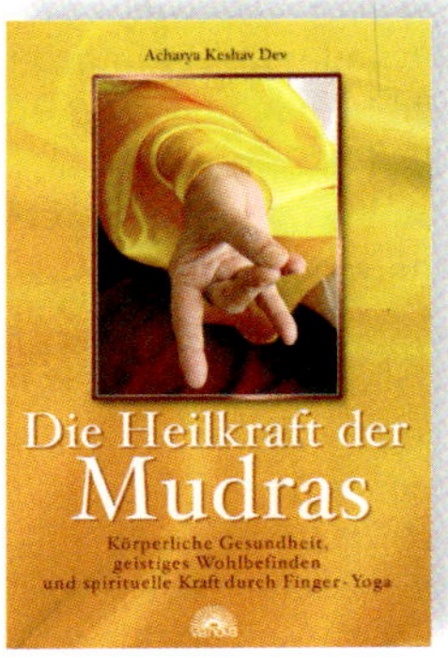

Mudras sind Yoga-Haltungen, die mit den Fingern ausgeführt werden. Archarya Keshav Dev hat diese alte indische Wissenschaft als Schlüssel zu Gesundheit und Wohlbefinden für die moderne Welt von heute wieder neu entdeckt und durch eigene Mudras zusätzlich bereichert. In einer einfachen und leicht verständlichen Sprache beschreibt dieses Buch die wichtigsten Fingerhaltungen und erklärt ausführlich, welche erstaunlichen positiven Wirkungen Mudras auf die körperliche Gesundheit, das geistige Wohlbefinden und die spirituelle Tiefe des Übenden haben können. Auch die Rolle, die Mudras in der Meditation spielen, wird eingehend erläutert. Zahlreiche Fotos veranschaulichen die beschriebenen Mudras und machen es dem Leser leicht, sie eigenständig zu erlernen und zu üben.

Klarer Geist – weites Herz

Die Wirkung des integrativen Übens im Yoga
Helga Simon-Wagenbach

Hardcover, 240 Seiten, 108 Abbildungen,
ISBN 978-3-86616-250-1

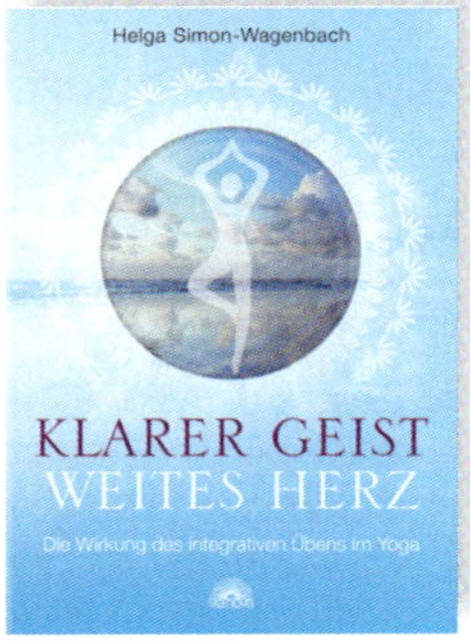

Die integrativeYogapraxis, die zur Balance, zur Meditation und zur Heilung führt, realisiert in einfachen und in anspruchsvollen Übungen das Zusammenwirken von Körper, Atem und höchster Aufmerksamkeit. Spürende Achtsamkeit als innere Haltung ermöglicht dadurch in jeder Yogaübung auch die individuell stimmige Balance zwischen Bemühen und Loslassen. Die Kunst des Übens im Yoga ist es, wie die Autorin anschaulich und nachvollziehbar erklärt, diese verschiedenen Aspekte als wechselseitige Ergänzungen zu erfahren, die zusammengehören und miteinander auf vielfältige Weise kommunizieren. Dabei ist es wichtig, sich immer wieder daran zu erinnern, dass es weniger auf das WAS des Übens als auf das WIE ankommt, um eine innere Vision zu verwirklichen.

Yoga-Philosophie-Atlas

Eckard Wolz-Gottwald

4. Auflage

Hardcover, 228 Seiten, 230 Abb. und
Graphiken, ISBN 978-3-936486-04-9

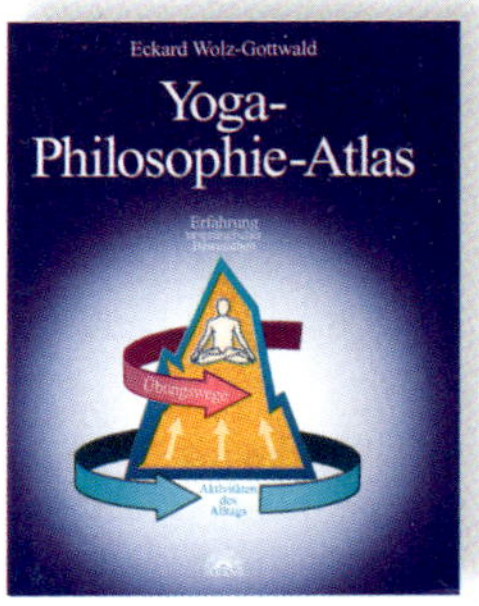

Der „Yoga-Philosophie-Atlas" ist eine Enzyklopädie der Yoga-Philosophie. Er besteht aus Texten zu allen zentralen Themen der Yoga-Philosophie. Die den Text erläuternden Grafiken können die Grundstrukturen eines Gedankens treffend auf den Punkt bringen und ermöglichen so den Zugang zu den oft komplizierten Zusammenhängen der Yoga-Philosophie. Von der allgemein verständlichen Anschaulichkeit ist der Weg zu den Tiefen des yogischen Wissens gewiesen. Der „Yoga-Philosophie-Atlas" erläutert die einzelnen Wege und Schulen und setzt sie in den großen Zusammenhang der Philosophie des Yoga. Die Grundthemen der Yoga-Philosophie, die großen Text-Zeugnisse des religiösen Yoga, des klassisch-philosophischen Yoga und auch des körperorientierten Yoga der Gegenwart bilden besondere Schwerpunkte.